U0110791

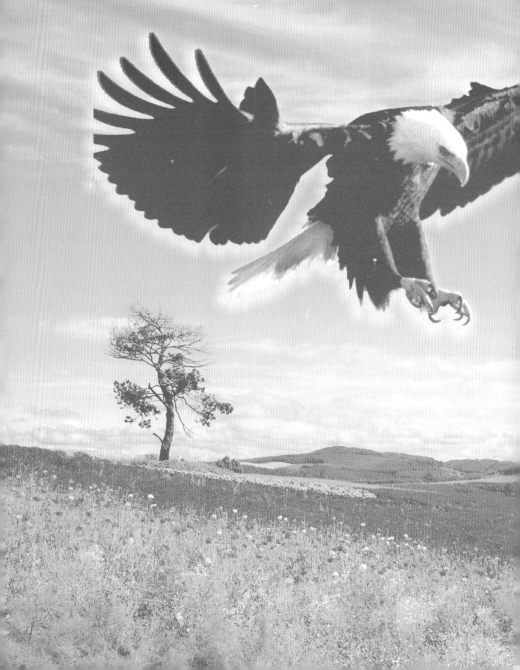

大展好書　好書大展
品嘗好書　冠群可期

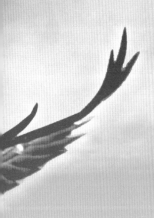

大展好書　好書大展

品嘗好書　冠群可期

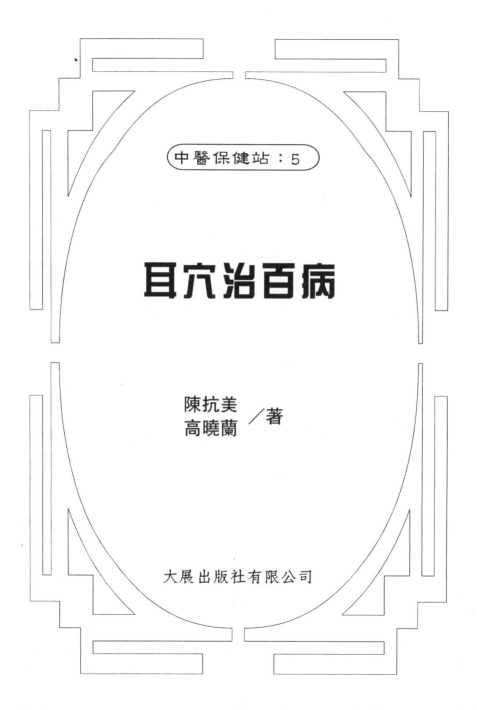

中醫保健站：5

耳穴治百病

陳抗美
高曉蘭　／著

大展出版社有限公司

前　言

　　近年來，耳針穴位治療作為傳統的中醫治療方法之一，在臨床得到了廣泛開展，接受耳針治療的人日趨增多。為適應耳針治療的臨床實際需要和滿足廣大群眾自我保健的要求，以中醫理論為基礎，對自己的臨床實踐經驗和研究觀察結果進行了總結，先於1989年在人民軍醫出版社出版了彩色≪耳針穴位掛圖≫，隨後，著手編寫書稿，暫定名為≪實用耳穴治療學（耳穴治療與家庭保健）≫並與人民軍醫出版社約定在該社出版。

　　書稿於1990年4月全部完成，正值此時，得悉海外對中醫興趣濃厚的廣大讀者朋友，很需要耳穴治療方面的參考書，據此，由人民軍醫出版社推薦，書稿先交由香港海峰出版社出版海外版。

　　海外版的出版工作於1992年底順利完成。這樣，在1992年底、1993年初，開始著手出版國內版。

　　在出版時，為了便於廣大的普通讀者接受本書，改用了更通俗化的書名≪耳穴治百病≫。但就內容而言，本書具有一定深度、廣度，是具有相應的理論性和系統性的專業參考書，主要供醫學專業人

員參考，同時也兼供普通讀者閱讀學習。

全書採用耳穴治療原理與臨床具體病例相結合，文字論述與插圖註釋相配合的形式編寫，重點介紹了耳穴治療的基本功和實際應用，書中設有較多的按語註釋，書後還備有索引以助於讀者查找。

作者衷心期望本書能夠對初學者的學習和醫務工作者的臨床，科研以及廣大的耳針愛好者的保健等各個方面都有所裨益。

作　者
於北京

目　錄

第一章　概　述

第二章　常用耳穴

第三章　耳穴治療的應用

第一章　概　述

第一節　耳穴治療的主要內容

　　祖國醫學認為耳為宗脈之所聚，十二經脈皆上通於耳，全身各臟器皆連繫於耳。現代醫學證明耳廓有比較豐富的神經、血管和淋巴等組織分布，因而當人體某一臟腑或組織器官有異常或病變時，可以通過經絡和神經體液等反應到耳廓的相應的穴位上，這些就是利用耳穴診治疾病的物質基礎。

　　耳穴（即通過外耳施治的刺激部位），在耳廓上的分布有其特定的區域。臨床上可以通過耳穴來診斷和治療疾病。

　　診斷疾病主要包括視診、觸診和聽診等內容。

　　視診是指醫者用眼觀察患者的耳廓，根據其有無顏色、形態、丘疹、血管充盈、脫屑等方面的變化情況而判斷疾病的有無及其性質。

　　在患實證、急性炎症時，可以在其相應的耳穴區域內見到具有光澤的點、片狀紅暈、丘疹、充血等陽性反應；在患虛證、慢性疾病時，可以在其相應的耳穴區域內見到無光澤或缺少光澤的白色的點、片狀的凹陷、隆起、丘疹等反應；在患習慣性便秘和皮膚病等病症時，可在其相應的耳穴區域內見到不容易被擦去的糠皮狀的脫屑等反應物；在患腫瘤時，可以在其相應的耳穴區域內出現點、片狀的暗灰色的結節性隆起物。

　　觸診是指醫者利用探棒（鈍頭的木質、金屬、塑料或玻璃的小棒）觸壓患者的耳廓，或用點壓法或用划動法，按著從上向下，從內向外，從前向後的觸診順序觸壓患者的耳廓，根據有無隆起和凹陷等陽性反應、有無色澤的改變、壓痕的深淺以及壓痕恢復平坦的時間長短等情況，判定疾病的有無或病症的屬性等。

　　在患各種疼痛症及腫瘤時，可以在其相應的耳穴區域內觸及點片狀及條索狀、圓形結節樣的隆起反應物；在患消化系統炎症時，可在其相應的耳穴區域內觸睹點、片狀或不規則的凹陷反應；在患冠心病或高脂血症時，可在其相應的耳穴區域內出現耳皺線狀的凹陷等反應；在患胃炎、便秘、月經不調等的實證、輕症時，可以在其相應的耳穴區域內出現紅色、壓痕深（或淺）、恢復平坦的時間較快等的反應現象；在患水腫、貧血、糖尿病、內分泌功能紊亂等的虛證、重症時，可以在其相應的耳穴區域內出現白色、壓痕淺（或深）、恢復平坦的時間較慢等的反應現象。

　　聽診是指醫者利用探測耳穴的電子儀器探測患者的耳廓，根據患病時的相應的耳穴皮膚的阻抗降低的原理，憑藉電測儀音響的有無或大小等的變化情況判斷疾病的有無及嚴重程度。音響強度高、音調頻率高及伴有觸痛者為強陽性，具有診斷價值；音響強度低或無，音調頻率低或不伴有觸痛者，為弱陽性或陰性，多無診斷價值或僅供參考。

　　探查時要注意用力適中，除外因皮膚的乾燥或汗濕而出現的假陰性或假陽性。

　　治療包括選穴和方法等辨證施治的內容。選穴與方法都是在辨證立法之後而施行的處置手段。

　　選穴是指醫者根據患者的病史、病性、病症情況所採取的

配伍取穴。選穴或以陰性穴為主，或以陽性穴為主，或以平性穴為主，或重在於通，或重在於散，或重在於補、或重在於瀉，可以隨證而施之。以治療便秘證為例，對患陰津不足的慢性便秘者可以選用臟腑同治，生津養液，潤腸通便等屬於陰潤性質的耳穴進行治療，以治療其陰液虧虛，大腸燥澀，便秘難下等症；對患胃腸功能失調的急性便秘者可以選用通腑升清，調理胃腸等屬於陽通性質的耳穴進行治療，以治療其腸道氣滯，腑氣不通，便秘不下等症。

方法是指醫者根據患者的病性、病情和治療條件等所採取的施治方法。其包括治療的方法和施治的手法等內容。

治療方法可以根據治療的形式區分為被動性和主動性治療兩類。所謂被動性治療是指求助於他人（如醫生）的治療方法。主動性治療是指自我（患者本人）進行治療方法。

施治手法包括各種施治的方法，按其內容可以分為施治的方式方法、刺激強度、刺激量、治療的時間和療程等。臨證時所採用的針刺或按摩方法，用重刺激或適中的刺激量，治療是以一日二次或隔二日一次等內容，皆屬於此類。

治療方法和施治手法是緊密相連的。以實例而論，對患急性落枕疼痛的病人，醫生可以對其採用重刺激量的電針治療，並要求患者配合協調性的轉動頸部的運動，此即屬於一種綜合性的治療方法，但就耳針治療而言仍然屬於被動性的治療方式（患者被醫生用電針取耳穴重刺激進行治療），對長期患失眠症或月經不調的病人，可以由患者本人主動地利用耳穴進行自我保健性的治療，此即屬於主動性的治療方式（患者不經他人而是由自己本身對自己通過耳穴進行治療）。

兩種治療方式各具特點，被動治法具有取穴準確、治療範圍廣泛等的特點，主動治法具有隨手可治，靈活主動等的特點

。對慢性疾病、屬於虛證的病證可以用弱、中的刺激強度和稀疏變化的刺激頻率，每次治療的時間不宜過長，要有一定的間隔時間，或隔日治療一次或隔兩日治療一次，療程可以適當延長，對急性病、疼痛、屬於實證的病證可以用中、強的刺激強度和緊密單調的刺激頻率，每次治療的時間可相對的適當延長一點，可以每日進行一次或每日進行數次治療，但治療的療程一般都比較短些，有的病症甚至僅治一次，沒有療程。

第二節　耳穴治療的起源和發展

耳穴治療與祖國醫學的針灸一樣，有悠久的歷史。早在兩千一百多年前的《陰陽十一脈灸經》中，就有耳與上肢、眼、頰、咽喉相聯繫的記述。

耳穴治療既有古老的歷史淵源，又有各個時期的發展補充。它是在不斷地吸取當代新的科學成就的過程中向前發展的，然而它又是屬於與現代醫學理論不盡相同的祖國醫學，近幾十年來已經引起了世界許多國家的重視。

有許多學者採用生理、解剖和組織學以及同位素、電刺激等現代的科學方法從經絡、神經、體液等等多種途徑，探討和研究耳穴與內臟以及肢體的關係。

在治療方法上除了針刺、艾灸、按摩外，還採用了雷射、超音波、磁珠和藥籽壓迫等技術方法，已有許多關於耳穴治療的學術報導和專著問世，還舉辦和成立了各種類型的學習班、研討會和科研協作組織等，使耳穴治療從實踐到理論不斷地完善，逐步形成了一個比較系統和完整的學科體系，這些都將會有助於耳穴治療的進一步發展。

第三節　耳穴治療的適應證、操作及注意事項

　　耳穴治療的適應證是十分廣泛的，包括內、外、婦、兒、五官等各科的很多病症，如內科的消化、呼吸、循環、泌尿及生殖等系統的許多疾患，外科的各種疼痛等等，婦科的經、帶、胎、產；兒科的生長、發育；五官科的眼、耳、鼻、喉、口腔的疾患以及老年病等，都可以採用耳穴療法進行防治。

　　耳穴治療的方法約有三十餘種，包括針刺、艾灸、電針、埋針、割治、水針、按摩、耳道塞藥、貼敷、挑治、低頻脈衝、電刺激、藥物注射、磁療、燒酒滴耳、超聲波、離子透入、貼壓藥籽法等等。治療方法雖多，但總體而論不外乎被動（求助他人）和主動（自我）二種形式。

　　前者應用廣泛，取穴精確，可以根據不同的病理而施以複雜的治療手段，如埋針、壓丸（藥粒或磁珠）、注射、輸電等等，後者方便靈活，隨心所欲，可以根據自覺主症抬手即治，常用的有手指揉按和小棒觸壓等。

　　各種治療方法大都按 1～3 天治療一次，3～6 次為一療程計算時間。

　　臨床上應用的比較多的有耳穴針刺、電針、藥物注射、雷射、按摩、貼壓藥籽法等。

　　耳穴針刺主要包括毫針法和點刺放血法兩種，屬於針刺方法中最常用的方法。

　　⑴**毫針法**：是選用 0.5 或 1 寸長規格的 26 號、28 號、32 號、34 號的不銹鋼針進行針刺，分直刺、斜刺、橫刺三種。

　　①**直刺**：是指針體與皮膚呈 90 度角垂直刺入皮膚，如直

刺神門、心、臍周穴等。

②斜刺：是指針體傾斜，與皮膚呈 45 度角沿皮刺入，如斜刺睪丸、興奮點、腰椎穴等。

③橫刺：是指針體與皮膚呈 15 度角沿皮刺入，又稱「沿皮刺」，多用於透穴治療，如橫刺腰椎、腰痛點穴，常是腰椎透腰痛點穴。

(2)點刺放血法：是用三棱針，依據病情利用耳穴進行點刺放血，主要用於實熱證，如外感發熱點刺耳尖、枕穴等放血退熱。操作時先對耳穴進行常規消毒，然後用針輕微的點刺，入耳穴 2～4 公厘深，再退出針，擠壓針孔周圍的皮膚，使之出血 2～3 滴為宜。注意，體弱、久病者不宜應用。

耳穴電針法：是指毫針刺法結合脈衝電流刺激的治療方法，主要用於疼痛病症和麻醉等。操作時先用毫針刺入耳穴，然後加上脈衝電流刺激。治療時間在五～二五分鐘之間，刺激強度以病人能夠耐受為度。對重度疼痛者，可適當延長治療時間和增強刺激量。注意，孕婦、體弱、年邁者不宜應用本法。

耳穴藥物注射法：又稱「水針」穴位注射法，是根據不同的病情，選用微量的藥液，注射於相應的耳針穴位內，以達到治療疾病的目的。如選用異煙肼、鏈霉素等注射液，注射於結核點、肺等穴內，以治療肺部結核病，選用黃氏注射液等注射於虛、健脾胃等穴內，以治療久病、產後體質虛弱等症。

操作時對耳廓進行常規消毒，用二毫升注射器或皮試針注射器按注射要求進行，每穴約注射藥液 0.1～0.3 毫升，以局部隆起似綠豆或黃豆大小的藥物腫泡為宜。注意，使用鏈霉素等藥必須在皮試陰性時才可應用。對年邁、體弱者進行治療穴位和注射的藥量均不宜過多。

耳穴雷射照射法：是將現代的雷射技術應用耳針穴位上的

一種治療方法。耳穴雷射法主要用五官科和內科疾病，如近視眼、哮喘、以及用於戒煙等。操作時主要利用國產的氦一氖雷射儀對耳穴進行照射治療，每次每穴可照射 2～5 分鐘。注意，雷射照射的時間不宜過長。

　　醫務人員及病人應穿戴防護工作服或配戴防護面具或深色眼鏡等，以減少雷射對人體的損害，尤其應當重視和避免雷射的反射光線進入眼內。對雷射照射病灶以外的組織器官還可以用生理鹽水紗布保護起來。要注意保護雷射儀器，在不用時仍需定期檢查，每週啟動點燃雷射管 1～2 次，每次通電半小時，以保持雷射管的正常放電功能。

　　為適應廣大讀者進行耳穴治療和自我保健的實際需要，下面重點介紹耳穴貼壓藥籽法和穴位揉按觸壓這兩種最常用的方法。

　　1.耳穴貼壓藥籽法：又名「壓丸」，俗稱「埋豆」．操作很簡單，具體可分兩步，分述如下：

　　(1)準備工作：①裁剪 5～10 ㎟ 的醫用膠布若干塊；②備王不留行子若干，注意不用開花的，也可用綠豆代替；③取小尖鑷子一把；④有條件者可備電子探測儀一部。

　　(2)操作及注意事項：①根據病情確定耳穴或利用探測儀探測耳穴，二者互相參考；②用鑷子夾膠布的邊取起膠布；③按照耳穴分布的形狀把藥粒粘在膠布上，謂之「製版」，如頭痛穴的三角形狀（見圖1）；④擦去被治療者耳廓皮膚表

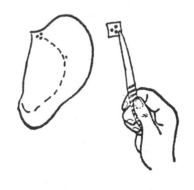

圖1　用鑷子取布製版

面的油垢,將帶藥粒的膠布貼在耳廓上,用手指輕輕捏按膠布
,使之粘牢;⑤根據病情和體質情況進行醫囑,如失眠或夜間
多發性皮膚癢症的病人,均需在入睡前按摩有關的耳穴3～5
分鐘以加強安眠止癢之功效;⑥注意,耳廓有炎症或耳部患有
皮膚病者禁貼,對膠布過敏者慎用或用短周期法及改用脫敏膠
布,孕婦禁用或慎用。

2.耳穴揉按觸壓法:是病人利用耳穴進行主動治療和自我
保健的最主要的方法,包括手指揉
按和小棒觸壓兩種。

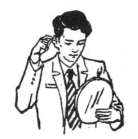

具體作法:洗淨手,用拇、食
指指腹相對,揉按耳廓,或面對鏡
子用鈍頭小棒觸壓耳穴(見圖2)
。揉按觸壓時一壓一鬆,節律均勻
,揉壓強度適中,以能耐受為度,
每日1～3次,每次每穴揉壓10～
30次,雙耳交替進行。

圖2　患者面對鏡子進行
自我保健

注意,耳廓有濕疹及耳部皮膚
有破潰者不宜應用。

第二章　常用耳穴

第一節　耳穴區域分布

　　耳針穴位在耳廓上有特定的分布區域，稱為耳區，耳區在耳廓前面的分布形似母體子宮內倒置的胎兒，而其在耳廓後面的分布形似屈膝而跪，頭低向內緣曲身而拜的形態（見圖3、4）。

　　1989年出版的『耳針穴位掛圖』（作者陳抗美，人民軍

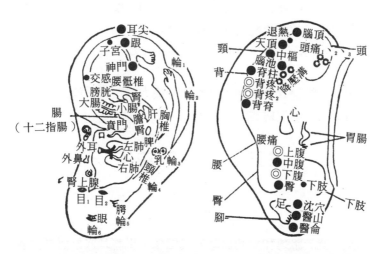

圖3　耳穴區域分布（耳廓前面）　　圖4　耳穴區域分布（耳廓後面）

醫出版社出版，定價 2.20 元）詳細介紹了各耳穴的標準位置
，可供參考。

第二節　耳穴作用的性質

耳穴雖多，但按其治療作用的性質可以區分為陰性穴、陽
性穴及平性穴三類。

凡是具有清熱解毒，瀉火，消炎，鎮痛，鎮靜等作用的，
都定屬陰性穴，如耳尖、神經衰弱點穴等皆屬此類；凡是具有
溫熱，滋補，助陽，促進代謝、循環、分泌和生長的穴，都定
屬陽性穴，如興奮點、下垂點穴等，均屬此類，介於二者之間
則為平性穴，雖稱屬平性，但多具有偏頗，或偏屬於陰，或偏
屬於陽，如垂體、血液點、氣管等穴，皆屬於此類。

耳穴功用的性質和治療的方向，取決於治療穴位配伍的總
和。一個穴位的性質會受其他穴位性質的影響，少數不同性質
的穴位與大多數穴位配伍之後會去性存用，如：單個陽性穴與
多個陰性穴相配，會使之陽性在治療中不顯，而只保留穴位的
作用了。

因此，掌握耳穴的作用性質和治療方向以及穴位的配伍，
是使用耳穴防治疾病的基本功。

第三節　耳穴功用

一、耳穴分區

為了便於論述和有利於耳穴的記憶，現將耳穴位置圖分成
七個區域進行敍述（見圖 5）。

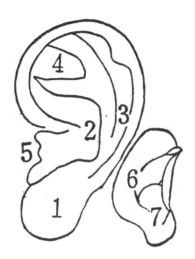

圖 5　耳穴敍述分區

1—多為頭面部穴位區
2—多為內臟部位的穴位區
3—多為軀幹、四肢的穴位區
4—多為下腹部的穴位區
5—為雜穴區
6—多為神經、循環系統的穴位區
7—多為腰、腹、下肢的穴位區

二、耳穴的功能與作用

　　下面按照上述的七個分區進行論述，共介紹 254 個穴。

㈠耳垂、對耳屏及耳屏部分（共34穴）

1.眼

【分布】耳垂。

【位置】從屏間切跡底部起始，按等分割三條水平方向的

線，再按等分割二條垂直方向的
線，將整個耳垂劃成九等分。本
穴在第五區內的正中間處（見圖
6）。

【穴性】平。

【功能】疏風清熱，養血益
陰，利膽明目。

【主治】

(1)眼病：急性結合膜炎，疱
疹性結合膜炎，電光性眼炎，複
視，慢性青光眼，霰粒腫，麥粒
腫，近視眼。

(2)膽石症。

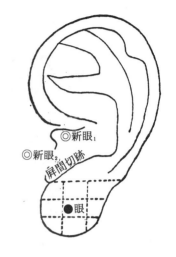

圖6　眼穴的位置
●直觀可見穴；○內側穴；◎序穴；0新穴

【按語】

(1)穴性平，稍有偏陰之性，故可解表滋補，清熱利膽，多
用於治療眼病。

(2)本穴與新眼穴都能治眼病，穴性均屬平性，但有偏頗之
不同，眼穴偏陰，可以清熱，能治療各種眼炎和因肝膽濕熱上
犯於目的眼乾澀痛等，新眼穴偏陽，能益氣約胞，治療瞼肌無
力、眼瞼下垂等症。兩穴臨症，既可配伍應用，也可各自按病
症特點分別施用。

【備考】本穴為診斷和治療眼病的參考穴，也有用於治療
斜視和白內障者。

2～3. 目₁、目₂

【分布】耳屏、對耳屏。

【位置】屏間切跡的外側前、後下方處（見圖7）。

【功能】益肝，利脾，明目
。

【主治】慢性青光眼、視神
經萎縮、近視、複視、散光、麥
粒腫、瞼肌無力。

【按語】

(1)穴性屬陰，故能養精血，
明眼目。

(2)目$_1$穴又名「青光」，目$_2$
穴又名「散光」。顧名思義，
目$_1$主治青光眼，還治近視、視
神經萎縮等眼底疾患，目$_2$主治
散光，還可治療眼炎等各種眼部
疾患。

【備考】本穴為診斷和治療
眼科病的參考穴。

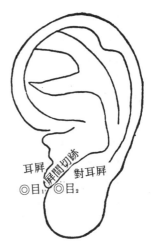

圖7　目$_1$、目$_2$穴的位置

4.新　眼$_2$

【分布】耳屏。

【位置】外耳穴向下垂直引
線與腎上腺穴向前水平引線的相
交處（見圖8）。

【穴性】平。

【功能】益腎，健脾，明目
。

【主治】近視、屈光不正、
瞼肌無力。

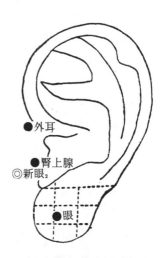

圖8　新眼$_2$穴的位置

【按語】

　　本穴和眼穴均有明目功效，但各有偏重，本穴偏於補益而利眼目；而眼穴偏於清解而明眼目。

　　　【備考】本穴為診斷和治療眼病的參考穴，還有用於治療白內障者。

5～6.上頷、下頷

　　【分布】耳垂。

　　【位置】從屏間切跡底部起始，按等分劃三條水平方向的線，再按等分劃二條垂直線，將整個耳垂劃成九等分。上頷穴在第三區內的下部，下頷穴在第三區內的上部（見圖9）。

　　【穴性】陰。

　　【功能】清熱解毒，消腫止痛，袪風通絡。

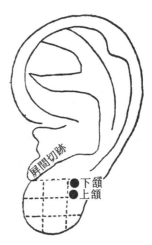

圖9　上頷、下頷穴的位置

　　【主治】

　　⑴牙部疾患：牙痛、拔牙疼痛、牙關緊閉。

　　⑵顳頷關節疾患：顳頷關節僵硬、下頷關節痛、下頷關節炎。

　　⑶面頰、頷下疾患：三叉神經疼痛、頷下淋巴結腫。

　　【按語】

　　⑴穴性屬陰，有寒涼之性，可以清毒熱，消腫痛，通經絡。

　　⑵本組穴雖然穴性功用相同，都能治牙痛和下頷關節痛，但是因為絡脈所屬不同，故治之有所偏重，上頷穴偏治上牙疼痛，下頷穴偏治下齒疼痛。二者大同小異，臨證常聯合應用。

【備考】本穴為診斷和治療
牙部、顳頜、面頰等疾患的參考
穴；還是拔牙針刺麻醉的穴位。

7.舌

【分布】耳垂。

【位置】從屏間切跡底部起
始，按等分劃三條水平方向的線
，再按等分劃二條垂直方向的線
，將整個耳垂劃成九等分。本穴
位於第二區內的正中（見圖10）。

【穴性】陰。

【功能】養心陰，益心氣，
鎮靜安神，瀉火利竅。

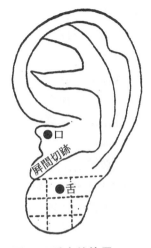

圖 10　舌穴的位置

【主治】舌炎，神經性失語，舌體腫痛。

【按語】

(1)穴性屬陰，故能養陰益氣，寧心瀉火。

(2)本穴與口穴，穴性都屬陰，均有清熱之功，皆能治療舌
炎，但本穴偏於滋益瀉火；而口穴偏於通絡解痙。二者雖有所
異，但對同症者常常並用，以加強清熱之功。

【備考】本穴為診斷和治療舌體疾患的參考穴；還可用於
治療舌強語蹇。

8～9.上腭、下腭

【分布】耳垂。

【位置】從屏間切跡底部起始，按等分劃三條水平方向的
線，再按等分劃二條垂直方向的線，將整個耳垂劃成九等分。

本組穴在第二區內，下腭穴在舌
穴的上方，上腭穴在舌穴的下方
（見圖11）。

【穴性】陰。

【功能】清熱，止痛，通絡。

【主治】牙周炎，牙齦腫痛
，口腔潰瘍。

【按語】

⑴穴性屬陰，有寒涼之性，
故能清熱消腫，通絡止痛。

⑵本組穴雖然穴性功用相同
。都能治療口腔科病，但是因為
絡脈所屬不同，治之各有偏重，
上腭穴偏治上腭部及上齒齦痛、
下腭穴偏治下腭部下齒齦痛，二
者大同小異，臨證常聯合應用。

【備考】本穴為診斷和治療
腭部和口腔疾患的參考穴，還可
用拔牙麻醉。

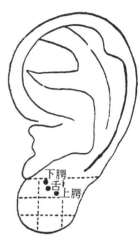

圖11　上腭、下腭穴的位置

10. 額

【分布】對耳屏。

【位置】對耳屏的內下方，
目₂穴的外上方。目₂穴與太陽穴
連線的內2／3點與卵巢穴垂直向
下引線的相交處（見圖12）。

【穴性】平。

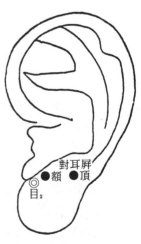

圖12　額穴的位置

【功能】疏風解表，清熱利竅，通絡止痛，鎮靜安神。

【主治】

⑴感冒、頭痛、額竇炎、頭昏、牙痛、面神經麻痺、腰部麻醉後頭痛。

⑵神經衰弱、多夢、失眠、頭暈。

【按語】

⑴穴性平，有偏陰之性，故能疏風清解，利竅鎮靜，通絡止痛。

⑵本穴與頂穴都有鎮靜、通絡，治療神經衰弱、頭痛之功用。但本穴性平，具有疏解之功，可用於傷風感冒等症，頂穴性陰，具有滋養之功，可用於清竅失利，頭頂作痛等症。兩穴雖有不同，但對同證者常常合用，以加強治療之功。

【備考】本穴為診斷額部病痛的參考穴，還有用於治療瞼肌無力者。

11.枕

【分布】對耳屏。

【位置】對耳屏的外下方，在平喘穴與輪₄穴連線的中間處（見圖13）。

【穴性】平。

【功能】清熱解表，降逆緩急，升清利竅，止痛安神。

【主治】

⑴感冒、頭痛、水痘、氣管炎、哮喘。

⑵噁心、嘔吐。

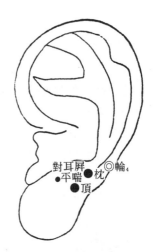

圖13　枕穴的位置

(3)癇病、精神分裂症、抽搐、角弓反張、牙關緊閉、頸項強直、神經衰弱、失眠、多夢。

(4)膀胱炎、手術後炎症、皮膚病。

(5)暈車、暈船、腰部麻醉後頭痛、外科術後疼痛、老花眼。

【按語】

(1)穴性平，有偏陰之性，故有清解緩急，鎮靜止痛之功。

(2)本穴與頂穴都有安神鎮痛之功，都能治療頭痛等症。但本穴性平，具有清解降逆之功，還可用於治療感冒、咳喘、嘔吐等症，而頂穴性陰，具有滋養通絡之功，可用於治療神經官能症、眩暈、頭頂作痛等症。兩穴所治同中有異，對同證者常常合用，以加強治療功效。

【備考】本穴爲診斷枕部疼痛的參考穴，有報導：本穴能抑制胃腸蠕動和誘發間歇脈，因此不宜用於腹脹者和冠心病等症。

12. 太 陽

【分布】對耳屏。

【位置】位於額穴與枕穴連線的中間處（見圖14）。

【穴性】陽。

【功能】疏風通絡，利竅升清。

【主治】頭痛、偏頭痛、頭暈、頭昏、嗜睡。

【按語】

本穴與額穴都有疏表通絡，

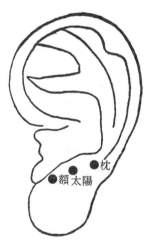

圖14　太陽穴的位置

治療頭痛的功效。但本穴性陽，以利竅升清為主，還能治療頭
昏、眩暈、嗜睡等症，而額穴性陰，以清熱鎮靜為主，還能治
療額竇炎、牙痛、失眠等症。兩穴所治各有不同，臨證之時切
勿混淆。

【備考】本穴為診斷頭痛症的參考穴，經配伍可用於治療
多種原因所致的頭痛症。

13.面頰區

【分布】耳垂。

【位置】從屏間切跡底部起
始，按等分劃三條水平方向的線
，再按等分劃二條垂直方向的線
，將整個耳垂劃成九等分，面頰
區在第五、六區交界線之周圍
（見圖 15）。

【穴性】陰。

【功能】清熱瀉火，涼血解
毒，消腫散結，活血通絡，祛風
止痛。

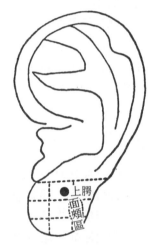

圖 15　面頰區的位置

【主治】

(1)腮腺炎、面頰癰腫；

(2)面神經麻痺、面肌痙攣、三叉神經痛、牙痛。

【按語】

(1)穴性屬陰，故能瀉火消腫，清熱解毒，通絡止痛。

(2)本穴與上腭穴同屬陰性，都有清熱通絡之功。但本穴區
域較大，包括後者，以治療面頰疾患為主，而上腭穴較小，在
前者之內，以治療口腔疾患為主，兩者同中有異，不可不知。

【備考】本穴為診斷面頰部疾患的參考，還可以配用治療顏面痤瘡等疾患，有稱本穴為「面頰」穴者。

14. 腦　點

【分布】對耳屏。

【位置】在腦幹穴與腮腺穴連線的中間處（見圖16）。

【穴性】平。

【功能】滋補肝腎，養血調經，通利耳竅，鎮靜安神，縮尿止遺，行氣解鬱。

【主治】

(1)月經不調、功能性子宮出血。

(2)突發性耳聾、癲癇、癔症、精神分裂症、腦震盪後遺症、腦炎後遺症、失眠。

(3)遺尿症、尿崩症、遺精。

【按語】

(1)穴性平，有偏陰之性，故可養血益精，寧心利竅，疏鬱調經。

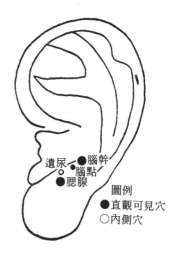

圖16　腦點穴的位置

圖例
●直觀可見穴
○內側穴

遺尿　●腦幹
　　　腦點
●腮腺

(2)本穴與遺尿穴都有治療遺尿的作用，但本穴性陰，偏於滋補肝腎，縮尿止遺；而遺尿穴性陽，偏於補益腎氣，固束膀胱，兩穴同中之異，臨證當予細分。

【備考】本穴的診治範圍較廣，臨床應用也比較多，對於神經系統、消化系統、內分泌系統、泌尿生殖系統及婦科的病症都可以參考診治，本穴還有調節大腦皮層興奮與抑制的作用

，可用於急驚風、健忘症及戒煙，有止血作用，可用於治療出血性疾病。

15.腦　幹

【分布】對耳屏。

【位置】在由腦點穴至暈點穴方向的引線與上頜穴至下頜穴方向引線的相交之處（見圖17）。

【穴性】陰。

【功能】養血益陰，鎮驚止痙，寧心安神，疏鬱止痛，行氣通絡。

【主治】癔病、癲癇、精神分裂症、頸神經痛、角弓反張、眩暈、頭痛、腦震盪後遺症，中風、偏癱。

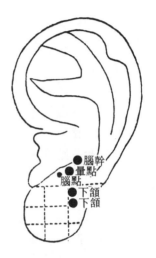

圖17　腦幹穴的位置

【按語】

⑴穴性偏陰，故有養血益陰，鎮靜安神，疏鬱止痙，行氣通絡之功。

⑵本穴與腦點穴的分布位置同在對耳屏，都有養血益陰，鎮靜安神的功能，都能治療癲癇、癔病、精神分裂和腦震盪後遺症。但本穴穴性屬陰，以止痙鎮痛，行氣通絡為主，還可以治療頭痛、頸神經痛及中風、偏癱等症；腦點穴以養精血，益陰氣為主，還可以調經攝遺治療月經不調及遺精、遺尿等症。兩穴雖有異同，但在臨證時既可配用，又可根據各特點分別應用。

【備考】本穴為診斷神經系統疾病的參考穴。

16. 暈　點

【分布】對耳屏。

【位置】在腦點穴與腦幹穴
之間處（見圖 18 ）。

【穴性】平。

【功能】滋陰升清，降逆安
神，利竅通絡。

【主治】眩暈、耳鳴、失眠
、暈車、暈船。

【按語】

(1)本穴性平，有偏陰之性，
故有滋陰，降逆，升清利竅之功
。

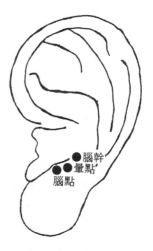

圖 18　暈點穴的位置

(2)本穴與腦點穴分布位置相鄰，穴名相似，僅有一字之差
，穴性相同，又都有滋陰利竅之功。但本穴還具有降逆升清，
治療暈車、暈船、眩暈耳鳴之症，而腦點穴還具有調經止遺治
療月經不調、遺精、尿崩症等病。兩穴所治有所不同，臨證之
時不可混淆。

【備考】本穴常用於治療耳源性眩暈；還能夠預防和治療
暈車、暈船。

17. 頂

【分布】對耳屏。

【位置】從額穴至腎炎點穴引一條直線，將直線按等分割
成五段，本穴在鄰近腎炎點穴的兩段之間處（見圖 19 ）。

【穴性】陰。

【功能】鎮靜安神，通絡止痛。

【主治】頭頂痛、神經官能症、頭痛、眩暈。

【按語】本穴與枕、額穴都有安神鎮痛之功。但本穴性陰，可以養血安神，以滋養通絡為主，而枕、額兩穴，可以疏散表邪，以清熱利竅為主。三者雖都能治療頭痛之症，但本穴偏治頭頂作痛；枕穴偏治後頭疼痛；額穴偏治前額頭痛。後二者又可詳分，枕穴還有降逆緩急治療咳喘、嘔吐之功用，額穴還有疏通經絡治療頭昏、牙痛之功用。三穴所治之特點應予分清，以利臨證施用。

【備考】本穴為診斷頭痛症的參考穴。

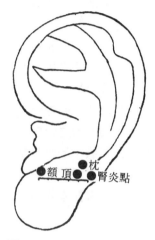

圖 19　頂穴的位置

18 . 頰

【分布】對耳屏。

【位置】在太陽穴與輪₄穴連線的正中間處（見圖 20 ）。

【穴性】陰。

【功能】清熱瀉火，涼血解

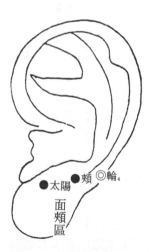

圖 20　頰穴的位置

毒，消腫散結，活血通絡。

【主治】

⑴腮腺炎、面頰癤腫。

⑵面神經麻痺、面肌痙攣、三叉神經痛、牙痛。

【按語】

　　本穴雖與面頰區穴性、功用相同，但本穴偏於治療面頰癤腫與疼痛，治之較專，範圍較窄，而後者偏於治療顏面、頰部等諸種不適，治之較廣，範圍較寬。兩穴雖同中有異，所治各有偏重，但對同症者，常常合用，以加強治療功效。

　　【備考】本穴為診治頰部疾患的參考穴，有稱本穴為「面頰」者。

19．內　耳

【分布】耳垂。

【位置】從屏間切跡底部起始，按等分劃三條水平方向的線，再按等分劃二條垂直方向的線，將整個耳垂劃成九等分，本穴在第六區內（見圖21）。

【穴性】平。

【功能】滋腎，升清。

【主治】耳鳴、耳聾、聽力減退、中耳炎、內耳眩暈症、失眠。

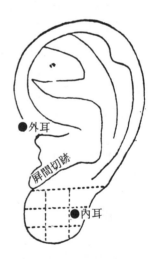

圖21　內耳穴的位置

【按語】

⑴本穴性平，有偏陰之性，故能養血益精而滋腎。

⑵本穴與外耳穴，穴名相近，僅有一字之差，穴性相同，

均屬平性，又都能治療耳鳴、耳聾。但兩穴所治有偏陽、偏陰之不同，在應用方面，外耳穴以治暴病急症為主，內耳穴以治久病緩證為主，外耳穴偏治鳴；內耳穴偏治聾。

【備考】本穴為診治內耳病的參考穴。

20.扁桃體₄

【分布】耳垂。

【位置】從屏間切跡底部起始，按等分劃三條水平方向的線，再按等分劃二條垂直方向的線，將整個耳垂劃成九等分，本穴在第八區內，位於輪₆穴之上方處（見圖 22 ）。

【穴性】陰。

【功能】清熱，解毒，利咽。

【主治】咽喉炎，扁桃體炎。

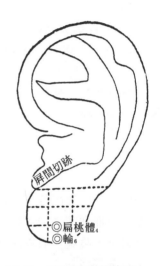

圖22　扁桃體₄穴的位置

【按語】

(1)本穴屬陰性，能清解益陰，通利咽喉。

(2)本穴和輪穴，穴性同屬陰，都有清熱利咽之功，都能治療咽喉炎等症，但兩穴所治各有偏重，本穴偏治扁桃體炎；輪穴偏治發熱和上呼吸道感染等症。兩穴同中有異，臨證需予區分。

【備考】本穴為診斷扁桃體炎的參考穴。

21～22.輪₅、₆

【分布】耳垂。

【位置】從屏間切跡底部起始，按等分劃三條水平方向的線，再按等分劃二條垂直方向的線，將整個耳垂劃成九等分，輪$_5$穴在第六區內，位於內耳穴之外緣；輪$_6$穴在第8區內，位於扁桃體$_4$穴之下方處（見圖23）。

【穴性】陰。

【功能】清熱解表，利咽解毒，活血止痛。

【主治】發熱、上呼吸道感染、咽喉炎。

【按語】

(1)本穴性質屬陰，故有清熱解表，行血利咽之功。配伍可以治療外感、陰虛、邪毒、氣鬱所致之發熱等症。

(2)本穴和扁桃體穴，穴性同屬陰性，都有清熱利咽之功效。但本穴偏於清熱；扁桃體穴偏於利咽。兩穴雖同中有異，對同症者常常配伍應用。

【備考】本穴為診治發熱病症的參考穴。

23～24.甲狀腺$_5$、$_4$

【分布】耳垂，耳屏。

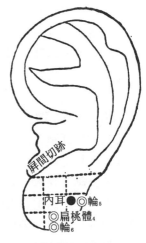

圖23 輪$_5$、輪$_6$穴的位置

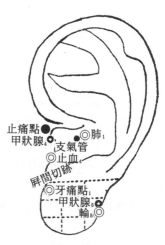

圖24 甲狀腺$_5$、$_4$穴的位置

【位置】從屏間切跡底部起始，按等分割三條水平方向的線，再按等分割二條垂直方向的線，將整個耳垂劃成九等分，甲狀腺$_5$穴在第六區內，位於輪$_5$穴之上方；甲狀腺$_4$穴在耳屏部分，位於肺$_1$向支氣管方向引線與牙痛點$_1$穴向止血$_4$方向引線相交之處（見圖24）。

【穴性】平。

【功能】清熱疏鬱，消痰散結，升清利竅，養血益陰，寧心安神，益氣健脾，溫腎助陽。

【主治】甲狀腺功能亢進、甲狀腺功能減退、低血壓性休克。

【按語】因本穴性質屬平，故既養血又益氣，既清熱疏鬱又升清利竅；既化痰散結又養陰潤燥；既寧心安神又溫陽醒神；既治甲狀腺功能亢進又治甲狀腺功能減退及低血壓性休克等症。

【備考】本穴有調節甲狀腺功能的作用，還有升壓作用，可用於甲狀腺功能紊亂和休克。

25.腮　　腺

【分布】對耳屏。

【位置】位於暈點穴至腦點穴方向引線與頂穴至平喘穴方向引線的相交之處（見圖25）。

【穴性】陰。

【功能】清熱解毒，行氣活血，通絡散結，鎮靜止癢。

【主治】腮腺炎、腮腺管阻

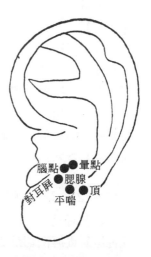

圖25　腮腺穴的位置

塞、皮膚瘙癢。

　　【按語】因本穴性質屬陰，故有清熱解毒，消腫止痛，養血行氣，鎮靜止癢之功效。

　　【備考】本穴為診治腮腺疾患的參考穴；還能治哮喘、咳嗽、遺尿、驚風；有稱其「平喘」穴者。

26.喉　牙

　　【分布】對耳屏。

　　【位置】在枕穴之上，鎖骨穴與平喘穴之間處（見圖26）。

　　【穴性】陰。

　　【功能】清熱利咽，解毒鎮痛。

　　【主治】牙痛，齦腫，咽喉炎，扁桃體炎。

　　【按語】

　　⑴本穴性質屬陰，故有清熱利咽，消腫止痛之功。

　　⑵本穴與牙痛點穴都有鎮痛

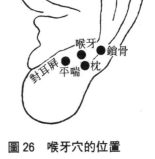

圖26　喉牙穴的位置

和治療牙痛的功用。但本穴性質屬陰，治療偏重清熱，牙痛點穴性質屬平，治療偏重疏通。

　　【備考】本穴為診治牙齦疾患的參考穴。

27～28.牙痛點₁、₂（拔牙麻醉點₁、₂）

　　【分布】耳垂。

　　【位置】從屏間切跡底部起始，按等分劃三條水平方向的線，再按等分劃二條垂直方向的線，將整個耳垂劃成九等分，

牙痛點₁穴和牙痛點₂穴分別位於
耳垂的 1 和 4 區內（見圖 27）。

【穴性】平。

【功能】疏經通絡，鎮靜止
痛。

【主治】牙痛，拔牙麻醉。

【按語】

(1)本穴性質屬平，有偏陰之
性，故能疏通經氣，鎮靜安神。

(2)本穴與喉牙穴都具有鎮痛
之功，都能治療牙齒疼痛。但本
穴性平，有偏陰之性，以疏通經
氣為主，還可養血益氣，鎮靜安

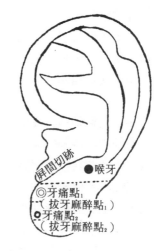

圖 27　牙痛點₁、₂穴的位置

神，用於拔牙麻醉，又名「拔牙麻醉點」；喉牙穴性質屬陰，
以清熱解毒為主，還有利咽之功，可用於咽喉炎、扁桃體炎等
症。兩穴雖同中有異，但對同症者常可合用治之。

【備考】本穴為診治牙痛的參考穴；為拔牙麻醉用穴，又
名「拔牙麻醉點」。

29. 神經衰弱點

【分布】耳垂。

【位置】從屏間切跡底部起始，按等分割三條水平方向的
線，再按等分割二條垂直方向的線，將整個耳垂劃成九等分，
本穴在第 1 和 4 區中間處（見圖 28）。

【穴性】陰。

【功能】養血益心，寧心安神。

【主治】神經衰弱。

【按語】

(1)本穴性質屬陰，故有養血安神之功，可用於治療神經衰弱症，能使其各種不適症狀得到改善。

(2)本穴和神經官能症穴都有益心安神和治療神經衰弱的功用。但是兩者的穴性功用有所不同，本穴性陰，偏於養血，以治神經衰弱為主；而後者性平，偏於益氣，重在治療神經官能症。兩穴雖同中有異，但對同症者，常可合用。

【備考】本穴為診斷神經衰弱症的參考穴。

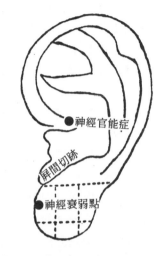

圖28 神經衰弱點穴的位置

30.平 喘

【分布】對耳屏。

【位置】枕穴與卵巢穴的連線之間（見圖29）。

【穴性】陰。

【功能】清熱化痰，平喘止咳，養陰納氣，解毒止癢。

【主治】哮喘、咳嗽、支氣管炎、百日咳、支氣管肺炎、腮腺炎、皮膚瘙癢。

【按語】

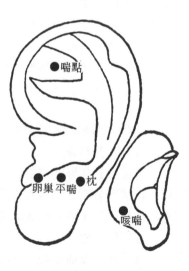

圖29 平喘穴的位置

(1)本穴性質屬陰，故有下氣平喘，止咳納氣，清熱化痰及鎮靜止癢之功。

(2)本穴與哮喘穴穴名僅有一字不同，都有止咳平喘和治療咳嗽哮喘的功用。但兩穴穴性和治療偏重有不同，本穴性陰，功能清熱治裡，偏於止咳。兩穴臨證既可配用於同症者，又可分別施用於異症者。

(3)本穴與喘點穴，穴名相似，都有平喘下氣和治療哮喘的功用。但是，兩穴穴性和功用有陰、陽與大、小之別。本穴穴性屬陰，以清熱化痰，養陰納氣，下氣止癢為主，可以治療支氣管炎、百日咳、肺炎、腮腺炎、皮膚瘙癢；而喘點穴穴性屬陽，以補肺，益氣，平喘為主，主要治療支氣管炎、哮喘。兩穴之異同臨證時應予詳分而用。

【備考】本穴為診治呼吸系統疾患的參考穴，本穴有興奮與抑制呼吸中樞的功能。

31．腎炎點

【分布】對耳屏。

【位置】本穴位於頰穴之下，在闌尾₃穴與上頜穴連線的中間處（見圖30）。

【穴性】平。

【功能】清熱解毒，行氣利水，疏風化濁，涼血益陰。

【主治】腎炎、腎盂腎炎。

【按語】

(1)因本穴性平，有陰陽兩重性質，故既能清熱利濕，行氣消

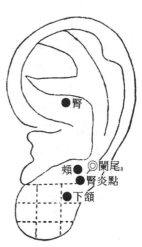

圖30　腎炎點穴的位置

腫；又能涼血解毒，緩急止痛，而用於治療腎炎和腎盂腎炎。

　　(2)本穴與腎穴雖都有「腎」字，都有利水之功。但兩穴穴性不同，本穴性平，治療範圍只限於腎炎和腎盂腎炎，治之較專；而腎穴性陽，治療範圍很廣，還能治療生殖系統、內分泌系統及早衰等方面的病症，治之較寬。

　　【備考】本穴為診斷腎炎、腎盂腎炎的參考穴。

32～33. 升壓點$_1$、$_2$

　　【分布】耳垂、對耳屏。

　　【位置】升壓點$_1$穴在耳垂第1區內，位於屏間切跡正中之下方處，升壓點$_2$穴在對耳屏部位的腦點穴與腮腺穴連線的中間處（見圖31）。

　　【穴性】陽。

　　【功能】益氣升陽。

　　【主治】低血壓，虛脫。

　　【按語】

　　(1)本穴性質屬陽，故有益心氣，血清陽，固脫汗的功能。

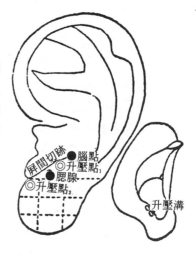

圖31　升壓點$_1$、$_2$穴的位置

　　(2)本穴與升壓溝穴，穴性同屬陽，都能治療低血壓，但本穴偏於益心氣，升清陽，可以治療低血壓和虛脫症，而升壓溝穴偏於益氣養陰，升清利竅，可以治療低血壓和頭目眩暈症。

　　【備考】本穴為診斷低血壓和虛脫症的參考穴。

34. 卵　巢

　　【分布】對耳屏。

【位置】在對耳屏的邊緣，位於額穴的上方處（見圖32）。

【穴性】陰。

【功能】調經養血，健脾明目，滋益腎精。

【主治】

(1)婦科病：月經不調、痛經、不育症。

(2)內分泌功能紊亂、腦垂體性侏儒症、女性副性徵發育不全。

(3)白內障、硬皮症。

【按語】

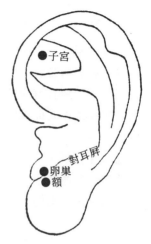

圖32　卵巢穴的位置

(1)本穴性質屬陰，故有滋養精血，補益肝腎，調經緩急，健脾升清之功。

(2)本穴和子宮穴雖都有補腎調經和治療婦科不孕症、痛經的功用，但是兩穴穴性有陰陽之別，功用有大小不同，本穴性陰，還能滋補肝腎，益精升清，培補脾土以滋生肺金，可用於治療內分泌功能紊亂侏儒症、白內障和硬皮病等症；而子宮穴穴性屬陽，具有興陽利濕之功，還能用於治療慢性子宮頸炎和附件炎及男性性機能低下症等。兩穴異同，臨證時當予明辨。

【備考】有報導：本穴能激發激素，增加成骨細胞的活性，降低血中膽固醇和脂蛋白的含量，還可鬆弛子宮頸；有用於肝硬化及外陰瘙癢症者，為診治婦科病和內分泌功能紊亂的參考穴。

㈡耳甲腔、耳甲艇及對耳屏部分（共57穴）

35.睪　丸

【分布】對耳屏。

【位置】對耳屏內壁，位於興奮點穴與遺尿穴連線的中間處（見圖33）。

【穴性】平。

【功能】通絡止痛，滋益肝腎，利精氣，壯宗筋，除濕熱。

【主治】

⑴睪丸炎、附睪炎、陽痿、早泄、性功能障礙；男性內分泌功能紊亂、男性腦垂體性侏儒症、早禿。

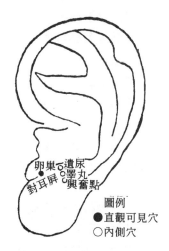

圖例
●直觀可見穴
○內側穴

圖 33　睪丸穴的位置

⑵肝病、再生障礙性貧血、惡性貧血、肌肉鬆弛症。

【按語】

⑴因本穴性質屬平，故能滋益肝腎，溫補脾腎，通絡壯陽，養血生精，清熱利濕，緩急止痛。

⑵本穴和卵巢穴雖然都能治療腦垂體性侏儒症及副性徵發育不全，但是兩穴穴性和功能主治各異，本穴穴性平，但有偏陽之性，故能興陽，主用於男科諸病；而卵巢穴穴性屬陰，故能益陰，主用於婦科諸症。

【備考】本穴有調節睪丸酮的作用，能促進長骨骨骺與骨幹的融合、蛋白合成、血液再生；還有保肝作用；還能治療頭痛、肌肉發育不良；為診治男科病和內分泌功能紊亂的參考穴。

36.遺　尿

【分布】對耳屏。

【位置】對耳屏內壁的前端，在睪丸穴之前方，與升壓點穴至腮腺穴連線的中間處的相對應點上（見圖34）。

【穴性】陽。

【功能】補益腎氣，固束膀胱。

【主治】遺尿症、尿失禁。

【按語】

(1)本穴穴性屬陽，故能益腎固脬，可以調節膀胱與腎的表裡關係，加強膀胱的開闔功能。

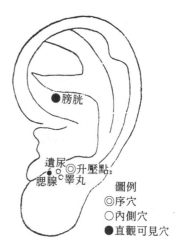

圖34　遺尿穴的位置

(2)本穴和膀胱穴，兩穴性質均屬陽，都具有固脬和治療遺尿症的功用，但是本穴偏於補益腎氣，重在調節膀胱和腎臟的氣化關係，有利於開闔而治療遺尿和尿失禁；而膀胱穴偏於行膀胱之氣，重在利尿除濕，有利於膀胱的氣化作用，還可用以治療尿瀦留和泌尿感染等症。兩穴之異同，不可不辨。

【備考】①本穴為診治遺尿症的參考穴；②有稱其為「遺尿點」者。

37.皮質下

【分布】對耳屏。

【位置】對耳屏內壁的前方，在卵巢穴與平喘穴中間處的相對應點上（見圖35）。

【穴性】平。

　　【功能】升清利竅，益心安
神，健脾益腎，舒經行血，下氣
通腑，緩急止痛，縮溺止遺，化
痰通絡，清熱利濕。

　　【主治】

　　⑴無脈症、低血壓、心律不
整、休克、神經衰弱、失眠、多
夢、嗜睡。

　　⑵胃下垂、子宮下垂、重症
肌無力。

　　⑶月經不調、痛經。

　　⑷頭昏、頭暈、頭痛、美尼
爾氏綜合徵、癲癇、精神分裂、
突發性耳聾、暈車、暈船、腦震盪後遺症、腦血管意外後遺症
、面神經麻痺。

　　⑸尿急、尿頻、尿瀦留、遺尿、遺精、輸尿管結石、睪丸
炎。

　　⑹膈肌痙攣、腹脹、便秘。

　　⑺骨折、外傷疼痛。

　　⑻腮腺炎。

　　【按語】

　　⑴本穴性平，故有益氣升清，養血通絡，縮溺止遺，下氣
通腑，利濕緩急之功。

　　⑵本穴與腎上腺穴，兩穴穴性均屬平性，都具有益心安神
；調經養血，緩急止痛，下氣通腑，清熱利濕之功，都能治療
無脈症、低血壓、月經不調、外傷疼痛、腹脹、泌尿系感染等
症，但是本穴偏於補益滋養，有治本之意，重在心、脾、腎，

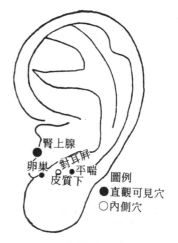

腎上腺
卵巢
對耳屏
平喘
皮質下
圖例
●直觀可見穴
○內側穴

圖35　皮質下穴的位置

治療體現於升清以降濁，滋補以去病的方面，而腎上腺穴偏於應激緩急，有治標之意，重布肺、腑、表，治療體現於鎮痛以緩急，發表通腑以安裡等方面，兩者異同，不可不知。

【備考】本穴有調節大脈皮層的興奮與抑制的作用；能消炎、鎮靜、止痛、止汗；對脈管炎、無脈症、有增強脈搏的作用；能促進胃腸蠕動，消除腹脹；用本穴治療膈肌痙攣時，要取用雙側穴位；還有用於妊娠嘔吐、哮喘、智力發育不全和視神經萎縮者；還可作為診斷腫瘤的參考穴。

38. 垂　　體

【分布】對耳屏。

【位置】對耳屏內壁的底部，位於額穴與腎炎點穴連線的中間之相對應處（見圖36）。

【穴性】平。

【功能】補腎益精，升清增智。

【主治】侏儒症、肢端肥大症、尿崩症、休克、產後子宮縮不利、性功能障礙、低智。

【按語】

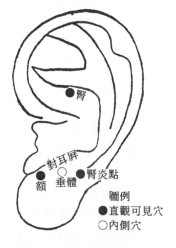

圖36　垂體穴的位置

(1)本穴性平，有偏陰之性，故可以補腎益精，束胕升清，治療上述諸症。

(2)本穴與腎穴同有益精補腎之功，都能治療侏儒症，但兩穴穴性和治療範圍不同，本穴性平，以補益精氣為主，治療多在生長發育方面；腎穴性陽，以壯陽強體為主，治療早衰、癃閉、崩漏、目疾諸症。

【備考】　本穴能調節腦垂體的機能，可用於內分泌功能紊亂；能激發嗎啡樣物質，緩解煙癮，可用於戒煙；能增強記憶力，用於健忘症；還可用於休克的急救。

39. 興奮點

【分布】對耳屏。

【位置】在對耳屏內壁的睾丸穴之內下方，垂體穴之上方，神經點$_2$穴之內側，卵巢穴與頰穴正中間的相應點上（見圖37）。

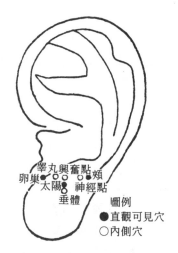

圖37　興奮點穴的位置

【穴性】陽。

【功能】養血益心，升清利竅。

【主治】嗜睡、神靡、心悸。

【按語】

(1)本穴性質屬陽，故能養血氣而益心，升清陽而利竅。

(2)本穴與太陽穴，兩穴穴性均屬陽性，都具有利竅升清的功用，都能治療頭昏、嗜睡等症，但是本穴以補益為主，偏於養血益心，重在治療心氣不足，清陽不升所致之證，有治本之意；太陽穴以通絡為主，偏於疏通利竅，重在治療各種原因所致的經氣受阻，清陽不升之證，有治標之意。二者同中有異，治有標本之別，臨證當予分明。

【備考】本穴可用於治療發作性睡病、抑鬱性精神病、精神萎頓。

40.新　眼₁

【分布】耳甲腔。

【位置】位於食道穴至肺₁穴連線的中間處（見圖38）。

【穴性】平。

【功能】益腎，健脾，明目。

【主治】眼病：近視、屈光不正、瞼肌無力。

【按語】

(1)本穴性平，故有益腎精，健脾氣，利眼目和治療眼病的功用。

(2)本穴與新眼₂穴穴性、功用相同，但本穴偏於健脾益氣；而新眼₂穴偏於滋益腎精。兩穴雖同中有異，但屬異小同大，臨證常常同用。

【備考】本穴為診斷眼病的參考穴。

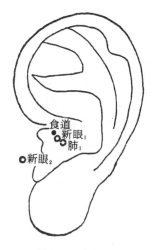

圖38　新眼₁穴的位置

41.肺　點

【分布】對耳屏。

【位置】在對耳屏內壁的底部，垂體穴的後方，腫瘤穴的額穴連線正中間的相對應點上（見圖39）。

【穴性】、【功能】、【主

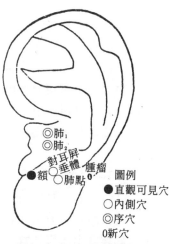

圖39　肺點穴的位置

治】同肺穴，請參見下述 45、
46 肺₁、₂穴。

42．氣　管

【分布】耳甲腔。

【位置】位於肺外側穴至耳
屏穴的連線與下腹穴至三焦穴的
連線相交之處（見圖 40）。

【穴性】　平。

【功能】　宣肺解表，下氣
平喘，益氣化痰。

【主治】　咳嗽、上呼吸道
感染、咽喉炎、氣管炎、支氣管
哮喘、急性支氣管炎、慢性支氣管炎。

【按語】

本穴與支氣管穴穴性、功效、主治皆同，都能治療咳嗽、
哮喘，但有治療深淺之不同，本穴偏於治療咽喉炎、感冒和氣
管炎，可謂治之輕淺；而支氣管穴偏於治療急性支氣管炎和慢
性支氣管炎，可謂治之較深。兩穴同中又有小異，臨床根據症
情既可合用又可單用。

【備考】本穴為診斷氣管、支氣管疾患的參考穴。

43～44．支氣管上、下

【分布】　耳甲腔。

【位置】　分別在心穴的上、下，兩者位於食道穴至皮質
下穴的連線上，支氣管上穴在肺₁穴之前，支氣管下穴在肺₂穴
之內上方處（見圖 41）。

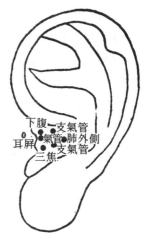

圖40　氣管穴的位置

【穴性】、【功能】、【主治】、【按語】、【備考】　同上，見42.氣管穴。

45～46.肺₁、₂

【分布】　耳甲腔。

【位置】　在心穴之上、下。肺₁穴在新眼₁穴與肺外側穴連線之中間處；肺₂穴在三焦穴與結核點穴的連線的中間處（見圖42）。

【穴性】　平。

【功能】　宣肺解表，利氣寧心，止癢明目，利濕清熱，益氣升清。

【主治】

(1)咳喘、痰鳴、聲音嘶啞、感冒、鼻炎、百日咳、肺炎、肺結核。

(2)胸悶、胸痛、心衰、心律不整、低血壓、自汗、盜汗。

(3)水痘、毛囊炎、蕁麻疹、尋常疣、神經性皮炎、過敏性皮炎、痤瘡、皮膚濕疹、帶狀疱疹。

(4)過敏性結腸炎、細菌性痢疾。

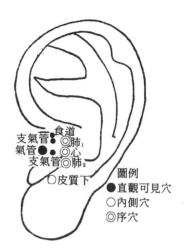

圖41　支氣管上、下穴的位置

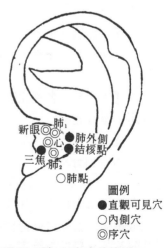

圖42　肺₁、肺₂穴的位置

(5)疱疹性結合膜炎。

【按語】

⑴本穴性平，有偏陽之性，故能宣肺利氣，升清止癢，清熱利濕，可用於治療上述諸症。

⑵本穴與肺點、肺外側三穴的分布位置雖異，但其穴性、功能及主治則同，故臨證時常常根據病情輕重單獨選用或聯合使用。

【備考】　本穴為診斷呼吸系統和皮膚科疾病的參考穴；還有用治脫髮者，也可用於針刺麻醉和止痛。

47. 牙　敏

【分布】　耳甲腔。

【位置】　本穴位於對耳屏和平輪切跡之間的肝炎區之下方處（見圖43）。

【穴性】　平。

【功能】　益腎、護齒，脫敏止痛。

【主治】　各種原因刺激的牙痛、過敏症。

【按語】

本穴與牙痛點₁、₂（拔牙麻醉點₁、₂）穴的穴性同屬平性，

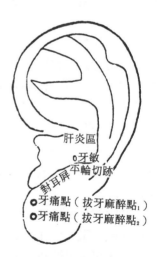

圖43　牙敏穴的位置

都有疏經鎮痛和治療牙齒疼痛的功用，但本穴偏於益腎護齒，脫敏鎮痛，重點治療腎精氣虛，虛熱、外邪擾動等所引起的齒搖酸軟、牙易過敏等症；而牙痛點（拔牙麻醉點）穴偏於鎮痛安神，調氣鎮靜，重點用於拔牙麻醉和治療經絡阻滯的牙齒疼

痛等症。兩穴所治各有偏重，臨證應予分明。

　　【備考】　本穴為診斷牙痛和牙齒過敏症的參考穴。

48. 牙痛點

　　【分布】　耳甲腔。

　　【位置】　本穴位於脾穴與喉牙穴連線的中間處（見圖44）。

　　【穴性】　陰。

　　【功能】　滋腎降火，涼血止痛。

　　【主治】　牙痛、牙周炎、牙齒鬆動、齒齦出血。

　　【按語】

　　⑴本穴性質屬陰，故有滋陰益腎，清熱降火，涼血止血，消炎鎮痛之功。

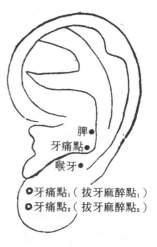

脾
牙痛點
喉牙
牙痛點₁（拔牙麻醉點₁）
牙痛點₂（拔牙麻醉點₂）

圖44　牙痛點穴的位置

　　⑵本穴與牙痛點₁、₂（拔牙麻醉點₁、₂）穴，穴名相同，都有陰之屬性，都能鎮痛和治療牙齒疼痛。但本穴偏於滋益腎精，清熱涼血，重在治療牙周圍炎，齒齦出血等症；而拔牙麻醉點穴偏於疏通經氣，寧心鎮痛，重在治療牙齒疼痛和用於拔牙麻醉等。

　　【備考】　本穴為診斷牙痛、牙周炎、牙齒鬆動和齒齦出血等症的參考穴。

49. 肺氣腫

　　【分布】　對耳屏。

【位置】 本穴在對耳屏的內壁，皮質下穴之內端處（見圖45）。

【穴性】 陽。

【功能】 健脾益氣，滋腎納氣。

【主治】 肺氣腫。

【按語】

(1)本穴與肺外側穴穴名都有「肺」字，都具有益氣利肺之功，但本穴偏於健脾滋腎，重在培土生金，益腎納氣，通過健脾而養肺，以治療肺氣不足，呼吸氣

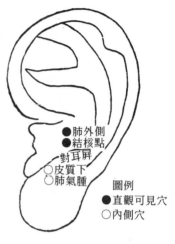

圖45 肺氣腫穴的位置

短，不足以呼，通過益腎而收納，以治療咳嗽久病，殘氣不淨，呼吸氣短，不足以吸；而肺外側穴偏於宣肺益氣，重在宣肺解表，升清降濁，通過宣散而利肺，以治療外感失宣，咳嗽痰鳴，聲音嘶啞，通過升清以降濁，以治療氣機失暢，升降失司，氣息不和。本穴治之範圍較窄，僅限於肺氣腫痛；而後者治之範圍較廣，不止於肺，還包括心、胸、大腸以及皮膚和眼等部分的內容。二者同小異大，臨證時應予分辨。

(2)本穴與結核點穴二者都主治呼吸系統的慢性疾病，並以所治之病名而命名，但兩穴的穴性、功用各不相同，本穴穴性屬陽，偏於健脾益氣，補腎納氣，重在治療咳嗽日久，肺腎氣虛，呼吸氣短等症；而結核點穴穴性屬陰，偏於滋陰潤肺，助正祛邪，重在治療肺癆日久，肺腎陰虛，乾咳少痰，顴紅盜汗，骨蒸潮熱等症。兩穴截然不同，臨證不可混淆。

【備考】 本穴為診斷肺氣腫的參考穴。

50.肺外側

【分布】　耳甲腔。

【位置】　位於肺$_1$和肺$_2$穴之間的外側，結核點穴之上，支氣管擴張點穴與肌鬆點穴連線的中間處（見圖46）。

【穴性】、【功能】、【主治】、【按語】、【備考】　同肺$_1$、$_2$穴，見45～46肺$_1$、$_2$。

51.結核點

【分布】　耳甲腔。

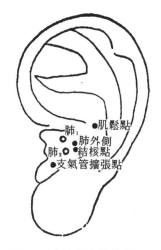

圖46　肺外側穴的位置

【位置】　在肺外側穴的垂直下方，與牙痛點穴至啞門穴連線的平齊處（見圖47）。

【穴性】　陰。

【功能】　滋陰潤肺，益氣祛邪。

【主治】　肺結核。

【按語】

本穴和肺穴均有益肺止咳和治療咳嗽聲瘂、肺結核的功用，但本穴性陰，以滋陰潤肺為主，偏於治療體虛久病，肺腎陰虧，重在治本；而肺穴性平有偏陽之性，以宣肺利氣為主，偏於治療外感邪阻，氣機失調，重在治標

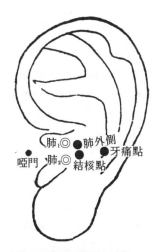

圖47　結核點穴的位置

。兩穴異同應予分明，臨症可單
用或合用。

【備考】 本穴為診斷肺結
核的參考穴。

52.支氣管擴張點

【分布】 耳甲腔。

【位置】 在三焦穴至卵巢
穴平行線的中間處（見圖48）。

【穴性】 陰。

【功用】 清潤益氣，袪痰
止嗽，斂肺攝血。

【注治】 支氣管擴張。

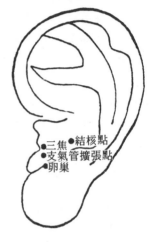

圖48 支氣管擴張點穴的位置

【按語】

⑴本穴性質屬陰，故有清潤斂攝之功。

⑵本穴與結核點穴，兩穴穴性均屬陰性，都有潤肺止咳，
斂肺益氣之功，但本穴偏於袪痰而攝血，還有清熱作用；而結
核點穴偏於滋陰益肺而扶正，還有袪邪作用，兩穴所治雖然屬
於慢性疾病，但是偏重各不相同，應予分清。

【備考】 本穴為診斷支氣管擴張的參考穴。

53.心

【分布】 耳甲腔。

【位置】 耳甲腔的正中，凹陷處，在支點穴至腮腺穴連
線與鼻眼淨穴至牙痛點穴連線的相交處（見圖49）。

【穴性】 平。

【功能】 養血生脈，益心安神，通絡止痛。

【主治】

(1)心悸、盜汗、期外收縮、陣發性心動過速、無脈症、休克、脈管炎、貧血、血小板減少、血壓異常（高血壓、低血壓）；

(2)冠心病、胸悶、胸痛、心肌炎、氣短、心慌、面色晦暗。

(3)舌炎、咽喉炎。

(4)神經衰弱、胃神經官能症、癲癇、癔病、精神分裂症、腦震盪後遺症、腦膜炎後遺症。

【按語】

(1)本穴性平，有偏陰之性，故能養血生脈，益氣安神、通絡止痛。

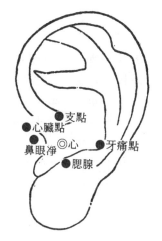

圖49　心穴的位置

(2)本穴和心臟點穴，穴性同屬平性，都有養血益心，安神之功，都能用於治療心律失常，但本穴偏於補養治本，以治療氣血虛弱者為主，故治療範圍較廣，還可以治療面色晦暗、盜汗、休克、無脈症、神經衰弱等症；心臟點穴偏於理氣治標；以治療氣血陰陽失調者為主，治療範圍較窄，主要治療陣發性心動過速、心律不整等症。兩穴所治範圍大小不等，標本偏重各異，臨床治療當予分清，或單用或合用，隨證而定。

【備考】　有報導：配伍神門、腎、肝、交感、皮質下、咽喉穴可以解藕茄類毒；有強心、抗休克、升壓、降壓作用，能治療各種精神病、心臟病、閉塞性脈管炎；還可治中暑、急驚風、中風不語、赤痢、遺精、陽痿等症。

54.血液點

【分布】　耳甲腔。

【位置】　在肺$_1$穴至胸悶穴的連線與脾穴至甲狀腺$_2$穴的連線相交點處（見圖50）。

【穴性】　平。

【功能】　健脾益氣，生血育陰，涼血解毒。

【主治】　各種血液病。

【按語】

本穴與血基點穴兩穴名僅有一字之差，穴性又同屬平，但功能主治大不相同，本穴健脾益氣

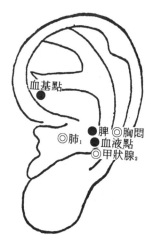

圖50　血液點穴的位置

，生血養陰，涼血解毒，主治血液病；而血基點穴，祛濕健脾，和血調氣，散結消聚，主治過敏性結腸炎、腸息肉等。臨證時應予注意，不可混淆錯用。

【備考】　本穴為診治各種血液病的參考穴，血液病內容較多，如：貧血、紅細胞增多症、白細胞減少症、粒細胞缺乏症、急性慢性粒細胞白血病、血小板減少性紫癜、血管性紫癜、血友病、脾功能亢進等。

55.血基點

【分布】　耳甲艇。

【位置】　在肛門穴至膀胱穴連線與前列腺穴至大腸穴連線的相交點處（見圖51）。

【穴性】　平。

【功能】　清濁祛濕，健脾利氣，和血調經，散結消聚。

【主治】　過敏性結腸炎、結腸潰瘍、腸息肉、下消化道出血、血吸蟲引起的腹瀉等症。

【按語】

⑴本穴穴性屬平，但有偏陽之性，故能祛濕益氣，和血調經，散結消聚。

⑵本穴與結腸穴分布位置相近，穴性功能主治相同，但兩者有治淺治深和入氣入血之不同，本穴所治病深在血分，病程較長者；結腸穴所治病淺在氣分，病程較短者。兩穴常聯合應用，但同中有異，不可不知。

【備考】　本穴為診斷結腸疾病的參考穴。

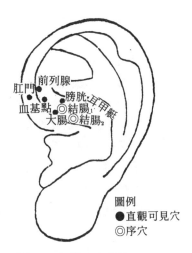

圖 51　血基點穴的位置

56～57. 結　腸₁、₂

【分布】　耳甲艇。

【位置】　結腸₁穴在膀胱穴至大腸穴連線的中間處，結腸₂穴在臍周穴至闌尾穴連線的中間處（見圖 52 ）。

【穴性】、【功能】、【主治】、同血基點，見 55 血基點穴。

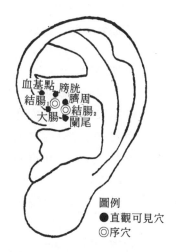

圖 52　結腸₁、₂穴的位置

58.三　焦

【分布】　耳甲腔。

【位置】　在心穴至止血₄穴連線的中間處（見圖53）。

【穴性】　陽。

【功能】　下氣消食，利水化濁，通便止痛，養血通經。

【主治】

(1)腹脹、腸鳴、腹痛、便秘、消化不良、急性闌尾炎、慢性闌尾炎。

(2)急性腎炎、慢性腎炎、膀胱炎、原因不明的浮腫、乳糜尿。

(3)血小板減少、轉氨酶增高、高脂血症

(4)血管痙攣、偏頭痛、肋間神經痛、外踝前側痛、手腕外側痛。

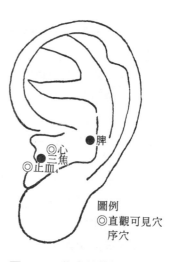

圖例
◎直觀可見穴
序穴

圖53　三焦穴的位置

【按語】

(1)本穴穴性屬陽，故能下氣消食，利水通便，疏絡止痛。

(2)本穴與脾穴，穴性皆屬陽性，都有通絡除濕之功，但治療各有偏重，本穴偏於消食通便，利水化濁，重在治標；而脾穴偏於健脾益氣，和胃助正，重在治本。

【備考】　本穴還有用於治療肝炎、氣管炎、腹膜炎者；且有增加血小板、減輕腹膜刺激徵的作用。

59.激　素

【分布】　屏間切跡。

【位置】　在支氣管擴張點穴至甲狀腺₃穴連線的中間處

（見圖54）。

【穴性】 平。

【功能】 益氣鎮痛，散風祛濕，升清利竅。

【主治】

⑴氣管炎、哮喘。

⑵腎炎、風濕痛。

⑶休克。

【按語】

⑴本穴性平，有偏陽之性，故能益氣鎮痛，散風祛濕，升清利竅。

⑵本穴與內分泌穴，穴性同屬平，都有益氣止痛，祛風濕，升清陽之功能，但本穴偏於扶正實表，有預防之功；而內分泌穴偏於祛邪治病，有治療之效。兩穴臨證既可同用，又可單用，同中有異應予分明。

【備考】 本穴有抗炎、抗過敏、抗休克、抗風濕的作用。

60.甲狀腺₃

【分布】 耳甲腔。

【位置】 位於支氣管擴張點穴向激素穴引線與太陽穴向卵巢穴引線的相交點處（見圖55）。

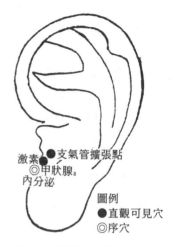

圖54 激素穴的位置

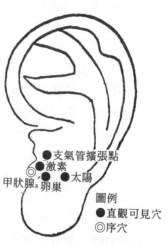

圖55 甲狀腺₃穴的位置

【穴性】、【功能】、【主治】　同甲狀腺₅、₄穴詳見23
～24甲狀腺₅、₄。

61．內分泌

【分布】　屏間切跡。

【位置】　在屏間切跡的底部（見圖56）。

【穴性】　平。

【功能】　培精血，益腎氣，通經絡，祛風濕，止疼痛，澀精氣，利清竅，疏肝理氣，清熱消痰。

【主治】

⑴侏儒症、甲狀腺功能亢進、內分泌功能紊亂。

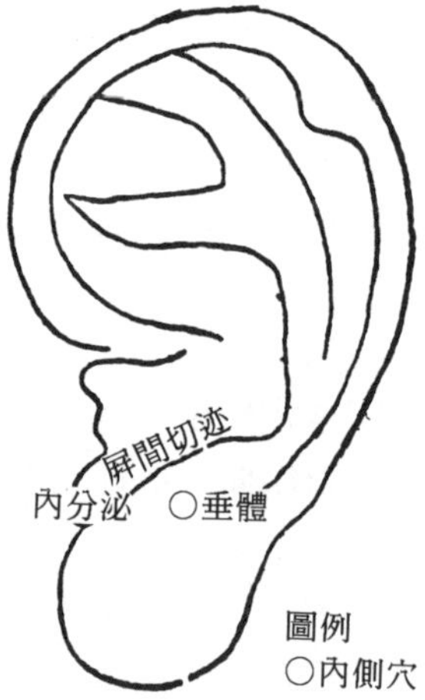

⑵貧血、心臟病。

⑶痛經、月經不調、乳腺炎、不孕症、睪丸炎、附睪炎、早泄、前列腺炎。

⑷類風濕性關節炎、帶狀疱疹、水痘。

⑸其他：鼻炎、瘧疾、過敏性結腸炎。

圖56　內分泌穴的位置

【按語】

⑴本穴性平，有培精益氣，通絡祛邪之功。

⑵本穴與垂體穴穴性都屬平，均有補腎益精，升清之功，都可治療侏儒症。但本穴功用廣泛，還具有疏肝清熱，消痰除濕之功，祛邪以治類風濕性關節炎、帶狀疱疹、水痘、瘧疾等症；而垂體穴功用較專，只限於腎的功能，僅用於治療垂體腺分泌性疾病。兩穴都與分泌有關，但同中有異，應予分明。

【備考】　本穴有內分泌樣的作用，能調節內分泌功能，有抗過敏、抗風濕的作用，還用於紅斑狼瘡、風濕性心肌炎、腎上腺皮質機能減退等症，配用腦點、腎上腺等穴，可以減少考的松激素的治療使用劑量，本穴還是診斷癌症的參考穴。

62～63.上腹、下腹

【分布】　耳甲腔。

【位置】　兩穴在耳甲腔內側的垂直線上，上腹穴在下，下腹穴在上。上腹穴在氣管穴至卵巢穴連線的中間處，下腹穴在肺₁穴至渴點穴連線的中間處（見圖 57）。

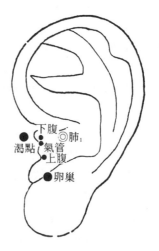

圖 57　上腹、下腹穴的位置

【穴性】　陽。

【功能】　行氣除滿，消積通便，疏絡止痛。

【主治】

(1)腹脹、便秘、消化不良、胃腸炎。

(2)婦產科疾病：痛經、產後子宮縮痛。

【按語】

(1)本穴性陽，故有行氣消積，疏絡止痛之功。

(2)本組穴有上腹、下腹兩穴。二者穴性、功用相似，但治療各有偏重，上腹穴偏治胃腸等中、上腹部疾患；下腹穴偏治子宮等小腹部疾患。兩穴既可合用，又可單用，臨證多配用以加強治療之功，但同中有異，不可不知。

【備考】　本穴診斷腹部疾患的參考穴；還可用於治療腸

結核、膽石症、潰瘍病等症。

64.臍　周

【分布】　耳甲艇。

【位置】　在輸尿管穴至闌尾穴連線的中間處（見圖58）。

【穴性】　平。

【功能】　行氣消滯，緩急止痛。

【主治】　臍周疼痛，蟲證。

【按語】

⑴本穴穴性屬平，但有偏陽之性，故能行氣消滯，緩急止痛，可用治臍周疼痛和蟲證。

⑵本穴與上、下腹穴都有行氣止痛之功，但治療各有側重，本穴偏治中腹疾患，以臍周不適為主，而上、下腹穴偏治上、下腹和小腹疾患。臨證時可根據各自特點結合病情或同用或分用。

【備考】本穴為診斷臍周痛和蟲證的參考穴。

65.醉　點

【分布】　耳甲艇。

【位置】　在結腸穴至腹水點穴連線的中間處（見圖59）。

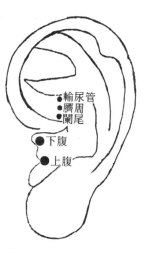

圖58　臍周穴的位置

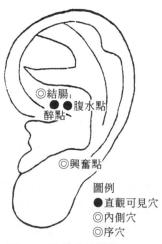

圖例
●直觀可見穴
◎內側穴
◎序穴

圖59　醉點穴的位置

【穴性】　陽。

【功能】　醒神解酒，利水行氣。

【主治】　醉酒、嗜睡、腹脹。

【按語】

⑴本穴性陽，故有醒神行氣之功，可用於治療醉酒、嗜睡、腹脹等症。

⑵本穴與興奮點穴同屬陽性，都有治療嗜睡之作用，但本穴重在行氣利水，醒神解酒，偏於治療醉酒、腹脹等症，而興奮點穴重在養心益氣，升清利竅，偏於治療神靡、心悸等症。兩穴所治雖有偏重，但對同症者常常合用，以加強治療嗜睡之功。

【備考】　本穴為診斷醉酒、腹脹的參考穴。

66．腹水點

【分布】　耳甲艇。

【位置】　約在小腸穴至胰膽穴連線的中間處（見圖60）。

【穴性】　陽。

【功能】　溫陽化氣，利濕健脾。

【主治】　腹水、肝硬化。

【按語】

⑴本穴穴性屬陽，專於溫運，故有溫陽化氣，利濕健脾之功，可用於治療腹水、肝硬化等症。

⑵本穴與健脾胃穴穴性同屬

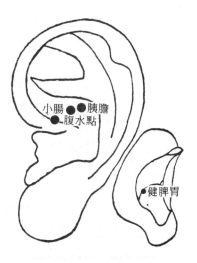

圖60　腹水點穴的位置

陽性，都有利濕健脾治療肝硬化的功用，但本穴偏於治療後期肝硬化、腹水等症；而健脾胃穴偏於治療早期肝硬化，消化不良等症。兩穴雖然同中有異，但是對同症者常常配伍應用以加強治療功效。

　　【備考】　本穴還可用於電解質紊亂、腸粘連等症，診治肝硬化腹水的參考穴。

67.肝

　　【分布】　耳甲艇。

　　【位置】　在胰腺點穴至外腹穴連線的中間處（見圖61）。

　　【穴性】　陰。

　　【功能】　清熱解毒，利膽明目，養血平肝，疏鬱緩急，通絡止痛。

　　【主治】

　　(1)急、慢性肝炎，膽囊炎，膽結石，膽絞痛，膽道蛔蟲症。

　　(2)急性結合膜炎，疱疹性結合膜炎，電光性眼炎，複視，慢

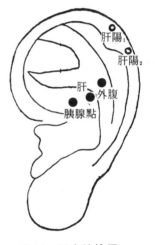

圖61　肝穴的位置

性青光眼，近視，霰粒腫，麥粒腫，視力模糊，角膜潰瘍，老年性白內障，視神經萎縮，斜視。

　　(3)高脂血症，血液病，缺鐵性貧血，無脈症，脈管炎，偏癱，腦血管意外後遺症，癲癇，頭痛，眩暈，胸肋痛，抽筋。

　　(4)胃痛，胃腸充氣症。

　　【按語】

　　(1)本穴性質屬陰，故有清熱解毒，養血柔肝，緩急止痛之

功。

(2)本穴和肝陽穴，兩穴均屬陰性穴，都有養血柔肝，清熱疏鬱之功，都能治療急、慢性肝炎，但本穴還有明目利膽，清熱祛濕之功，還能治療膽囊、眼科及血液系統的疾病，治療範圍比較廣泛；而肝陽穴只限於保肝，以治療肝臟疾病為主，治療範圍比較狹窄。根據兩穴的異同點，臨證時既可單用也可合用。

【備考】 本穴又名「肝點」，還能治療遺尿、瘧疾、月經不調、痛經等症。

68. 脾

【分布】 耳甲腔。

【位置】 在肝硬化腫大區與血液點穴之間（見圖 62 ）。

【穴性】 陽。

【功能】 調養陰血，宣肺健脾，益氣助正，和胃通絡，除濕固脬。

【主治】

(1)缺鐵性貧血、脈管炎、無脈症。

(2)食慾不振、消化不良、急性胃炎、慢性胃炎、胃潰瘍、胃

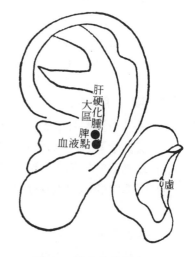

圖 62 脾穴的位置

下垂、胃竇炎、胃神經官能症、急性肝炎、慢性肝炎、門靜脈高壓症。

(3)脫肛、崩漏、遺尿、出血症。

(4)肌肉無力、肌肉萎縮、風濕性肌肉痛，腱鞘炎。

(5)咳嗽、喘息、痰鳴、氣管炎、肺結核。

(6)痔、濕疹。

(7)霰粒腫、麥粒腫。

【按語】

(1)本穴屬陽性，故有調養，補益，燥濕，理氣之功。

(2)本穴和虛穴均屬陽性，都有健脾益氣，扶正升清，實四肢、充體力之功，但本穴還能祛邪治療肺結核、濕疹、肝炎等症，扶正與祛邪並用可用於疾病的各個時期；而虛穴多限於扶正，僅用於疾病的虛損階段。兩穴同中有異，對同症者常常配合應用以加強治療功效。

【備考】　本穴為強壯穴，可預防感冒；能改善機體的免疫機能，還可治療口腔炎；有收斂作用，可用於皮膚滲出性病變等；還可用於斜視、痰液粘稠不易咯出者。

69．胰、膽

【分布】　耳甲艇。

【位置】　左側耳為胰穴，右側耳為膽穴。胰膽穴約在腎穴至肝穴連線的中間處（見圖63）。

【穴性】　平。

【功能】健中和胃，消食止嘔，理氣疏鬱，清熱利膽。

【主治】

(1)消化不良、胃下垂、急性胃炎、慢性胃炎、萎縮性胃炎、神經性嘔吐。

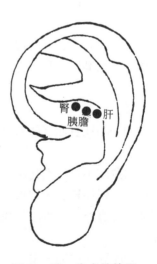

圖63　胰、膽穴的位置

⑵膽囊炎、膽石症、膽道蛔蟲症、胸脇痛。

⑶糖尿病、胰腺炎、高脂血症。

【按語】

⑴本穴性平，具有健中和胃，疏鬱利膽之功。

⑵本穴有胰和膽兩個內容，故穴的取法有異，功用也有所偏重。胰穴取之於左耳，重在健中和胃，消食利氣，以治療糖尿病、胰腺炎和高脂血症及胃下垂爲主；膽穴取之於右耳，重在清熱疏鬱，消炎利膽，以治療膽囊疾患，胸脇疼痛及胃炎等症為主；而消化不良、高脂血症及慢性胃炎等症又常需要二者配合應用。

【備考】　　本穴可使胃酸分泌增加，胃酸分泌多者禁用，還有抗脂肪分解的作用，能增強脂肪細胞攝取血中脂肪酸和抑制體內脂肪分解，減少血中的游離脂肪酸，還可治療偏頭痛、瘧疾。

70.胰腺點

【分布】　耳甲艇。

【位置】　約在胰膽穴至十二指腸穴連線的中間處（見圖64）。

【穴性】　平。

【功能】　健中緩急，消食生津，強體增重，疏鬱利膽。

【主治】　急、慢性胰腺炎，糖尿病，消化不良，胰源性腹瀉，膽囊炎、膽石症、膽道蛔蟲症，膽絞痛，瘦弱。

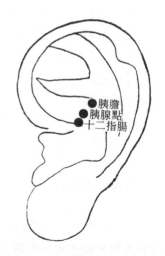

圖64　胰腺點穴的位置

【按語】

(1)本穴性平，有偏陽之性，故能中緩急，生津增重，消食利膽。

(2)本穴與胰膽穴同屬平性，均有健中消食疏鬱利膽和治療胰腺及膽囊疾患的功用，但本穴以滋益為主，能夠滋養胃陰，健脾益氣而治療胰源性腹瀉和消瘦，還能夠緩急而止膽絞痛等；而胰膽穴則以疏調氣機為主，能夠燥濕清熱，疏利氣機而治療膽囊炎和高脂血症，降逆氣而止嘔吐，升清陽而治胃下垂和糖尿病等症。兩穴同中有異，不可不知。

【備考】　刺激本穴可以使下丘腦食慾調節中樞興奮；可增加食慾和體內的脂肪儲備；使胃液分泌增多。

71.膽囊點

【分布】　耳甲艇。

【位置】　在胰腺點穴至胸穴連線的中間處（見圖 65 ）。

【穴性】　平。

【功能】　清熱利膽，理氣止痛，益中明目。

【主治】　膽囊炎、膽結石、膽道蛔蟲症、膽絞痛、黃疸、脇痛、偏頭痛、胃下垂、眼科疾病、腦震盪後遺症。

【按語】

(1)本穴性平，有偏陰之性，故能清熱利膽，明目止痛。

(2)本穴與胰膽穴同屬平性，都有清熱利膽，健中滲濕之功

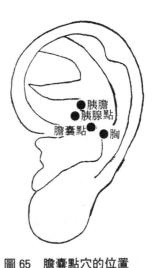

圖 65　膽囊點穴的位置

，都能治療膽道疾患和胃下垂，但是本穴具有升清明目之功，能治療眼科及頭痛病；胰膽穴還具有鎮靜降逆之功，能治療神經性嘔吐等症。兩穴雖同中有異，但對同症者常合用，以加強治療功效。

【備考】　本穴為診斷膽囊疾患的參考穴。

72. 肌鬆點

【分布】　耳甲腔。

【位置】　約在下垂點穴至腋下穴連線的中間處（見圖66）。

【穴性】　平。

【功能】　養血緩急，健脾益氣。

【主治】　肌強直症、肝炎、肝硬化。

【按語】

(1)本穴性平，能滋養助正，故有養血緩急，健脾益氣之功。

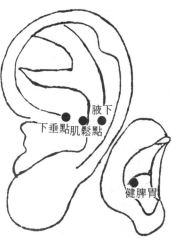

腋下
下垂點　肌鬆點
健脾胃

圖66　肌鬆點穴的位置

(2)本穴與健脾胃穴都有健脾益氣之功，都可治療肝硬化，但本穴性平，還有養血緩急之功，體現柔肝以順應肝臟血之性，使肝得陰血的濡養而有利升發；而健脾胃穴，穴性屬陽，利濕健脾，體現利肝以順應脾喜燥之性，使脾不壅滯而有利疏發。

【備考】　本穴又名「鬆肌」為針刺麻醉的主要穴位；有鬆弛肌肉的作用，能提高痛閾和減輕腹肌緊張痛。

73. 血吸蟲線

【分布】 耳甲腔。

【位置】 位於肌鬆點穴之下的區域（見圖67）。

【穴性】 平。

【功能】 清熱解毒，燥濕健脾，疏肝和血，溫陽化瘀。

【主治】 血吸蟲引起的肝硬化、脾腫大、腹瀉、消化不良症。

【按語】

(1)本穴性平，有偏陽之性，故可以清熱燥濕，疏鬱化瘀，溫陽健脾。

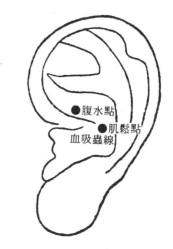

圖67 血吸蟲線穴的位置

(2)本穴和腹水點穴都能溫陽化氣，利濕健脾，用以治療肝硬化和腹水等症。但是本穴還有清熱利濕、疏肝和血之功，還可以治療血吸蟲所致的肝脾腫大、腹瀉等症；而腹水點穴僅用於肝硬化後期的腹水症。兩穴雖同中有異，但在臨證時常配合使用，以加強治療功效。

【備考】 本穴為診斷肝硬化、脾腫大的參考穴。

74. 肝炎區

【分布】 耳甲腔。

【位置】 在胃穴與血吸蟲線之間的區域（見圖68）。

【穴性】 平。

【功能】 清熱利濕，舒肝和胃，養血解鬱，活血化瘀。

【主治】 急性肝炎、慢性肝炎。

【按語】

(1)本穴性質屬平,故有清熱利濕,健脾和胃,養血舒肝之功,可用於治療急、慢性肝炎。

(2)本穴與肝炎點穴都有養血柔肝,疏氣解鬱之功,都能治療急、慢性肝炎,但本穴還能燥濕健脾,活血化瘀,可以治療濕熱黃疸,脾虛溏瀉等症;而肝炎點穴,穴性屬陰,還有安神定痛之功,故可以治療煩燥不眠,肝區疼痛等症。二者同中有異,相輔相承,常可配伍應用。

【備考】 本穴又名「肝炎線」;為診治肝炎的參考穴。

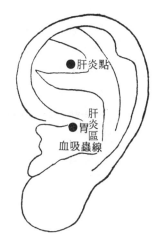

圖 68 肝炎區的位置

75.肝硬化腫大區

【分布】 耳甲腔。

【位置】 位於肌鬆點穴後方的耳甲腔邊緣區域內(見圖69)。

【穴性】 陽。

【功能】 健脾利濕,養血疏肝,化瘀通絡。

【主治】 肝硬化、肝炎、肝腫大。

【按語】

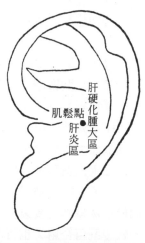

圖 69 肝硬化腫大區的位置

(1)本穴性質屬陽，故有健脾利濕，養血疏肝，化瘀通絡之功，可用於治療肝硬化、肝腫大等症。

(2)本穴與肝炎區雖然都有疏肝養血，化瘀活血和治療肝炎的功用，但本穴穴性屬陽，偏於健脾利濕，以治療脾虛濕阻的慢性肝炎和肝硬化為主，常用之於虛寒症；而肝炎區，穴性屬平，偏於清熱利濕，以治療濕熱蘊阻的急性肝炎、慢性肝炎為主，常用之於濕熱證。兩穴同中有異，但對於濕濁內阻，肝脾不和的同症者，可配伍應用，以加強治療效果。

【備考】 本穴爲診斷肝硬化、肝腫大的參考穴。

76．口

【分布】 耳甲腔。

【位置】 在心臟點穴至食道穴連線的中間處（見圖70）。

【穴性】 陰。

【功能】 清熱解痙，通絡止痛。

【主治】 口腔潰瘍、舌炎、牙痛、牙關緊閉、面癱。

【按語】

(1)本穴性質屬陰，專於清緩舒通故能清熱解痙，通絡止痛。

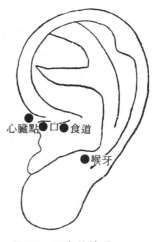

圖70 口穴的位置

(2)本穴與喉牙穴均有清熱止痛和治療牙痛的功用，但本穴偏於治療內熱上擾血分；喉牙穴偏於治療毒熱犯及氣分，兩者所治各有不同病症輕重亦有區別。臨證既可合用，也可單用。

【備考】 本穴為診斷口腔疾患的參考穴；對眼科的結膜

炎也有療效，還可以治療口腔
炎、顳頜關節僵硬等症。

77.咽　　喉

【分布】　耳甲腔。

【位置】　在口穴至食道
穴連線的中間處（見圖71）。

【穴性】　平。

【功能】　清熱散風，宣
肺祛痰，通絡利咽。

【主治】　咳嗽、痰鳴、
咽喉炎、急性咽炎、慢性咽炎
、咽喉異物感、聲音嘶啞、扁
桃體炎。

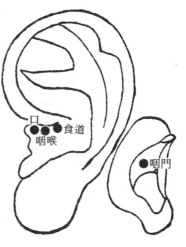

圖71　咽喉穴的位置

【按語】

⑴本穴性平，有偏陰之性，故能宣肺氣而利咽喉。

⑵本穴與咽門穴穴名僅有一字之差，都有利咽之功，都能
治療咽喉不爽等症，但本穴穴性屬平，有偏陰之性，故能清熱
解毒，宣肺祛痰，以通絡利咽為主，可用於治療外感毒熱上蒸
咽喉的病症，而咽門穴穴性屬陽，故能行氣消食，以下氣降逆
為主，可用於治療氣機不利的肺胃氣逆，咽塞、嘔吐等症。兩
穴不可混淆。

【備考】　本穴為診斷咽喉疾患的參考穴；還可治療懸壅
垂水腫。

78.食　　道

【分布】　耳甲腔。

【位置】　在十二指腸穴至下腹穴連線的中間處（見圖72）。

【穴性】　平。

【功能】　降逆和胃，利氣暢膈。

【主治】　吞咽困難，噁心，嘔吐，食道狹窄、痙攣，梅核氣，喉梗。

【按語】

(1)本穴性質屬平，故有降逆，暢膈之功。

(2)本穴和咽門穴都有降逆行

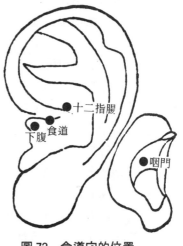

圖72　食道穴的位置

氣和治療嘔吐的功用，但本穴偏於暢膈利氣，以調理氣機為主，還可治療食道痙攣、食道狹窄、梅核氣，重在食道疾患；而咽門穴偏於下氣消食，以通腑利氣為主，還可治療消化不良等症。兩者雖同中有異，臨證時常可同用，以加強治療之功。

【備考】　本穴可以治療噎膈，癔病性吞咽困難，食道疼痛等症。

79. 賁　門

【分布】　耳甲腔。

【位置】　在食道穴至胃穴連線的中間處（見圖73）。

【穴性】　平。

【功能】　緩急，降逆，和胃。

【主治】　賁門痙攣、噁心、嘔吐。

【按語】

⑴本穴性質屬平，故能緩急，降逆，和胃。用於治療賁門痙攣、噁心嘔吐等症。

⑵本穴與食道穴均爲飲食的通路，穴性都屬平，都有降逆和胃和治療嘔吐噁心的功用，但本穴偏重於緩急下氣，能解除賁門痙攣，使關卡通利；而食道穴偏重於調暢氣機，能治療食道狹窄、胸膈不利，使氣機暢達。兩穴雖然同中有異，但為增強療效，臨證時常常合用。

【備考】　本穴為診斷賁門、胃病的參考穴；還可治療食慾不振、消化不良等症。

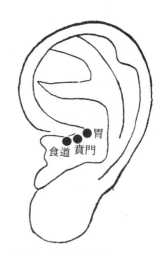

圖73　賁門穴的位置

80.胃

【分布】　耳甲腔。

【位置】　在耳輪腳消失處，賁門穴之外方（見圖74）。

【穴性】　平。

【功能】　行氣消食，清熱解毒，養血安神。

【主治】

⑴胃脹、噁心嘔吐、胃痙攣、胃腸功能紊亂、消化不良、急性胃炎、慢性胃炎、胃潰瘍、十

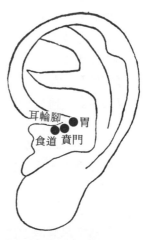

圖74　胃穴的位置

二指腸潰瘍、胃神經官能症、急性胃腸炎。

　(2)神經衰弱、失眠、多夢、貧血、癲癇、癔病、精神分裂。

　(3)食物中毒、肝功能受捐。

　【按語】

　(1)本穴性平，有偏陰之性，故能行氣消食，解毒清熱，養血安神。

　(2)本穴與食道、賁門穴三者同屬平性穴，均為消化系統的器官，都以通降為順，喜降惡逆，但本穴在下，以行氣消食為主，後二者以降逆和胃為主，三穴治療胃部疾患時常配合應用。

　【備考】　本穴為診斷胃病的參考穴；還能治療胃擴張。

81.幽　門

　【分布】　耳輪腳。

　【位置】　位於下垂點穴和胃穴之間，在支點穴至肌鬆點穴連線的中間處（見圖 75 ）。

　【穴性】　陰。

　【功能】　降逆和胃，解痙止痛。

　【主治】　噁心嘔吐、急性胃炎、慢性胃炎、胃竇炎、幽門痙攣。

　【按語】

　(1)本穴性質屬陰，故有下氣降逆，和胃解痙之功。

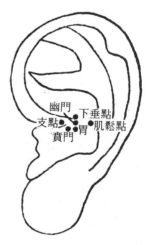

圖 75　幽門穴的位置

　　(2)本穴與賁門穴都有降逆和胃和治療嘔吐的功用，但本穴穴性偏陰，在胃之下，專管胃內容物下達於腸，功能為解痙止痛，可治炎症、穿孔，多用治於急；而賁門穴穴性屬平，在胃之上，專理飲食經食道下至於胃，功能為緩急利氣，可治反胃、氣逆、多用治於緩。兩穴之異同，應予明辨，不可混淆。

　　【備考】　本穴為診斷幽門病的參考穴，還有用於治療胃穿孔者。

82. 下垂點

　　【分布】　耳輪腳。

　　【位置】　在小腸穴至肌鬆點穴連線的中間之下方（見圖76）。

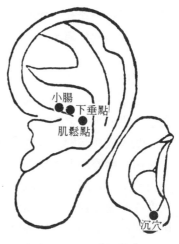

圖76　下垂點穴的位置

　　【穴性】　陽。

　　【功能】　益氣升陷。

　　【主治】　內臟下垂。

　　【按語】

　　(1)本穴性質屬陽，故能益氣舉陷，治療內臟下垂等疾患。

　　(2)本穴與沉穴穴性同屬陽性，都能升陽舉陷，治療下陷之證。但本穴僅限於內臟下垂，主升無權；而沉穴升清益竅，治療疼痛，可用於頭暈症和疼痛，能增強機體的抵抗能力。二者雖然同中有異，但對下陷之病，常常配伍使用，以加強升陽之功。

　　【備考】　本穴為診斷內臟下垂的參考穴。

83.十二指腸

【分布】　耳甲艇。

【位置】　在小腸穴至下垂
點穴的中間處（見圖77）。

【穴性】　陰。

【功能】　益胃養陰，緩急
止痛，行氣攝血。

【主治】　十二指腸潰瘍、
急性十二指腸穿孔、幽門痙攣、
膽石症、上消化道出血、胃神經
官能症。

【按語】

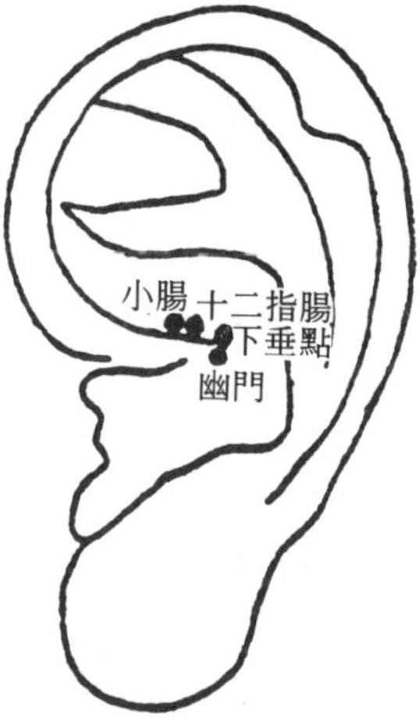

⑴本穴性質屬陰，故有養陰
緩急，攝血止痛之功。

圖77　十二指腸穴的位置

⑵本穴與幽門穴穴性同屬陰性，都有理氣緩急，止痛之功
，可用於治療幽門痙攣等症，但本穴重在行氣益胃，養陰緩急
，用治十二指腸潰瘍、急性穿孔及上消化道出血等症；而幽門
穴重在降逆和胃，解痙鎮痛，用於治療胃竇炎、胃穿孔等症。
兩穴雖同中有異，但對於證屬相同者，多聯合應用。

【備考】　本穴為診斷十二指腸疾患的參考穴。也可用於
治療胃酸缺乏。

84.小　腸

【分布】　耳甲艇。

【位置】　在闌尾穴至十二指腸穴連線的中間處（見圖
78）。

【穴性】　平。

【功能】　清熱化滯，調理胃腸，利氣寧心。

【主治】

(1)胃腸功能紊亂、消化不良、腹痛、腹脹、腸鳴、腹瀉、急性胃炎、慢性胃炎、急性胃腸炎、十二指腸潰瘍、過敏性結腸炎、細菌性痢疾、腸結核、腸絞痛。

(2)心悸、陣發性心動過速、心律不整、期外收縮、心肌炎、冠心病、高脂血症。

【按語】

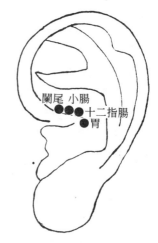

圖 78　小腸穴的位置

(1)本穴性平，故有利氣寧心，清熱調氣之功。

(2)本穴與胃穴穴性同屬平，都有理氣清熱之功，可以治療胃腸失調、腹痛、泄瀉等症，但本穴以化滯調氣為主，還能利氣寧心，治療心臟疾患；而胃穴以消食行氣為主，還能養血安神，治療神經衰弱。兩穴雖然同中有異，但在治療胃腸功能紊亂等症時，常配合應用。

【備考】　本穴為診斷小腸疾患的參考穴。

85．闌　尾

【分布】　耳甲艇。

【位置】　在大腸穴至小腸穴連線的中間處（見圖79）。

【穴性】　陰。

【功能】　清熱解毒，通腑下氣，活血止痛。

【主治】　急、慢性闌尾炎。

【按語】

(1)本穴屬陰性穴，故有清熱解毒，下氣通腑，活血止痛之功，可用於治療急、慢性闌尾炎。

(2)本穴與直腸下段穴都有活血止痛，理氣通腑之功，但本穴穴性屬陰，偏於清熱解毒，可以治療大腸肉腐成癰；而直腸下段穴穴性偏屬陽，重在升陽疏氣，可以治療直腸氣機不暢。兩者異同，當予鑑別。

【備考】　本穴為診斷闌尾炎的參考穴。

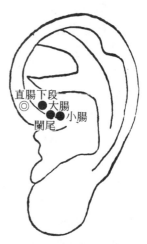

圖 79　闌尾穴的位置

86.大　腸

【分布】　耳甲艇。

【位置】　在直腸穴至闌尾穴連線的中間處（見圖 80 ）。

【穴性】　平。

【功能】　下氣除滿，通便利腑，解毒鎮痛。

【主治】　急、慢性胃炎、消化不良，胃腸功能紊亂，腸炎，痢疾，腸結核，便秘，潰瘍性結腸炎，腸絞痛，痔，食物中毒。

【按語】

(1)本穴性平，有偏陽之性，

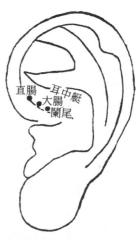

圖 80　大腸穴的位置

故能下氣除滿，通便解毒，利氣止痛。

(2)本穴與闌尾穴都有通腑下氣，解毒止痛之功，但本穴穴性屬平，偏於除滿利腑，調理胃腸，可以治療大腸氣機不暢，胃腸功能紊亂、嘔吐、腹瀉等症；而闌尾穴穴性屬陰，偏於清熱活血，通暢瘀滯，可以治療氣血瘀滯，肉腐化膿的腸癰。兩穴異同，當予分清，臨證不可混淆。

【備考】　本穴為診斷胃腸疾患的參考穴。

87.直　腸

【分布】　耳甲艇。

【位置】　約在大腸穴至血基點穴連線的中間處（見圖81）。

【穴性】　平。

【功能】　活血消腫，清熱利濕，通腑澀腸，升陽止痢。

【主治】　痔瘡、肛裂、肛門膿腫、便秘、腹瀉、腸炎、痢疾。

【按語】

(1)本穴性平，有偏陽之性，故能活血升陽，通腑澀腸，消腫止痢。

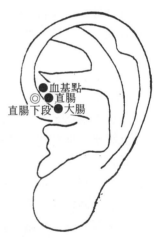

圖81　直腸穴的位置

(2)本穴與直腸下段穴穴性、功能主治相同，但本穴側重調氣，偏於升陽降濁，可用於治療腹瀉、便秘等症；而直腸下段穴，側重活血，偏於消腫止痛，可用於治療痔瘡、肛裂等症。兩穴同中有異，各有偏重。

【備考】　本穴為診斷直腸病的參考穴；本穴有鬆弛肛門

括約肌的作用。

88.腎

【分布】　耳甲艇。

【位置】　平視，在止血₂穴至小腸穴連線的中間處（見圖82）。

【穴性】　陽。

【功能】　益腎氣，壯腎陽，育精血，強肌體，滲水濕，納腎氣。

【主治】

(1)脫髮，牙齒鬆動，耳鳴，耳聾，聽力減退，久喘，氣短。

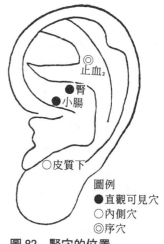

圖 82　腎穴的位置

圖例
● 直觀可見穴
○ 內側穴
◎ 序穴

(2)陽痿，性功能減退，不孕症，月經不調，子宮功能性出血，遺尿，乳糜尿，尿急，尿頻，尿瀦留，腎盂腎炎，急性腎炎、膀胱炎。

(3)腦垂體性侏儒症，內分泌紊亂。

(4)神經衰弱，失眠，多夢，偏頭痛，腦震盪後遺症，精神分裂症，脈管炎，高血壓。

(5)骨折疼痛。

(6)複視，慢性青光眼，近視，角膜潰瘍，老年性白內障。

(7)類風濕性關節炎。

【按語】

(1)本穴性陽，故有補腎，壯陽，滲濕，育精，強體之功。

(2)本穴與皮質下穴雖有益腎利濕，縮溺止遺之功，但本穴穴性屬陽，以壯陽補腎為主，治療偏重於腎氣虛弱，精血虧虛

；而皮質下穴穴性屬平，以健脾益腎為主，治療偏重於脾腎虛弱，清氣不升。兩者異同，應予分明。

【備考】　本穴是診斷腎炎、泌尿系感染的參考穴；本穴屬於強壯穴，能對各種原因引起的脫髮、牙齒鬆動、骨折疼痛、耳鳴、耳聾、聽力減退、白血病、水腫、再障性貧血、電解質平衡失調、慢性咽炎、五更瀉等有治療作用。

89.輸尿管

【分布】　耳甲艇。

【位置】　將膀胱穴至腎穴的連線分三等分，本穴在近膀胱穴端的第 1 與第 2 等分相交點處（見圖 83 ）。

【穴性】　陰。

【功能】　清熱利濕，疏泄水道。

【主治】　輸尿管結石、腎結石、泌尿系感染、腎絞痛。

【按語】

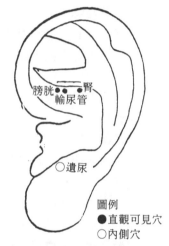

膀胱　腎
輸尿管

○遺尿

圖例
●直觀可見穴
○內側穴

圖 83　輸尿管穴的位置

(1)本穴性質屬陰，專於疏利泄水，故有清熱利濕，疏利水道的作用。

(2)本穴與遺尿穴穴名有都有「尿」字，但兩者截然不同，本穴性陰，功能清利，專治尿路不暢；遺尿穴性陽，功能固脬，專治尿液失控。兩者不可混淆，臨證不能替代。

【備考】　本穴為診斷泌尿系統疾病的參考穴。

90.膀　胱

【分布】　耳甲艇。

【位置】　平視，在腫瘤₂穴至直腸下段穴連線的中間處（見圖84）。

【穴性】　平。

【功能】　清熱利水，行氣固腑，疏經解表。

【主治】　急、慢性腎炎，腎盂腎炎，膀胱炎，前列腺炎，尿道炎，輸尿管結石，尿瀦留，乳糜尿，遺尿症，尿崩症，感冒，項背痠痛。

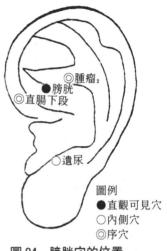

圖例
●直觀可見穴
○內側穴
◎序穴

圖84　膀胱穴的位置

【按語】

(1)本穴性平，有偏陽之性，故能疏經解表，清熱利水，行氣固腑。

(2)本穴與遺尿穴都有固腑和治療遺尿的功用，但本穴性平，偏於行氣，清熱利水，以通為順，重在暢達氣機，還可以治療尿濁、尿閉、傷風感冒；而遺尿穴穴性屬陽，偏於補益，能補益腎氣，以補為本，重在補腎束腑，還可以治療尿失禁。二者同中有異，但對遺尿者常可合用以治之。

【備考】　本穴為診斷泌尿系統疾病的參考穴，還可治療腰背痠痛，尿閉，難產等症。

91.前列腺

【分布】　耳甲艇。

【位置】　平視，在尿道穴至坐骨神經穴連線的中間處（

見圖 85)。

【穴性】　平。

【功能】　清熱利水，行氣化瘀，平喘解痙，和胃制酸，澀精止遺。

【主治】

⑴前列腺炎、泌尿系感染、遺精、早泄、遺尿、血尿。

⑵冠心病、心內膜炎、高脂血症、血栓症、鼻衄。

⑶產力不足、分娩困難。

⑷胃潰瘍、十二指腸球部潰瘍。

⑸哮喘。

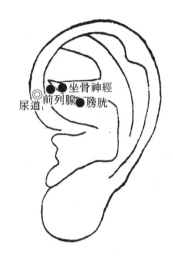

圖85　前列腺穴的位置

【按語】

⑴本穴性平，有偏陰之性，故能清熱利水鎮痛解痙，止血澀精，和胃平喘。

⑵本穴與膀胱穴穴性同屬平性，都有清熱利水，行氣束尿之功，都能治療前列腺炎、遺尿症等，但本穴穴性偏陰，以化瘀解痙，鎮痛為主；而膀胱穴穴性偏陽，以疏通經脈，固腑為主。兩穴同中有異，在治療前列腺炎時，經常配合應用，以利加強療效。

【備考】　本穴為診斷生殖系統和前列腺疾病的參考穴；有報導，前列腺素有鬆弛支氣管平滑肌、增加心輸出量，擴張冠狀動脈，增加腎血流和濾過率，促進鈉、水排出，抑制胃液分泌，收縮子宮平滑肌，抑制血小板聚集，緩解血管痙攣，抑制脂肪水解降低血脂的作用。

(三)耳輪、對耳輪、耳舟部分（共71穴）

92.交　感

【分布】　對耳輪下腳。

【位置】　在前列腺穴之上方（見圖86）。

【穴性】　平。

【功能】　滋陰清熱，益心安神，調理胃腸，行氣降逆，調經止痛，利水解毒。

【主治】

(1)高血壓、低血壓、冠心病、無脈症、心動過速，心肌炎、期外收縮、脈管炎、自汗、盜汗、肥胖症。

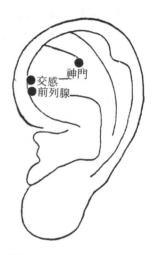

圖86　交感穴的位置

(2)急性胃炎，慢性胃炎、胃神經官能症，胃潰瘍、十二指腸潰瘍、胃痙攣、腹脹氣、腸鳴、腹瀉、腸絞痛、胃腸功能紊亂、過敏性結腸炎、腸炎、細菌性痢疾。

(3)慢性膽囊炎、膽石症、膽道蛔蟲症。

(4)支氣管炎、胸悶痛。

(5)膀胱炎、腎盂腎炎、急性腎炎、輸尿管結石、尿瀦留。

(6)痛經、產後宮縮痛。

(7)風濕性肌肉痛、腱鞘炎。

【按語】

(1)本穴性質屬平，故有清熱養心，行氣降逆，調經止痛，利水解毒之功效。

(2)本穴與神門穴同屬平性穴，都有養心寧神，益陰清熱，

和胃止痛之功，都能治療循環、消化、泌尿、呼吸等系統的疾患，但本穴偏於治療血液循環、消化系統的病症，重在心、胃、腸；而神門穴偏於治療神經系統，泌尿生殖系統的疾患，重在腦、腎。兩穴所治雖各有偏重，但對同症者常常聯合應用，以加強治療之功。

　　【備考】　本穴為診斷心血管、消化、泌尿等系統疾患的參考穴；還是胸腹手術的麻醉穴位；有報導，該穴與西藥同用，有解除有機磷中毒的作用。

93.尿　道

　　【分布】　耳輪。

　　【位置】　在外生殖器¡穴至直腸下段穴連線的中間處（見圖87）。

　　【穴性】　平。

　　【功能】　清熱利水，除濕止癢，鎮靜止痛，行氣束溺。

　　【主治】　尿急、尿頻、尿痛、尿瀦留、遺尿、乳糜尿、輸尿管結石、外陰炎、外陰部瘙癢、會陰部皮膚病。

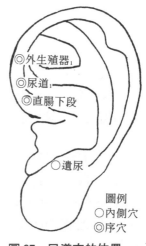

圖87　尿道穴的位置

　　【按語】

　　⑴本穴性質屬平，故能行氣束溺，清熱利水，除濕止癢，鎮靜止痛。

　　⑵本穴與遺尿穴穴名僅有一字不同，但兩穴穴性功用截然不同，本穴性平，有清熱利濕之功，重點在通，以治尿道中痛；而遺尿穴性質屬陽，有補腎固脬之功，重點在攝，以治尿液

失控。兩者不可混淆,臨證不能誤用。

【備考】 本穴診斷尿道疾患的參考穴;也可用於治療陽痿。

94～96.闌尾₁、₂、₃

【分布】 耳舟。

【位置】 闌尾₁穴約在耳尖穴至指穴連線的中間處,闌尾₂穴與輪₂穴平齊,在肘穴至肩穴弧形連線之間,闌尾₃穴在輪₄穴至腦幹穴連線的外 1／3 點上(見圖 88)。

【穴性】、【功能】、【主治】同闌尾穴,見 85 闌尾。

97.甲狀腺₁

【分布】 耳舟。

【位置】 在鎖骨穴至闌尾₃穴弧形連線的上 1／3 點上(見圖 89)。

【穴性】、【功能】、【主治】同甲狀腺₅穴,見 23 甲狀腺₅。

98.肛 門

【分布】 耳輪。

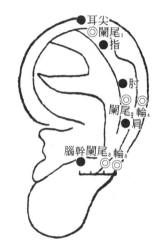

圖 88 闌尾₁、₂、₃穴的位置

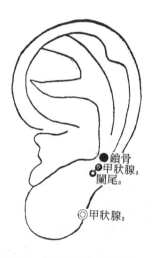

圖 89 甲狀腺₁穴的位置

【位置】 在尿道₁穴至直腸下段穴連線與膀胱穴向血基點穴方向引線的交點處（見圖90）。

【穴性】 平。

【功能】 清熱利濕，行氣鎮痛，活血升陽，散風止癢。

【主治】 肛裂、痔瘡、肛門瘙癢、脫肛。

【按語】

本穴與直腸穴，穴性同屬平，都有清熱利濕，活血升陽之功，都能治療痔瘡、肛裂，但本穴偏重於鎮痛止癢，以解除肛門之痛癢，而直腸穴偏重於通腑澀腸，以調整直腸之升降。兩者同中有異，臨證既可合用，又可單用。

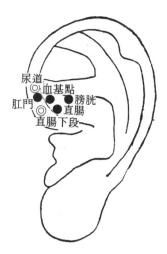

圖90 肛門穴的位置

【備考】 本穴為診斷肛門疾患的參考穴；還可用於治療肛門括約肌鬆弛症、肛門膿腫等。

99.直腸下段

【分布】 耳輪。

【位置】 在前列腺穴至外耳穴連線與結腸₂穴向大腸穴引線的相交點處（見圖91）。

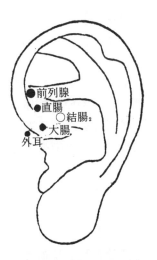

圖91 直腸下段穴的位置

【穴性】、【功能】、【主治】同直腸穴,見 87 直腸。

100. 外生殖器₁

【分布】 耳輪。

【位置】 與對耳輪下腳不齊處(見圖 92)。

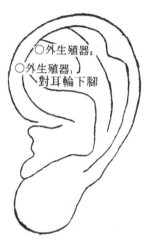

圖92 外生殖器₁穴的位置

【穴性】 平。

【功能】 理氣升陽,利濕止癢,調經鎮痛。

【主治】 陽痿、遺精、性感遲鈍、性功能障礙、龜頭炎、陰囊炎、宮頸炎、外陰瘙癢、尿潴留、腰痛、坐骨神經痛、月經過多。

【按語】

⑴本穴性平,有偏陽之性,故能理氣升陽,利濕止癢,調經鎮痛。

⑵本穴與外生殖器₂穴穴性、功用相同,但本穴偏於利濕止癢,重在治療外陰瘙癢,陰囊炎、尿閉等症;而外生殖器₂穴偏於理氣調經,重在治療月經過多,陽痿、性感遲鈍。兩穴大同小異,雖然有偏重之不同,但在臨證時,常可聯合應用,以加強治療功效。

【備考】 本穴為診斷外生殖器及生殖機能障礙的參考穴。

101. 耳 中

【分布】 耳輪腳。

【位置】 平視,本穴在胰腺穴至氣管穴連線的中間處(

見圖93）。

【穴性】　平。

【功能】　清熱利濕，升清降濁。

【主治】　黃疸、水腫、皮膚病、耳鳴、耳聾、眩暈、頭痛、呃逆。

【按語】

⑴本穴性質屬平，故能升、能降，有清熱利濕之功。

⑵本穴與膀胱穴都屬平性穴，都與膀胱的經氣有關，具有清熱利水和行氣的功能，可用於治

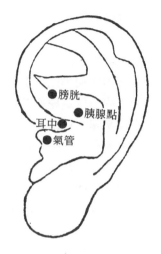

圖93　耳中穴的位置

療水腫等症，但本穴偏重疏理氣機，有升有降，升清以治療頭暈、耳鳴，降濁以消腫、止呃；而膀胱穴偏重氣化開闔，能開能闔，開啟以治療尿閉、尿少，關閉以治療遺尿、尿崩。兩穴同中有異，異大同小，臨證不可不知。

【備考】　本穴為診斷泌尿、消化和神經等系統疾患的參考穴。

102.支　點

【分布】　耳輪腳。

【位置】　平視，本穴在醉點穴至支氣管穴連線的中間處（見圖94）。

【穴性】　陽。

【功能】　寧心止溺。

【主治】　心悸、遺尿症。

【按語】

⑴本穴性質屬陽，故能益氣寧心，固脬止溺。

⑵本穴與神門穴都有寧心止溺和治療心悸遺尿的功用，但本穴穴性屬陽，以補益心腎之氣為主，治療偏重加強心腎功能，適合老人年邁，體衰氣力不足者，而神門穴穴性屬陰，以養陰利氣為主，治療偏重調整陰陽，適合各種原因所致的機體陰陽失調者。兩穴同中有異，異中有同，治療心悸、遺尿可根據病情，配合應用。

【備考】 本穴為診斷心悸、遺尿症的參考穴。

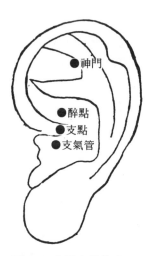

圖94 支點穴的位置

103.神經官能症

【分布】 耳輪腳。

【位置】 在醉點穴至新眼穴連線的中間處（見圖95）。

【穴性】 平。

【功能】 益心安神。

【主治】 神經衰弱、失眠。

【按語】

⑴本穴性質屬平，故有補氣

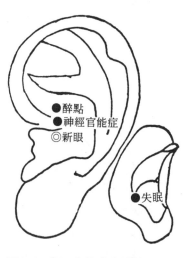

圖95 神經官能症穴的位置

養血，養心安神之功。

(2)本穴與失眠穴都有安神和治療失眠的功用，但本穴性平，有補益之功，可滋補氣血，寧心安神，治療重在培本，而失眠穴性陰，有重鎮之效，可鎮靜安神，寧心安眠，治療重在標急。兩穴同中有異，臨證常可同用，以加強治療功效。

【備考】 本穴爲診斷神經衰弱的參考穴。

104.膈

【分布】 耳輪腳。

【位置】 在醉點穴至咽喉穴連線的中間處（見圖96）。

【穴性】 陰。

【功能】 涼血養陰，利氣止血，解痙利膈，退黃，止癢。

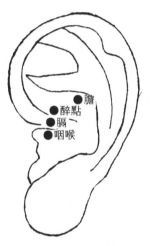

圖96 膈穴的位置

【主治】 缺鐵性貧血、再生障礙性貧血、白細胞減少症、血小板減少性紫癜、鼻出血、婦科出血、膈肌痙攣、急性胃腸炎、呃逆、神經性皮炎、黃疸。

【按語】

(1)本穴性質屬陰，故有涼血益陰，降逆解痙，清熱止癢之功。

(2)本穴與膽穴都有清熱退黃和治療黃疸的功用，但本穴偏於涼血救陰，以治療濕熱蘊阻，熱毒內陷的高熱、煩躁、吐衄、發斑、便下有血的急黃爲重點，而膽穴偏於清熱利濕，以治療濕蘊化熱，肝膽失利的身熱不揚、胸悶、食少、大便溏薄的陽黃爲重點。兩穴雖然都可用於治療陽黃，但二者有入血入氣

之不同，臨證所治各有偏重，不可不知。

【備考】　本穴為診斷膈肌痙攣的參考穴；還可用於治療咳喘症。

105～107.止血$_1$、$_2$、$_3$

【分布】　耳輪、對耳輪。

【位置】　止血$_1$穴在牙痛點穴至闌尾$_3$穴連線的中間處；止血$_2$穴在肝炎點穴至膝穴連線的外 2／3 點上，止血$_3$穴在痔核點穴至外生殖器$_1$穴連線的中間處（見圖 97 ）。

【穴性】　平。

【功能】　益氣收攝，清熱涼血。

【主治】　尿血、便血、功能性子宮出血、皮膚出血、鼻血、咳血、牙齦出血。

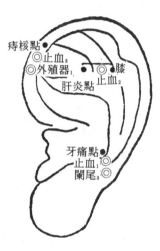

圖 97　止血$_1$、$_2$、$_3$穴的位置

【按語】

(1)本穴性平，有偏陰之性，故有止血之功。

(2)本組穴分止血$_1$、止血$_2$、止血$_3$三穴，三者雖然穴性、功能、主治相同，但是治療各有偏重，止血$_1$穴偏重於治療咳、吐和齒齦等出血；止血$_2$穴偏重於治療皮膚出血；止血$_3$穴偏重於治療尿血、便血和月經下血。三穴大同小異，臨證常聯合使用，以加強止血之功。

【備考】　本穴為診斷出血症的參考穴。

108.痔核點

【分布】 耳輪。

【位置】 在感冒穴至止血₃穴弧形連線的中間處（見圖98）。

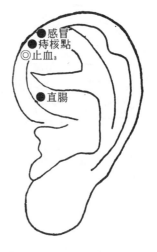

圖98 痔核點穴的位置

【穴性】 平。

【功能】 理氣活血，清熱利濕，消腫止痛。

【主治】 痔瘡、肛裂肛門周圍膿腫、肛瘻。

【按語】

(1)本穴性質屬平，專於疏利清消，故有清熱利濕，活血消腫，行氣止痛之功。

(2)本穴與直腸穴穴性同屬平性，都有清熱利濕，活血消腫和治療痔瘡、肛裂、肛門膿腫的功用，但本穴重在理氣活血，消腫止痛，偏於治療肛門、直腸等部位已經形成的疾病；而直腸穴重在通腑調腸，升陽止痢，偏於預防性治療，有升清降濁預防之功。臨證時，兩穴既可根據病情單用，又可配伍使用。

【備考】 本穴爲診斷肛門疾患的參考穴。

109～112.輪₁、₂、₃、₄

【分布】 耳輪。

【位置】 從耳輪結節的下緣至耳垂正中的下緣大約分成5分，分布有輪₁、輪₂、輪₃、輪₄、輪₅和輪₆穴。輪₁穴約與耳舟內的過敏點穴平齊；輪₂穴約與闌尾₂穴平齊；輪₃穴約與胸外穴平齊；輪₄穴約與闌尾₃穴平齊（見圖99）。

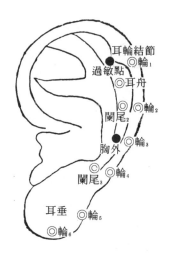

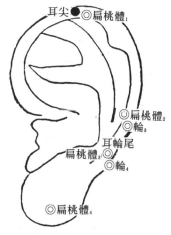

圖99　輪$_1$、$_2$、$_3$、$_4$穴的位置

圖100　扁桃體$_1$、扁桃體$_2$、
　　　　扁桃體$_3$穴的位置

【穴性】、【功能】、【主治】同輪$_5$穴，見21—輪$_5$。

113～115.扁桃體$_1$、$_2$、$_3$

【分布】　耳輪。

【位置】　扁桃體$_1$穴在耳尖穴之外下方；扁桃體$_2$穴在輪$_3$穴之上方；扁桃體$_3$穴在耳輪尾處的輪$_4$穴之上方處（見圖100）。

【穴性】、【功能】、【主治】　同扁桃體$_4$穴，見20扁桃體$_4$。

116.感　冒

【分布】　耳輪。

【位置】　位於直腸上段穴的上方，在跟穴至痔核點穴弧形連線的中間處（見圖101）。

【穴性】　陽。

【功能】 疏風，解表。

【主治】 傷風、感冒。

【按語】

(1)本穴性質屬陽，故能發散解表，治療外感。

(2)本穴與枕穴都有解表和治療感冒的功用，但本穴穴性屬陽，功能長於發散祛風，以解除表邪。臨證可根據病情，配合散寒或清熱之穴；而枕穴穴性屬陰，功能長於清熱解表，臨床可根據病情單用或配伍應用於風熱襲表之症。

【備考】 本穴為診斷傷風感冒的參考穴。

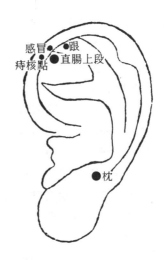

圖 101 感冒穴的位置

117. 耳 尖

【分布】 耳輪。

【位置】 位於耳廓正面的頂端。或將耳輪向耳屏對折時，在耳輪正中線的上端處（見圖102）。

【穴性】 陰。

【功能】 清熱瀉火，涼血除煩，降酶止痛，解毒利竅。

【主治】 高血壓、發熱、疼痛、煩躁、轉氨酶增高、肝昏

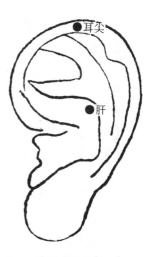

圖 102 耳尖穴的位置

迷、紅眼病、角膜炎。

【按語】

⑴本穴性質屬陰，長於清涼緩急，故有清熱瀉火，涼血除煩，解毒護正之功。

⑵本穴與肝穴同屬陰性穴，都有清熱解毒，養血止痛之功，都可用於治療肝功能受損害和眼目疾患。但本穴還有涼血、瀉火、利竅之功，可用於治療肝昏迷等症，可謂治之深重；而肝穴還有疏鬱、緩急、通絡之功，可用於治療膽囊疾患等症，可謂治之輕淺。兩穴雖然同中有異，但是對於同證者，常可同用，以增強治療之功效。

【備考】　本穴為診斷肝功受損的參考穴，能降低血氨可用於治療肝昏迷，放血可用於退熱；艾灸可以治療角膜炎、疒腮。

118～119.肝陽₁、₂

【分布】　耳輪。

【位置】　肝陽₁、₂穴分別在耳輪結節的上和下之外緣處（見圖103）。

【穴性】　陰。

【功能】　養血柔肝，利濕清熱，疏鬱止痛。

【主治】　肝炎、轉氨酶增高、肝區痛。

【按語】

⑴本穴性質屬陰，專於滋養疏利，故有養血柔肝，疏鬱緩急

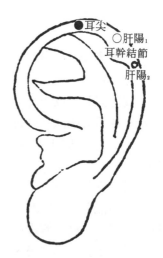

圖103　肝陽₁、₂穴的位置

，清熱利濕之功。

⑵本穴與耳尖穴都屬陰性穴，同有清熱降酶和治療肝功能受損害的功用，但本穴僅治肝炎，證屬血虛，不能養肝，偏重於慢性肝病，證見脅肋隱痛等症；而耳尖穴還可治高血壓，證屬陰虛，肝陽上亢，偏重於急重肝病，證見肝昏迷等症。兩穴雖然同中有異，但對肝功受損者，常可聯合應用，以加強降酶保肝之功。

【備考】　本穴為診斷慢性肝炎的參考穴。

120．枕小神經

【分布】　耳輪。

【位置】　在肝陽$_1$穴至指穴連線的中間處（見圖104）。

【穴性】　平。

【功能】　行氣利竅，養血寧心。

【主治】　頭痛、神經官能症。

【按語】

⑴本穴性質屬平，故有行氣活血，寧心利竅之功。

⑵本穴與神經官能症穴穴性

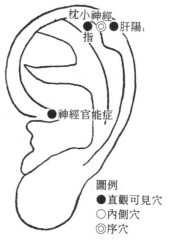

圖104　枕小神經穴的位置

同屬平性，都有益心安神之功，但是本穴偏於滋養陰血，行氣利竅，重在治療肝血不足，膽氣不利，邪阻經絡而引起的偏頭痛為主，而神經官能症穴偏於補益氣血，寧心安神，重在治療氣血不足，邪氣擾動，心神不寧的神經衰弱、失眠等症為主。兩者同中有異，應予分清。

【備考】　本穴為診斷偏頭痛的參考穴；還可用於治療腦血管痙攣、半身麻木。

121.甲狀腺₂

【分布】　對耳輪。

【位置】　位於頸穴的內側緣（見圖105）。

【穴性】、【功能】、【主治】　同甲狀腺₅、₄穴，見23～24甲狀腺₅、₄。

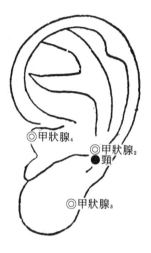

圖105　甲狀腺₂穴的位置

122.頸

【分布】　耳輪。

【位置】　在腋下穴至頰穴連線的中間處（見圖106）。

【穴性】　陽。

【功能】　舒筋，活血，止痛。

【主治】　落枕、頸部扭傷。

【按語】

(1)本穴性質屬陽，專於疏通緩急，故有舒筋，活血，通絡之功。

(2)因本穴能通經、活絡、舒筋，故可以解除頸部肌肉的痙攣

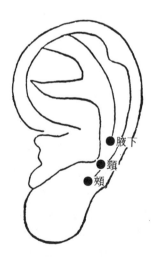

圖106　頸穴的位置

和減輕局部的疼痛。

【備考】 本穴為診斷頸部外傷的參考穴,可用於治療多種原因引起的頸部疼痛、活動障礙以及單純性甲狀腺腫、梅核氣等症。

123.腫瘤特異區

【分布】 耳輪,耳垂。

【位置】 位於耳輪尾的輪$_4$穴至耳垂的輪$_6$穴之間處,呈弧形分布(見圖 107)。

【穴性】 平。

【功能】 行氣活血,化痰利氣,清熱利濕,解毒鎮靜。

【主治】 腫瘤、癌症疼痛。

【按語】

(1)本穴性質屬平,專於疏利清緩,故能行氣活血,化痰利濕,清解毒熱,鎮靜止痛。

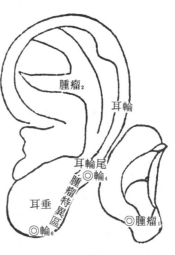

圖 107 腫瘤特異區的位置

(2)本穴與腫瘤$_1$、$_2$、$_3$三穴的穴性、功用相同,都能治療腫瘤、癌症疼痛等症。但本穴偏於理氣化痰,化瘀散結,以治療甲狀腺腫瘤,乳腺增生為主;而腫瘤$_1$、$_2$、$_3$三穴,偏重清熱解毒,利濕益氣,活血化瘀,分別以治療結腸腫瘤;子宮、子宮頸腫瘤,直腸腫瘤;咽部及肺部腫瘤等為主,但總體而言是大同小異,臨證常常聯合應用以加強散結鎮痛之功。

【備考】 本穴為診斷腫瘤的參考穴;本穴與腎上腺、內分泌、皮質下穴相輔相成,有助於判斷腫瘤的發生情況。

124.胸　外

【分布】　耳舟。

【位置】　位於耳輪外緣與
對耳輪內緣中間與輪₃穴和血液
點穴的同一水平處（見圖 108）
。

【穴性】　平。

【功能】　理氣鎮痛，疏鬱
通絡。

【主治】　胸脇痛、膽囊結
石。

【按語】

(1)本穴性質屬平，有偏陽之
性，故能理氣鎮痛，疏鬱通絡。

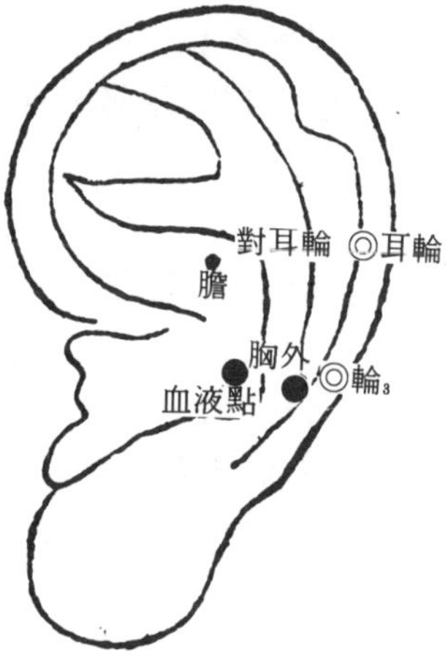

圖 108　胸外穴的位置

(2)本穴與膽穴穴性同屬平性，都有理氣鎮痛和治療膽石症
，脇下痛的功用。但本穴穴性偏陽，重在疏理氣機，以通為主
，還可以用於治療胸部痛；而膽穴穴性偏陰，重在清熱利膽，
以利為主，還可以用於治療黃疸等症。

【備考】　本穴為診斷胸脇疼痛的參考穴。

125.胸　悶

【分布】　耳舟。

【位置】　位於肩疼穴至胸外穴之間（見圖 109）。

【穴性】　陽。

【功能】　通陽暢膈，解鬱化痰。

【主治】　胸悶，冠心病。

【按語】

　　⑴本穴性質屬陽，故有通陽行氣，化痰暢膈之功。

　　⑵本穴與胸外穴，穴名相似，都有「胸」字，僅有一字之差，但兩穴穴性功用不同，本穴穴性屬陽，通陽暢膈，以治療氣鬱不舒的惱怒、胸悶和痰阻胸膈的冠心病等為主；而胸外穴穴性屬平，通絡鎮痛，以治療經氣不暢和氣血失調的濕熱膽汁瘀滯凝結，胸脇疼痛，膽結石等症為主。兩穴異同點應分辨，不可混淆。

　　【備考】　本穴為診斷胸悶、冠心病的參考穴。

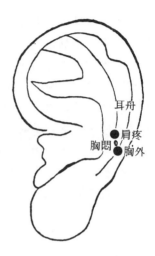

圖109　胸悶穴的位置

126.胸

　　【分布】　對耳輪。

　　【位置】　在肌鬆點穴至腋下穴連線的中間處（見圖110）。

　　【穴性】　平。

　　【功能】　清熱解毒，鎮靜止痛，理氣活血，化瘀消腫，疏鬱通經。

　　【主治】　胸膜炎、胸膜粘連、肺炎、肋間神經痛、乳腺炎、胸悶、胸痛。

　　【按語】

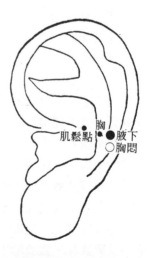

圖110　胸穴的位置

　　(1)本穴性平，有偏陰之性，故可以理氣消腫，活血化瘀，清熱解毒，鎮靜止痛。

　　(2)本穴與胸悶穴，穴名都有「胸」字，都有疏解鬱氣之功，都可用於治療胸悶、胸痛等症。但本穴性質屬平，有偏陰之性，功能清熱解毒，鎮靜止痛，可用於治療急性感染的發熱、疼痛等症，治之病勢較急者；而胸悶穴性質屬陽，功能宣通陽氣，疏暢胸膈，可用於年邁體虛，內傷邪阻，氣機鬱滯等症，治之病勢較緩者。兩穴有所不同，應當分清。

　　【備考】　　本穴為診斷胸部疼痛的參考穴。

127～128.乳腺₁、₂

　　【分布】　　對耳輪。

　　【位置】　　有兩個，對稱分布在與扁桃體₂穴至血吸蟲線的中間處（見圖 111 ）。

　　【穴性】　　平。

　　【功能】　　清熱解毒，疏經下乳，散結鎮痛。

　　【主治】　　急性乳腺炎、乳汁缺乏、乳房腫塊。

　　【按語】

　　(1)本穴性質屬平，有偏陰之性，故能清熱解毒，下乳散結。

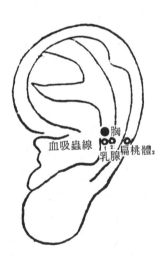

圖 111　乳腺₁、₂穴的位置

　　(2)本穴與胸穴穴性同屬平，都有偏陰之性，又都能清熱解毒和治療乳腺炎。但本穴還有養陰益乳，疏經散結之功，可以治療乳腺缺乳，腺管增生等乳腺疾病，既能清又能養，祛邪與補益相結合；而胸穴還有鎮靜止痛、化瘀消腫之功，可治療胸

部的各種急性炎症的疼痛，以清熱止痛為主，重在緩解炎症性疼痛。

【備考】 本穴為診斷乳腺疾患的參考穴。

129.肩 疼

【分布】 耳舟

【位置】 在腋下穴至胸外穴連線的中間處（見圖112）。

【穴性】 平。

【功能】 通絡止痛。

【主治】 肩周炎、肩部疼痛、鎖骨骨折。

【按語】

(1)本穴性質屬平，有偏陰之性，故能鎮靜止痛。

(2)因本穴性質偏陰，有滋益肝腎，疏通經絡的功能，可以治療肩部關節及其周圍軟組織損傷，退行性變的疼痛，以及活動障礙等症。

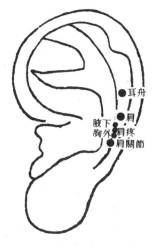

圖112 肩疼穴的位置

(3)本穴與肩、肩關節穴都有通絡止痛和治療肩周圍炎的功用，但本穴以止痛為主，專治肩關節疼痛；而肩、肩關節穴，以通絡為主，還可以治療扭傷、落枕等症。三穴雖有不同，但對治療肩痛症常常聯合應用，以加強止疼之功。

【備考】 本穴為診斷肩周炎的參考穴。

130～131.肩 、 肩關節

【分布】 耳舟。

【位置】 肩穴在胸穴至扁桃體₂穴連線的中間處；肩關節穴在扁桃體₂穴至甲狀腺₂穴連線的中間處（見圖 113）。

【穴性】 不。

【功能】 通絡止痛。

【主治】 肩周圍炎、肩部扭傷、落枕。

【按語】

(1)本穴性質屬平，稍有偏陽之性，故能通絡疏經，治療肩部疾患。

(2)本穴與肩疼穴都有通絡止痛和治療肩周炎的功用。但本穴穴性偏陽，側重於通絡宣痺，以治療急性扭傷為主；而肩疼穴穴性偏陰，側重於滋養疏絡，以治療慢性肩痛為主。兩者異同，應當分辨。

【備考】 本穴為診斷肩關節周圍炎的參考穴。

132. 鎖 骨

【分布】 耳舟。

【位置】 在甲狀腺₁穴之上方處（見圖 114）。

【穴性】、【功能】、【主

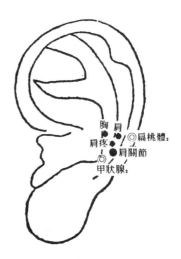

圖 113 肩、肩關節穴的位置

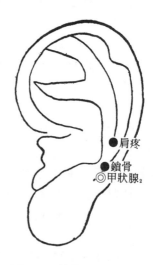

圖 114 鎖骨穴的位置

治】　同前述肩疼穴，見 126 肩疼。

【按語】

⑴本穴性平，故有通絡止痛之功，可用於治療肩痛、鎖骨骨折等症。

⑵本穴與肩疼穴穴性功用相同。但本穴偏於滋養，以治鎖骨骨折、疼痛等為主；而肩疼穴偏於通絡疏經，以治療肩部周圍炎症、疼痛，活動不利等為主。治之兩穴雖有偏重，但臨證多配伍同用，以加強治療之功。

【備考】　本穴為診斷鎖骨和肩部疾患的參考穴。

133.腋　下

【分布】　耳舟。

【位置】　在乳腺$_2$穴至扁桃體$_2$穴連線的中間處（見圖 115）。

【穴性】　陰。

【功能】　軟堅，散結，鎮痛。

【主治】　腋下淋巴結腫痛等。

【按語】

⑴本穴性質屬陰，故有清熱軟堅，散結、鎮痛之功，可用於治療腋下淋巴結腫痛等症。

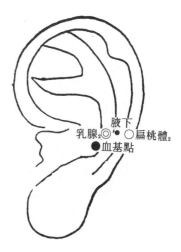

圖 115　腋下穴的位置

⑵本穴與血基點穴同有清熱散結之功。但本穴穴性屬陰，能瀉火解毒，以治療急性腋下淋巴結炎引起的腫痛為主，治療比較侷限，而血基點穴穴性屬平，能祛濕利氣，和血消聚，以

治療腸腔內疾患為主，治療比較廣泛。兩者截然不同，臨證不可混淆。

【備考】　本穴為診斷腋下淋巴結炎的參考穴。

134～135.肘、腕

【分布】　耳舟。

【位置】　肘在過敏點穴至闌尾₂穴弧形連線的中間處；腕穴在蕁麻區至肘穴連線的中間處（見圖116）。

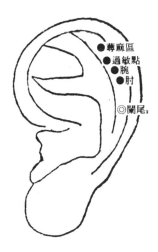

● 蕁麻區
● 過敏點
● 腕
● 肘
◎ 闌尾₂

圖116　肘、腕穴的位置

【穴性】　平。

【功能】　行血散風，通脈止痛，鎮靜止癢。

【主治】　肘關節疼痛、腕關節扭傷，蕁麻疹。

【按語】

⑴本穴性質屬平，故有行血通脈，散風止癢之功，可用於治療肘、腕疾患。

⑵肘穴與腕穴雖然穴性功用相同，但是臨證各有偏重，肘穴偏治肘關節外傷；腕穴偏治腕關節外傷。兩穴大同小異，常常聯合應用，共同治療外傷症，以加強行血通脈止痛之功。

【備考】　本穴為診斷肘、腕關節外傷痛的參考穴。

136～137.蕁麻區、過敏點

【分布】　耳舟。

【位置】　蕁麻區在指穴至腕穴連線的中間處；過敏點穴在蕁麻區至腕穴連線的中間處（見圖117）。

【穴性】　陰。

【功能】　寧心安神，祛風止癢，固表實衛，清熱除濕。

【主治】　風疹塊、蕁麻疹、癢疹、皮膚瘙癢、煩躁、各種過敏性疾患。

【按語】

(1)本穴性質屬陰，故有寧心安神，清熱利濕，固表止癢之功，可用於治療上述諸症。

(2)本組穴有蕁麻區和過敏點穴兩個內容，二者穴性、功用相同，都可用於治療皮膚疾患。但

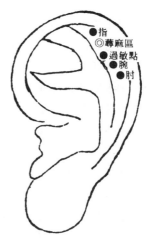

圖117　蕁麻區、過敏點穴的位置

蕁麻區偏於治療外受風邪，皮膚損害，瘙癢不止等症；而過敏點穴偏於預防，可以降低對致敏原的敏感程度。二者大同小異，臨證常常合用。

(3)本組穴與肘、腕穴都有散風止癢之功，都能治療蕁麻疹和過敏性皮膚病等。但本穴固表實衛，清熱除濕，寧心安神，能防治過敏性皮膚疾病；而肘、腕穴還有行氣通脈，鎮靜止痛之功，可以用於治療外傷疼痛等症。

【備考】　本穴為診斷蕁麻疹、皮膚瘙癢的參考穴。

138. 腹

【分布】　對耳輪。

【位置】　在止血$_2$至腋下穴連線的中間處（見圖118）。

【穴性】　平。

【功能】　和胃下氣，清脹除滿。

【主治】　急性胃炎、慢性胃炎、腹脹氣、腹部疼痛。

【按語】

(1)本穴性質屬平，專於受納緩急，故有和胃下氣，消除脹滿和治療急、慢性胃炎等症的功用。

(2)本穴和上腹穴都能行氣除滿和治療腹脹、胃炎等症，但本穴偏重於治療胃，以下氣和胃為主，而上腹穴偏重於治療胃和腸，兼有消積通便，以調和胃腸為主。

【備考】　本穴為診斷胃炎等症的參考穴。

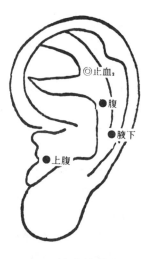

圖 118　腹穴的位置

139.外　腹

【分布】　對耳輪。

【位置】　平視，在肘穴至肝穴連線的中間處（見圖119）。

【穴性】　平。

【功能】　清熱利濕，溫化緩急，行氣活血，調理胃腸。

【主治】　胃腸炎、中腹痛、下腹痛、季肋疼痛、腎絞痛。

【按語】

(1)本穴性質屬平，有偏陽之

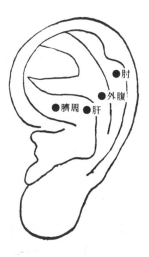

圖 119　外腹穴的位置

性，故能行氣活血，化滯利濕，調理胃腸。

　　⑵本穴與臍周穴都有行氣除滯之功，都能治療腹痛等症。但本穴以調理胃腸為主，重在治療急性胃腸炎和中、下腹疼痛；而臍周穴以行氣緩急為主，重在治療臍周疼痛和腸道寄生蟲等症。兩穴異同，應予以明辨。

　　【備考】　　本穴為診斷急性胃腸炎的參考穴；本穴又名「腹外」。

140．下　　腹

　　【分布】　　對耳輪。

　　【位置】　　位於腕穴至外腹穴連線的中間之內前方處（見圖120）。

　　【穴性】　　平。

　　【功能】　　理氣活血，清熱利濕。

　　【主治】　　小腹疼痛、便秘、膀胱炎、痛經。

　　【按語】

　　⑴本穴性質屬平，既能行氣又能清利，故有理氣活血，清熱利濕之功。

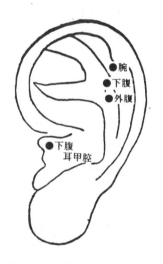

圖120　下腹穴的位置

　　⑵本穴與分布在耳甲腔內的下腹穴穴名相同，都有行氣之功，都可用於治療痛經等症。但本穴只治小腹疾患，諸如胞宮、大腸、膀胱的病症；而後者偏治中、下腹的病症，包括胃腸不調等症。兩者名同，但治療範圍有所區別，應予分明。

　　【備考】　　本穴為診斷小腹疾患的參考穴。

141～144.頸椎、胸椎、腰椎、骶尾椎

【分布】　對耳輪。

【位置】　以對耳輪近耳腔
的外緣為脊柱,在牙痛點、脾、
肝、腎、輸尿管穴的同水平處劃
出五條直線,分成 4 個區段,依
次為頸椎、胸椎、腰椎、骶尾椎
(見圖 121)。

【穴性】　陽。

【功能】　行氣活血,疏經
止痛。

【主治】脊椎退化性病變,
頸、胸、腰、骶尾椎炎症,外傷
疼痛,功能活動障礙。

【按語】

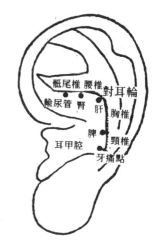

圖121　頸、胸、腰、骶尾椎
　　　　穴的位置

⑴本穴性質屬陽,長於疏通利氣故有行氣活血,疏經止痛
之功,可用於治療椎體病變、疼痛。

⑵本組有頸、胸、腰、骶尾椎四者,穴性、功能、主治相
同。但臨證治之各有偏重,頸椎偏治頸部疾患;胸椎偏治胸部
疾患;腰椎偏治腰部疾患;骶尾椎偏治骶尾部疾患。如各部的
骨質增生,可以分別取其而治之,像腰椎間盤突出症,常取治
於腰椎穴。但是為加強止痛之功,常常聯合應用。

【備考】　本組穴為診斷脊椎疾患的參考穴。

145～147.坐骨神經、臀、膕窩

【分布】　對耳輪下腳。

【位置】　坐骨神經穴在便秘點穴至血基點穴連線的中間

處，臀穴在便秘點穴至腎穴連線
的中間處；膕窩穴位於對耳輪上
、下腳的內緣，在盆腔穴至止
血穴連線的中間處（見圖122）。

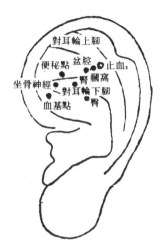

圖122 坐骨神經、臀、膕窩穴的位置

【穴性】 陽。

【功能】 舒筋活血，通絡
止痛。

【主治】 坐骨神經痛，髖
關節、骶髂關節痛，臀部肌肉萎
縮症，膕窩處疼痛。

【按語】

⑴本穴性質屬陽，專於行氣
通利故有舒筋活血，通絡止痛的
功用。

⑵本組穴有坐骨神經、臀、膕窩三個內容，三者穴性、功
能、主治相同。但各有偏重，坐骨神經穴專治坐骨神經痛；臀
穴偏重疏養臀部經脈，以治療臀部肌肉萎縮症為主，膕窩穴用
於治療膕窩疼痛等症。

【備考】 本組穴為診斷坐骨神經痛等症的參考穴。

148～153.髖關節、膝關節、膝、腓腸、
踝、跟

【分布】 對耳輪上腳。

【位置】 在對耳輪的上腳至下腳交會處的連線上，分別
分布著跟、踝、膝關節、髖關節、膝穴；在膝、髖關節的連線
中間，近三角窩處，分布著腓腸穴（見圖123）。

【穴性】 陽。

【功能】　行氣活血，疏經止痛。

【主治】　跟、踝、膝、髖及小腿後側部位疼痛，跟骨骨質增生，凍瘡，足卜垂，髕骨損傷，膝關節炎，臀部痛，髖關節炎。

【按語】

(1)本穴性質屬陽，故有行氣活血，疏經通絡之功。

(2)本組穴六者穴性、功能、主治相同，但在臨證治療時，分別按部位取之於相應的穴，如足跟部疼痛首選跟穴；足下垂、踝部無力，用踝穴治療，小腿後側部位的疾患取治腓腸穴等等，以此類推。

【備考】　本組穴為診斷跟、踝、膝、膝關節、髖關節、腓腸等部位疾患的參考穴。

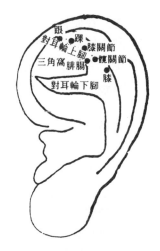

圖123　髖關節、膝關節、膝、腓腸、踝、跟穴的位置

154. 足　心

【分布】　對耳輪上腳。

【位置】　位於跟穴至趾穴連線的中間處（見圖124）。

【穴性】　陽。

【功能】　溫經祛寒，行氣

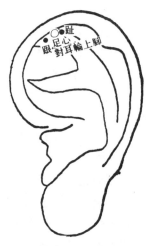

圖124　足心穴的位置

活血。

【主治】　足心痛，足麻木、下肢涼，凍瘡。

【按語】

⑴本穴性質屬陽，故有溫經，通脈，祛寒，止痛之功。

⑵本穴與跟穴都屬陽性，同有行氣活血和治療足部凍瘡的功用。但本穴重在溫經通脈，祛寒止痛，以治療陽氣不足，下肢發涼，足部麻木、疼痛等症為主；而跟穴重在疏經行氣，活血止痛，以治療外感、勞損、下肢疼痛，活動受限等症為主。前者治之偏溫，後者治之偏通，兩者雖然同中有異，但對寒痺者常常配合應用，加強溫通之效。

【備考】　本穴為診斷下肢循環不良的參考穴。

155.～156.腰椎、骶椎

【分布】　對耳輪。

【位置】　腰椎穴在肘穴至胰腺點穴連線的中間處；骶椎穴在肘穴至熱穴連線的中間下方處（見圖125）。

【穴性】、【功能】、【主治】　同腰椎、骶尾椎穴，見141～144頸椎、胸椎、腰椎、骶尾椎部分。

【按語】

⑴本穴性質屬陽，故有行氣活血，疏經止痛和治療腰、骶椎疼痛的功用。

⑵本組穴有腰椎和骶椎兩穴

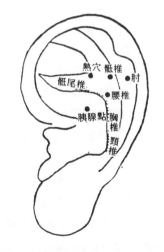

圖125　腰椎、骶椎穴的位置

，二者與前述的頸、胸、腰、骶尾椎穴性、功用相同。但本穴更具有專一性，腰椎穴專門用於治療腰痛、腰椎間盤突出症等腰部疾患，骶椎穴專門用於治療骶椎部位的疾患。臨證時常在兩穴中選擇相應者應用，或聯合使用，以加強治療功效，如用腰椎穴和骶椎穴共同治療腰部疾患。

【備考】　本組穴為診斷腰椎、骶椎疾病的參考穴。

157.腰痛點

【分布】　對耳輪。

【位置】　在骶椎穴至胰膽穴連線的中間處（見圖126）。

【穴性】　陽。

【功能】　活血止痛，舒筋活絡。

【主治】　急性腰部扭傷、慢性腰部扭傷。

【按語】

⑴本穴性質屬陽，故有活血止痛，舒筋通絡之功，可用於治療急、慢性腰部扭傷。

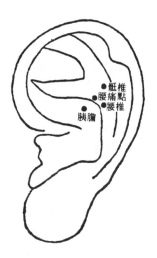

圖126　腰痛點穴的位置

⑵本穴與腰椎穴同屬陽性，都有活血止痛和治療腰部疼痛的功用。但本穴重在活血舒筋，以治療腰部軟組織的急性扭傷為主，治療範圍較窄；而腰椎穴重在行氣疏經，還可以治療腰部椎體病變，治療範圍較廣。

【備考】　本穴為診斷腰部扭傷的參考穴。

158. 趾

【分布】　對耳輪上腳。

【位置】　在足心穴至闌尾₁穴連線的中間處（見圖127）。

【穴性】　平。

【功能】　清熱袪濕，疏絡鎮痛。

【主治】　腳氣，趾痛，甲溝炎，足趾麻木。

【按語】

⑴本穴性質屬平，有偏陰之性，故能清熱袪濕，疏絡止痛，可用於治療趾部疾患。

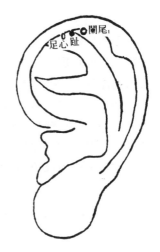

圖127　趾穴的位置

⑵本穴與足心穴都有治療足部麻木的作用。但本穴穴性屬平，以疏通經絡為主，偏重於治療經絡阻滯不暢，足趾麻而沉重者，還能清熱利濕，治療腳氣、甲溝炎等症；而足心穴穴性屬陽，以溫經袪寒為主，偏重於治療陰寒凝滯經脈，下肢涼而木重者，還能行氣活血，治療足趾凍瘡等症。

【備考】　本穴為診斷趾部疾患的參考穴。

159. 指

【分布】　耳舟。

【位置】　在闌尾₁穴至蕁麻區連線的中間處（見圖128）。

【穴性】　平。

【功能】　舒筋活血，疏經通絡，涼血解毒。

【主治】　指關節扭傷，甲溝炎，各種原因引起的指痛及指關節活動障礙。

【按語】

(1)本穴性質屬平，故有舒筋通絡，活血止痛之功，可用於治療指關節等部的病症。

(2)本穴與肘、腕穴穴性同屬平，都能行血止痛和治療關節外傷等症。但本穴還能清熱瀉火，涼血解毒，可用於治療手部的急性感染，甲溝炎等症；而肘腕穴還能養血益陰，散風止癢，用於治療過敏性皮膚病和蕁麻疹等症。兩穴之異同，應給予分清。

【備考】　本穴為診斷指關節外傷和甲溝炎的參考穴。

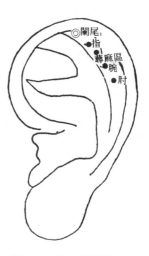

圖 128　指穴的位置

160. 熱　穴

【分布】　對耳輪。

【位置】　在對耳輪上、下腳的交匯處，膕窩穴的下方（見圖 129 ）。

【穴性】　陽。

【功能】　活血溫陽，疏經通絡。

【主治】　閉塞性脈管炎，雷諾氏症，功能性低熱。

【按語】

(1)本穴性質屬陽，專於疏通

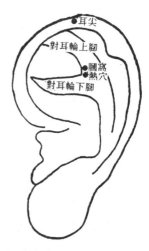

圖 129　熱穴的位置

故能活血溫陽，疏經通絡，可用於治療上述諸種病症。

⑵本穴與耳尖都有治療發熱的作用。但兩穴的性能截然不同，本穴穴性屬陽，以補益脾氣為主，通過增加陰血的化生之源而達到清退虛熱的目的，即通過助陽而長陰，使之陰陽平衡；而耳尖穴穴性屬陰，以清熱涼血為主，通過清瀉熱邪而達到退熱護陰的目的。

【備考】　本穴為診斷脈管炎和功能性低熱的參考穴。

161～162 腫瘤$_2$、$_新$

【分布】對耳輪、耳輪。

【位置】腫瘤$_2$穴在耳輪下腳，位於肝炎點穴至胰膽穴連線的中間處，腫瘤$_新$穴在耳輪尾與耳垂交匯處的外緣（見圖130）。

【穴性】、【功能】、【主治】　同腫瘤特異區，見前述120腫瘤特異區。

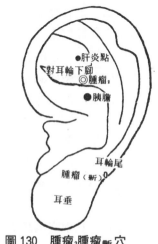

圖130　腫瘤$_2$腫瘤$_新$穴的位置

（四）三角窩部分（共16穴）

163. 股　關

【分布】　三角窩。

【位置】　在神門穴至坐骨神經穴連線的中間處（見圖131）。

【穴性】　平。

【功能】　養血益氣，榮絡通經。

【主治】　下肢關節或股部痠痛。

【按語】

⑴本穴性質屬平，專於榮養通絡，故有養血益氣，通經榮絡和治療下肢股部痠痛的功用。

⑵本穴與髖關節穴都能治療下肢疼痛，都有疏通經絡的功能。但本穴穴性屬平，能養能通，偏於榮絡通經，以治療濕阻、虛損所致的下肢痠痛為主，取治於較緩；而髖關節穴穴性屬陽，行氣活血，偏於疏經止痛，以治療邪阻，外傷，勞損所致的下肢疼痛和功能障礙為主，取治於較急。兩穴同小異大，臨證不可混淆。

【備考】本穴為診斷下肢股部痠痛的參考穴。

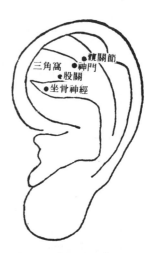

圖 131　股關穴的位置

164．肝炎點

【分布】　三角窩。

【位置】　在喘點穴與盆腔穴連線的中間處（見圖 132）。

【穴性】　陰。

【功能】　養血柔肝，舒氣定痛。

【主治】　急性肝炎，慢性肝炎。

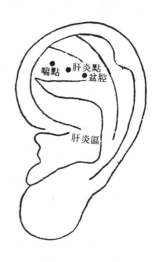

圖 132　肝炎點穴的位置

【按語】

(1)本穴性質屬陰，專於滋養緩急，故有養血柔肝，舒氣定痛和治療急、慢性肝炎的功用。

(2)本穴與肝炎區都有養血柔肝，疏鬱理氣之功。但本穴偏於養血定痛，主要用於肝炎的恢復期，有扶助正氣，修復創傷的能力；而肝炎區偏於清熱燥濕，活血化瘀，主要用於肝炎的發病期，有袪除病邪，保護機體的能力。兩穴所治側重不一。臨證可單獨應用，也可聯合使用。

【備考】 本穴爲診斷肝炎的參考穴。

165. 神 門

【分布】 三角窩。

【位置】 位於肝炎點穴至髖關節穴連線的中間處（見圖133）。

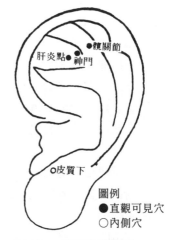

圖133 神門穴的位置

【穴性】 平。

【功能】 養血益氣，清熱利濕，降逆升清，理氣化痰、緩急止遺。

【主治】

(1)心肌炎、心律失常、高血壓、無脈症、盜汗。

(2)癔症、精神分裂症、癲癇、腦震盪後遺症、神經衰弱、頭痛、頭暈、美尼爾氏綜合症、暈車、暈船。

(3)神經性頭痛、痛經、產後宮縮痛、肋間神經痛、三叉神經痛，坐骨神經痛、骨折痛、平滑肌痙攣、落枕、多種關節扭

傷、挫傷、壓傷疼痛。

(4)皮膚瘙癢、帶狀疱疹、皮膚過敏。

(5)哮喘、百日咳、支氣管炎、咽喉炎。

(6)胃潰瘍、十二指腸潰瘍、胃腸功能紊亂、胃神經官能症、腸炎、腸結核、腸絞痛、急性闌尾炎、慢性闌尾炎、膽囊炎、膽結石、膽道蛔蟲症、膽絞痛、脫肛、痔瘡，肛門膿腫。

(7)遺精、早泄、陽痿、睪丸炎、附睪炎、急性腎炎、慢性腎炎、膀胱炎。

【按語】

(1)本穴性質屬平，有偏陰之性，故有養血安神，清熱利濕，升清止癢，降逆鎮痛的功用。

(2)本穴與皮質下穴，穴性同屬平，都有升清利濕，化痰通經之功，都能用於治療心、血管、神經、精神疾患，可用於頭痛，骨折痛、暈動症、痛經、泌尿系統的疾病等。但本穴重在養血益陰，寧心安神，緩急降逆，以治心、肺、胃腸證為主，有治急之意，還治咽喉炎、氣管炎、哮喘等症；而皮質下穴重在補益氣血，健脾益腎，通絡利竅，以治心、腎、腸證為主，有治緩之意。兩穴雖然同中有異，但仍屬大同小異，臨證時對同症者常可配合應用，以加強治療之功效。

【備考】　本穴為診斷心臟血管、血液循環、呼吸、消化、泌尿等系統疾病的參考穴；因本穴有抑制胃腸蠕動的作用，故不宜用肝炎、腹中脹氣者；本穴有調節大腦皮層的興奮和抑制過程的作用，是針刺麻醉的主要耳針穴位之一。

166.直腸上段

【分布】　三角窩。

【位置】　位於跟穴至子宮頸穴連線的中間處（見圖134）。

【穴性】 陽。

【功能】 理氣健脾，利氣固腸。

【主治】 結腸功能紊亂。

【按語】

(1)本穴性質屬陽，故有理氣利氣，健脾固腸的功用。

(2)本穴與直下段穴穴名相似，僅有一字不同，都有治療腹瀉、便秘的作用。但本穴穴性屬陽，以調理大腸氣機為主，偏重於治療結腸功能紊亂；而直腸下段穴穴性屬平，以活血消腫止痛為主，偏重於治療痔瘡和肛裂等症。兩穴同中有異，所治各有所專，不可不知。

【備考】 本穴為診斷結腸功能紊亂的參考穴。

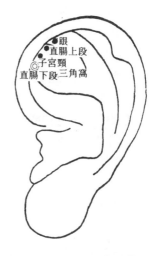

圖134 直腸上段穴的位置

167.直腸下段

【分布】 三角窩。

【位置】 位於外生殖器$_2$穴至前列腺穴弧形連線的中間處（見圖135）。

【穴性】、【功能】、【主治】 同上，見166直腸上段。

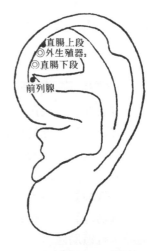

圖135 直腸下段穴的位置

168.外生殖器₂

【分布】　三角窩。

【位置】　位於直腸上段穴至子宮頸穴弧形連線的中間處（見圖136）。

【穴性】、【功能】、【主治】　同外生殖器₁穴，見前述，第100外生殖器₁。

169.尿　道₂

【分布】　三角窩。

【位置】　在喘點穴向附件穴前方引線，近耳輪的內緣處（見圖137）。

【穴性】、【功能】、【主治】　同尿道₁穴，見前述，第93尿道。

170.子宮頸

【分布】　三角窩。

【位置】　位於直腸上段穴至直腸下段穴連線的中間處（見圖138）。

【穴性】　平。

【功能】　清熱利濕，化瘀通經，行氣助產。

【主治】　宮頸糜爛，宮頸

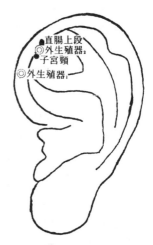

圖136　外生殖器₂穴的位置

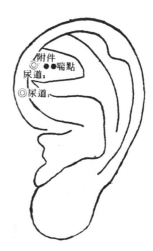

圖137　尿道₂穴的位置

炎，產力不足。

【按語】

⑴本穴性質屬平，長於清利活血，故有清熱利濕，化瘀通經，行氣助產的功用。

⑵本穴與子宮穴穴名近似，都有利濕和治療子宮頸炎的功用。但本穴重在清熱利濕，以治療子宮頸糜爛、帶下膿血為主，偏於治療初起的子宮頸炎；而子宮穴重在利濕調氣，以治療不孕症、附件炎、白帶多等症為主，偏於治療慢性子宮頸炎。兩穴雖然異中有同，大同小異，但是治之有急緩之分，臨證時應予注意。

【備考】　本穴為診斷子宮頸糜爛等症的參考穴。

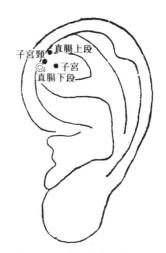

圖138　子宮頸穴的位置

171.子宮（精宮）

【分布】　三角窩。

【位置】　位於子宮頸穴至喘點穴連線的中間處（見圖139）。

【穴性】　平。

【功能】　補腎興陽，通調氣血，利濕止痛。

【主治】

⑴婦科病，不孕症，閉經，

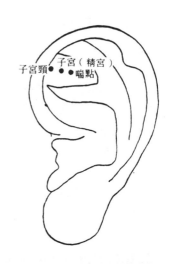

圖139　子宮（精宮）穴的位置

痛經，慢性子宮頸炎，附件炎。

(2)男性性機能低下症，睪丸炎，前列腺肥大，遺精，陽痿
。

【按語】

(1)本穴性質屬平，有偏陽之性，故能補腎興陽，利濕止痛
，調和氣血，可用於治療上述諸種病症。

(2)本穴在女子為子宮，在男子為「精宮」，二者都與中醫
學腎的功能有關，均以腎的精氣為本。但是男子的精宮穴還可
以興陽，以治療陽痿；女子的子宮穴還可以通經，以治療閉經。

【備考】　　本穴為診斷陽痿和不孕症的參考穴。

172. 附　件

【分布】　　三角窩。

【位置】　　位於子宮頸穴至
股關穴連線的中間處（見圖 140
）。

【穴性】　　平。

【功能】　　清熱利濕，溫經
活血，理氣定痛。

【主治】　　附件炎，痛經。

【按語】

(1)本穴性質屬平，有偏陰之
性，故可以清熱活血，理氣定痛
，利濕溫經。

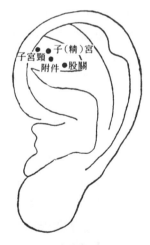

圖 140　附件穴的位置

(2)本穴與子宮穴同屬平性，都有利濕鎮痛之功，都可以用
於治療附件炎和痛經等症。但本穴穴性偏屬陰性，以清熱利濕
為主，重在治療濕熱瘀結，伴有低熱起伏之症，治之偏於祛邪

；而子宮穴穴性偏屬陽性，以補腎調經為主，重在治療腎之精氣不足，伴有腰痠膝軟之症，治之偏於扶本。兩者雖然同中有異，但是仍屬大同小異，臨證常聯合使用，以加強治療附件炎之功效。

【備考】　本穴為診斷附件炎等症的參考穴。

173. 盆　腔

【分布】　三角窩。

【位置】　位於對耳輪上、下腳交匯處的三角窩邊緣處（見圖 141 ）。

【穴性】　平。

【功能】　清熱利濕，理氣調經。

【主治】　盆腔炎，痛經。

【按語】

(1)本穴性質屬平，長於清利行氣，有清熱祛濕，理氣調經之功。

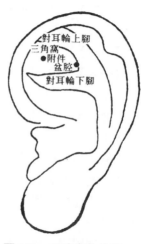

圖 141　盆腔穴的位置

(2)本穴與附件穴，兩穴穴性同屬平性，都有清熱除濕，理氣調經之功，可用於治療附件炎和痛經等症。但本穴偏於祛濕調經，重在治療急、慢性盆腔炎，治療內容比較多；而附件穴偏於利濕定痛，重在治療附件炎、痛經，治療內容比較少。兩者同中有異，異小同大，臨證時對治療附件炎和痛經等症常可聯合應用，以加強治療之功效。

【備考】　本穴為診斷急、慢性盆腔炎的參考穴。

174.便秘點

【分布】 三角窩。

【位置】 位於耳平穴至血基點穴連線的中間處（見圖142）。

【穴性】 陽。

【功能】 理氣通腑，下氣利腸。

【主治】 便秘。

【按語】

⑴本穴性質屬陽，故有攻裡下氣，通利大腸之功。

⑵本穴與大腸穴同有通腑下氣和治療大便秘結的功用。但本穴穴性屬陽，偏於調理利腸，重在治療大便秘結，難於排解，治療比較專一；而大腸穴穴性屬平，偏於調理胃腸，重在治療嘔吐噁心，便下出血等症，治療比較廣泛。兩穴異同。不可不知。

【備考】 本穴為診斷大便秘結的參考穴。

175.喘 點

【分布】 三角窩。

【位置】 位於感冒穴至臀穴連線的中間處（見圖143）。

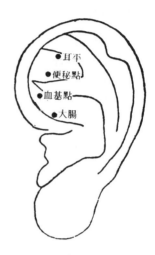

圖142 便秘點穴的位置

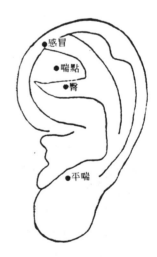

圖143 喘點穴的位置

【穴性】　陽。

【功能】　益肺，平喘，下氣。

【主治】　支氣管哮喘，肺氣腫。

【按語】

⑴本穴性質屬陽，故有宣肺益氣，下氣平喘之功。

⑵本穴與平喘穴都有「喘」字，穴名相似，兩穴功能平喘下氣，同可用於治療哮喘。但本穴穴性屬陽，偏於補肺益氣，以治療支氣管哮喘，肺氣腫等症為主；而平喘穴穴性屬陰，偏於清熱化痰，以治療支氣管炎和肺炎等症為主。

【備考】　本穴為診斷支氣管哮喘和肺氣腫等症的參考穴。

176～177.降壓點₁、₂

【分布】　三角窩。

【位置】　降壓點₁穴在踝穴至外生殖器₂穴連線的中間處；降壓點₂穴在蕁麻區穴至便秘點穴連線的中間處（見圖144）。

【穴性】　陰。

【功能】　滋陰潛陽，緩急止痛。

【主治】　高血壓病，血管性頭痛症。

【按語】

⑴本穴性質陰屬，長於平降，故有滋陰潛陽，緩急止痛之功

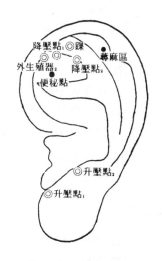

圖144　降壓點₁、₂穴的位置

，可用於治療高血壓病和血管性頭痛等症。

　　(2)本穴與升壓點穴穴名相似，僅有一字不同。但兩穴穴性，功用截然不同。本穴穴性屬陰，功能滋陰潛陽，治療血壓升高；而升壓點穴穴性屬陽，功能益氣升陽，治療血壓降低。兩穴截然不同，臨證不可混同應用。

　　【備考】　本穴診斷高血壓病和血管性頭痛症的參考穴。

178.耳　平

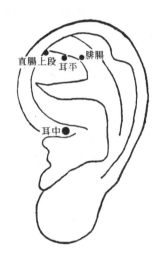

　　【分布】　三角窩。

　　【位置】　位於腓腸穴至直腸上段穴弧形連線的中間處（見圖 145 ）。

　　【穴性】　平。

　　【功能】　滋陰，益氣。

　　【主治】　眩暈、耳鳴、陽痿。

　　【按語】

　　(1)本穴性質屬平，有偏陰之性，故有滋陰益氣之功。

圖 145　耳平穴的位置

　　(2)本穴與耳中穴穴名僅有一字不同，兩穴性質都屬平性，都能治療耳鳴、眩暈等症。但本穴偏於滋陰益氣，以治療肝腎精氣虧損，脾氣虛弱者為主，還可治療陽痿等症，治之重在補益；而耳中穴偏於清熱利濕，以治療痰濕內阻，清氣不升者為主，還可治療黃疸、水腫等症，治之重在通利。兩者所治大不相同，不可混淆。

　　【備考】　本穴為診斷陽痿、眩暈、耳鳴的參考穴。

（五）耳屏、對耳屏部分（共19穴）

179. 外　耳

【分布】　耳屏。

【位置】　位於交感穴至啞門穴連線的中間處（見圖146）。

【穴性】　平。

【功能】　散風清熱，平肝利竅。

【主治】　耳鳴，耳聾。

【按語】

(1)本穴性質屬平，故有疏風清熱，平肝升清之功。

(2)本穴與內耳穴，兩穴穴性同屬平性，都有治療耳鳴、耳聾的作用。但兩者有治療虛實證之不同，本穴偏於治療暴然耳竅轟鳴的風熱肝火之實證；而內耳穴偏於治療耳鳴如蟬，時續時斷的腎虛濁阻，失於榮養的虛證。

【備考】　本穴為診斷耳鳴、耳聾等耳部病症的參考穴。

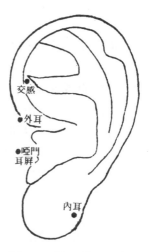

圖146　外耳穴的位置

180. 耳　癢

【分布】　耳屏。

【位置】　位於口穴至外耳穴連線的中間處（見圖147）。

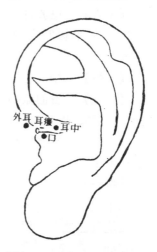

圖147　耳癢穴的位置

【穴性】　平。

【功能】　滋陰養血，清熱除濕，袪風止癢。

【主治】　耳中作癢。

【按語】

(1)本穴性質屬平，故有滋陰、清熱、袪風的功能。

(2)本穴與耳中穴，兩穴穴名僅有一字之差，二者穴性均屬平性，都有清熱除濕之功。但兩穴主治有所不同，本穴主治耳中作癢，搔之不去，治之較專，所治範圍較窄；而耳中穴主治耳鳴、耳聾及黃疸、水腫等症，治之較廣，所治範圍較寬。兩穴穴名相近，穴性功能相同，但治療有所不同，臨證應予鑒別，各自應用於適合之症。

【備考】　本穴診斷耳中作癢，搔之不去之症的參考穴。

181. 心臟點

【分布】　耳屏。

【位置】　位於直腸下段穴至神經點₁穴連線的中間處（見圖148）。

【穴性】　平。

【功能】　養血益心，理氣活血，鎮驚安神。

【主治】　陣發性心動過速，心律不整。

【按語】

(1)本穴性質屬平，有偏陽之性，故能養血益心，理氣活血，寧心安神。

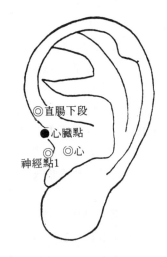

圖148　心臟點穴的位置

(2)本穴與心穴穴性同屬平性，都有養血益心安神的功能，都可用於治療陣發性心動過速。但本穴穴性偏屬陽性，以益氣安神，調理氣機為主，重在理氣，治療比較專一；而心穴穴性偏屬陰性，以養血生脈，益心通絡為主，重在培本，治療比較廣泛。兩穴異同，當予分清，臨證之時，既可單用又可配伍應用。

【備考】　本穴為診斷心動過速等心律失常的參考穴。

182. 止痛點

【分布】　耳屏。

【位置】　位於外耳穴至甲狀腺穴連線的中間處（見圖149）。

【穴性】　平。

【功能】　清熱解毒，活血通絡。

【主治】　牙痛，三叉神經痛，顏面痛，外耳痛，胸痛。

【按語】

(1)本穴性質屬平，有偏陰之性，故有清熱解毒，活血通絡之功。

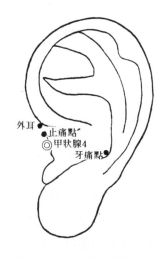

圖149　止痛點穴的位置

(2)本穴與牙痛點穴穴名僅有一字之差，兩穴穴性都屬平性，都有疏通經絡的功能和治療牙痛的作用。但本穴以清熱解毒，涼血通絡為主，偏於治療熱毒壅阻，經絡不通的牙痛，顏面痛等症，治療重點在清；而牙痛點穴以疏通經氣，補益寧神為主，偏於治療虛損受邪，絡脈失養，滯澀不通的牙痛隱隱等症

，治療重點在疏。兩穴雖然同中有異，但是對於牙痛者常常可以配合應用，以加強止痛之功效。

【備考】 本穴為診斷牙齒、顏面、胸部疼痛的參考穴。

183.渴 點

【分布】 耳屏。

【位置】 位於外耳穴至高血壓點穴連線的中間處（見圖150）。

【穴性】 陰。

【功能】 生津止渴。

【主治】 糖尿病，尿崩症。

【按語】

(1)本穴性質屬陰，長於瀉熱生津，故有生津止渴之功。

(2)于穴與胰腺點穴都有生津止渴和治療糖尿病的功用。但本穴偏於瀉火攝津，以止煩渴欲飲之症為主，有治標之意；而胰腺點穴偏於滋陰益氣，以治氣陰不足，口中作渴，形體消瘦之症為主，有治本之意。兩穴雖然有所不同，但是臨證時，常常配合用於糖尿病患者，以加強生津止渴，培本強體之功。

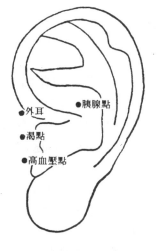

圖150 渴點穴的位置

【備考】 本穴為診斷糖尿病、尿崩症的參考穴。

184.飢 點

【分布】 耳屏。

【位置】 位新眼₂穴至腎上腺穴連線的中間處，增音穴

之下方（見圖 151）。

　　【穴性】　平。

　　【功能】　益精解飢。

　　【主治】　糖尿病，多食症
。

　　【按語】

　　⑴本穴性質屬平，有偏陰之
性，故有益精解飢之功。

　　⑵本穴與渴點穴都有治療糖
尿病的作用。飢與渴是消渴病的
兩種不同表現，屬於一種病的兩
種表現形式。本穴功能偏於清瀉
胃火，治療重點在中焦，以解除

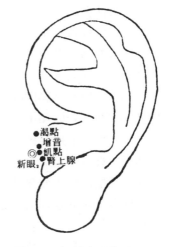

圖 151　飢點穴的位置

飢餓之症為主；而渴點穴功能偏於清泄肺胃，治療重點在中、
上二焦，以制止消渴之症為主。兩穴雖然有所側重，但是對於
中消的糖尿病和煩渴善飢者常常聯合應用，加強治療之功效。

　　【備考】　本穴為診斷糖尿病，多食症的參考穴。

185. 咽　喉

　　【分布】　耳屏。

　　【位置】　位於耳屏內側的上部。在與渴點穴相對應的後
方，耳屏穴相對應的上方，二者引線的相交之處（見圖 152）
。

　　【穴性】　平。

　　【功能】　清熱散風，宣肺祛痰，通絡利咽。

　　【主治】　急性咽炎、慢性咽炎、咽喉異物感、咽喉炎、
口腔炎、咳嗽、痰鳴、懸壅垂水腫、聲音嘶啞、扁桃體炎。

【按語】

⑴本穴性質屬平，專於清宣通利，故有清熱散風，宣肺祛痰、通絡利咽之功。

⑵本穴與耳甲腔內的咽喉穴穴名、穴性、功能和主治相同。只是本穴偏於治療扁桃體炎、急性咽炎、聲音嘶啞等急性熱邪，犯擾肺系的病症；而後者偏於治療慢性咽炎、咽喉異物感等慢性痰濁阻滯的病症。兩者所治雖然各有偏重，但是臨證時，仍然經常聯合應用，以加強通利咽喉和治療咽喉疾患的功用。

【備考】　本穴為診斷急、慢性咽炎和咽喉炎等咽喉疾患的參考穴。

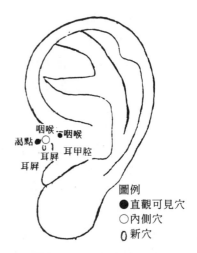

圖152　咽喉穴的位置

186.耳　屏

【分布】　耳屏。

【位置】　位於甲狀腺穴至啞門穴連線的中間處（見圖153）。

【穴性】　平。

【功能】　益氣利竅，收攝浮陽。

【主治】　耳鳴、耳聾、弱

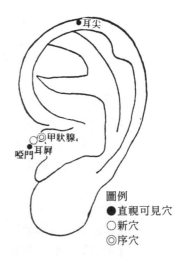

圖153　耳屏穴的位置

聽。

【按語】

⑴本穴性質屬平，專於榮竅攝氣，故有益氣利竅和收攝浮陽的功能。

⑵本穴與耳尖穴穴名僅有一字之差。但是二者的穴性、功能和主治大不相同，本穴性質屬平，功能益氣利竅，收攝浮陽，主治耳鳴、耳聾和弱聽等症；而耳尖穴性質屬陰，功能清熱瀉火，除煩止痛，主治肝功能受損，發熱煩躁和疼痛等症。兩穴所治各不相同，臨證應用不可混淆。

【備考】　本穴爲診斷耳鳴、耳聾和弱聽等聽力異常的參考穴。

187. 屏　尖

【分布】　耳屏。

【位置】　位於支氣管穴至外鼻穴連線的中間處（見圖154）。

【穴性】　陰。

【功能】　清熱解毒，瀉火熄風，解痙止痛。

【主治】　發熱，斜視，牙痛。

【按語】

⑴本穴性質屬陰，故有清熱解毒，瀉火解痙，熄風止痛的功能。

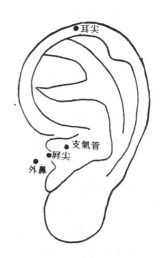

圖154　屏尖穴的位置

⑵本穴與耳尖穴穴名都有「尖」字，穴名僅有一字不同，

二者的穴性都屬陰性，都有清熱瀉火的功能和治療發熱、疼痛、眼科病症的作用，二者又都從治於肝。但本穴偏重於清，以除熱為治，可用於治療目系筋攣的斜視等症；而耳尖穴偏重於柔，以陰柔為治，可用於治療肝體受損害的病症。兩穴雖然有偏清偏柔的不同，但仍不失異小同大，故臨證時常可聯合應用，以加強治療之功效。

【備考】　本穴爲診斷發熱、斜視和牙痛等症的參考穴。

188. 鼻眼淨

【分布】　耳屏。

【位置】　位於下腹穴至啞門穴連線的中間處（見圖 155）。

【穴性】　平。

【功能】　疏風清熱，涼血解毒。

【主治】　急、慢性鼻炎、眼炎。

【按語】

(1)本穴性質屬平，有偏陰之性，故有疏風清熱，涼血解毒、活血通絡的功能。

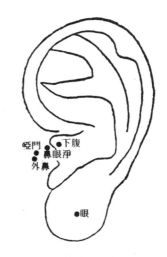

圖 155　鼻眼淨穴的位置

(2)本穴既治鼻病又治眼病，故名。但本穴與外鼻穴和眼穴有所不同，本穴專門治療風熱之證，用於急性之初和慢性急發，可謂治之於急，而後二者可以治療病久之疾，可謂兼治於緩。三穴所治；臨證當予分明。

【備考】　本穴為診斷急性鼻炎、慢性鼻炎和眼炎的參考穴。

189.啞　門

【分布】　耳屏。

【位置】　位於外鼻穴至渴點穴連線下1／3段的內緣處（見圖156）。

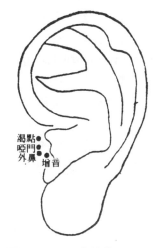

【穴性】　平。

【功能】　疏散發表，清熱化痰，滋陰益氣，活血散結。

【主治】　音啞、失音、舌強不語。

【按語】

⑴本穴性質屬平，故有疏散風寒，清熱化痰，滋陰益氣，活血散結的功能。

圖156　啞門穴的位置

⑵本穴與增音穴的穴性、功能、主治相同。但本穴偏於發表清熱，祛邪開閉，側重於治療心、肺受邪的失音病症；而增音穴偏於滋陰益肺，除痰散結，側重於治療病久肺、腎受損的失音病症。兩穴所治雖然各有偏重，但是臨證之時，常可同用，以加強治療音啞之功效。

【備考】　本穴為診斷音啞、失音和舌強等症的參考穴。

190.增　音

【分布】　耳屏。

【位置】　位於飢點穴至神經點$_1$穴連線的下三分之一段的內緣處（見圖157）。

【穴性】、【功能】、【主治】　同上述啞門穴，見189啞門。

191.神經點₁

【分布】　耳屏。

【位置】　位於外鼻穴至鼻眼淨穴連線的中間處（見圖158）。

【穴性】　陽。

【功能】　健脾益氣，疏養經絡。

【主治】　面神經麻痺，重症肌無力，動眼神經麻痺，眼瞼下垂。

【按語】

(1)本穴性質屬陽，專於補氣通經，故有健脾益氣，疏養經絡的功能。

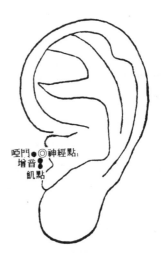

圖157　增音穴的位置

(2)本穴與神經點₂穴的穴性、功能、主治相同。但本穴偏於榮養精氣，重在治療眼部經氣不利等症，而後者偏於補益氣血，重在治療顏面肌肉無力等症。兩穴所治雖各有偏重，但在臨證時常常配合應用，以加強治療之功效。

【備考】　本穴為診斷肌無力的參考穴。

192.神經點₂

【分布】　對耳屏。

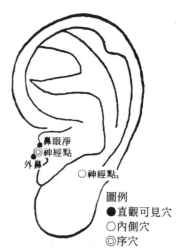

圖例
●直觀可見穴
○內側穴
◎序穴

圖158　神經點₁穴的位置

【位置】 位於對耳屏內緣的興奮點穴之後（見圖159）。

【穴性】、【功能】、【主治】 同上述神經點$_1$穴，見191神經點$_1$。

193. 外 鼻

【分布】 耳屏。

【位置】位於新眼$_2$穴至耳屏穴連線的中間處（見圖160）。

【穴性】 平。

【功能】 宣表實竅，行氣活血。

【主治】 過敏性鼻炎，酒糟鼻。

【按語】

(1)本穴性質屬平，有偏陽之性，故有宣表實竅，行氣活血的功能。

(2)本穴與內鼻穴的穴性同屬平，都有通利肺竅的功能和治療過敏性鼻炎的作用。但本穴偏於活血實竅，還可治療酒糟鼻，而內鼻穴偏於益肺涼血，還可治療慢性鼻炎和鼻出血。

【備考】 本穴為診治酒糟鼻等症的參考穴。

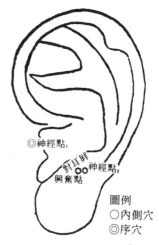

圖159 神經點$_2$穴的位置

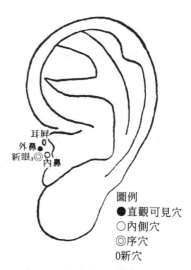

圖160 外鼻穴的位置

194. 內　鼻

【分布】　耳屏。

【位置】　本穴位於耳屏內緣，在飢點穴相對應處之後方（見圖 161）。

【穴性】　平。

【功能】　益肺通竅，活血清熱，涼血止衂。

【主治】　單純性鼻炎，過敏性鼻炎，副鼻寶炎、鼻出血，鼻粘膜潰瘍。

【按語】

(1)本穴性平，既能通利，又能清緩，故有益肺通竅，活血清熱和涼血止衂的功能，可用於治療慢性鼻炎等症。

(2)本穴與鼻眼淨穴的穴性同屬平性，都有清宣通竅和治療慢性鼻炎的功用。但本穴以益肺通竅，活血止衂為主，重在治療慢性鼻炎等症；而鼻眼淨穴以疏散風熱，涼血解毒為主，重在治療急性鼻炎或慢性鼻炎的急性發作以及眼炎等症。兩穴同中有異，不可不知。

【備考】　本穴為診斷慢性鼻炎的參考穴。

鼻眼淨●
耳●○內鼻
屏飢點

圖例
●直觀可見穴
○內側穴

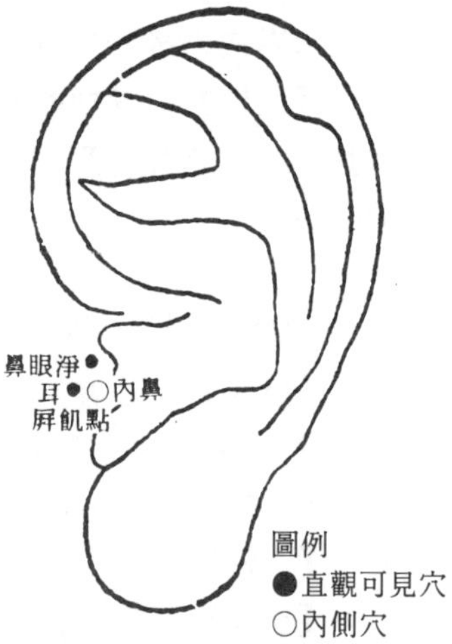

圖 161　內鼻穴的位置

195. 腎上腺

【分布】　耳屏。

【位置】　大約在上腹穴至新眼$_2$穴連線的中間處（見圖 162）。

【穴性】　平。

【功能】　清熱解毒，培精養血，升清止血，調經鎮痛，益心宣肺，發表通腑，袪濕止癢，消痰散結。

【主治】

(1)上呼吸道感染、咳喘、支氣管炎、肺炎、鼻出血。

(2)不明高熱、甲狀腺機能亢進、冠心病、低血壓、休克、無脈症、脈管炎、毛細血管性出血。

(3)腹痛、腹鳴、腹脹、食物中毒。

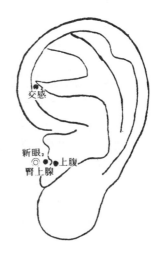

圖162　腎上腺穴的位置

(4)急性腎炎、慢性腎炎、膀胱炎、睪丸炎、前列腺炎。

(5)月經不調、子宮功能性出血，子宮內膜炎、乳腺炎。

(6)外科炎症和疼痛、骨折疼痛、各種類型的關節扭傷痛、皮膚痛、帶狀疱疹、水痘、瘧疾、腫瘤。

【按語】

(1)本穴性質屬平，故有清解升清，調經鎮痛，益心宣肺、消痰散結，袪濕止癢的功能。

(2)本穴與交感穴的穴性同屬平性，都有清熱解毒，益心調腸，行氣利水的功能，都可應用於治療血液、循環、呼吸、消化、泌尿系統及婦科等的疾患。但本穴治療的病種較多，範圍較廣，還可治療外科損傷疼痛和腫瘤等症；而交感穴治療的病種較少，範圍較窄，主要偏於心血管、消化和泌尿系統的部分病種。兩穴雖有異同，但臨證時，常常根據病情配伍應用，以加強治療之功效。

【備考】　本穴為診斷各系統腫瘤、癌症的參考穴，本穴能有提高腎上腺素和腎上腺皮質激素的作用。

196.高血壓點

【分布】　耳屏。

【位置】　位於新眼₂穴至目₁穴連線的中間處（見圖163）。

【穴性】　陰。

【功能】　滋陰，泄熱，平肝。

【主治】　高血壓。

【按語】

(1)本穴性質屬陰，故有滋補肝腎之陰，清泄肝熱和平肝潛鎮浮陽的功能。

(2)本穴與升壓點穴，兩穴穴名相似，都有「壓點」兩字，但兩穴的穴性、功能、主治截然不同，不可替代使用。本穴性質屬陰，功能滋陰潛陽，主治高血壓症；而升壓點穴，穴性屬陽，功能益氣升陽，主治低血壓症。臨證之時，不可混淆錯用。

【備考】　本穴為診斷高血壓的參考穴。

197.止　血₄

【分布】　耳屏。

【位置】　位於腎上腺穴之

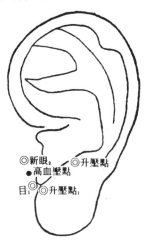

圖163　高血壓點穴的位置

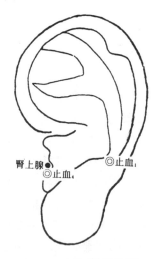

圖164　止血₄穴的位置

下（見圖 164）。

【穴性】、【功能】、【主治】　同前述止血₁穴，見第 105 止血₁。

（六）耳舟、三角窩、耳甲艇、耳甲腔等後隆起及對耳輪後溝部分（共22穴）

198. 腦　頂

【分布】　耳舟後隆起。

【位置】　位於耳廓後面最上緣至對耳輪後溝上1／4段的內端，在癟腫穴上方和退熱穴的內上方處（見圖 165）。

【穴性】　平。

【功能】　理氣解鬱，化痰清熱。

【主治】　精神分裂症、驚厥。

【按語】

⑴本穴性質屬平，故有疏鬱行氣，化痰清熱之功。

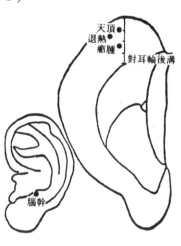

圖 165　腦頂穴的位置

⑵本穴與腦幹穴都有理氣解鬱和治療精神分裂症的功用。但本穴偏於化痰平肝，重在開竅鎮驚，以治療精神抑鬱，顛仆抽搐，不發熱等症為主；而腦幹穴偏於養血安神，重在寧心鎮靜，以治療大哭大笑，抽搐頻發，或兼熱像等症為主。兩穴雖然各有偏重，但是對同證者常可聯合應用，以加強治療功效。

【備考】　本穴為診斷驚厥和精神分裂症的參考穴。

199．退　熱

【分布】　耳舟後隆起。

【位置】　位於腦頂穴至天
頂穴連線的中間處（圖 166）。

【穴性】　陰。

【功能】　清熱安神。

【主治】　高熱、譫語。

【按語】

⑴本穴性質屬陰，故有清熱
，安神，寧心的功能。

⑵本穴與耳尖穴的穴性同屬
陰性，都有清熱之功，可用於治
療發熱之症，但本穴偏於清解泄

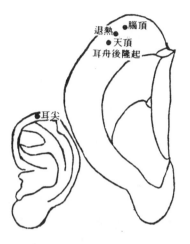

圖 166　退熱穴的位置

熱，重在治療心、肺之證，以治療營、衛之症為主，既可以清
營泄熱又可以外發透表，以引邪外出；而耳尖穴偏於滋陰清熱
，重在治療肝、腎之證，以治療陽亢之證為主，既可以滋陰清
熱又可以涼血解毒，以保肝護腦。兩穴治療雖然各有偏重所主
，但是對同證者，常常聯合應用，以加強治療發熱之功效。

【備考】　本穴診斷發熱症的參考穴。

200～201．天頂、中樞

【分布】　耳舟後隆起。

【位置】　天頂穴位於退熱穴至中樞穴連線的中間處；中
樞穴在腦池穴之外上方處（見圖 167）。

【穴性】　平。

【功能】　清熱寧心，通絡鎮痛，疏鬱袪痰。

【主治】　發熱、譫語，頭痛、精神病。

【按語】

(1)本穴性質屬平，有偏陰之性，故有清熱安神，祛痰、鎮痛之功。

(2)本組穴有天頂、中樞穴兩個內容，二者穴性、功能、作用相同。但治療各有偏重，天頂穴重在疏絡止痛，偏於治療頭痛；而中樞穴重在清熱寧心，疏鬱祛痰，偏於治療發熱譫語和痰火上擾的精神病，兩穴治療雖有偏重，但臨證時常常可以聯合應用，以加強治療之功效。

【備考】 本穴為診斷精神病和頭痛症等的參考穴。

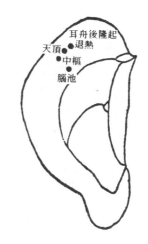

圖167 天頂、中樞穴的位置

202. 脊 柱

【分布】 耳舟後隆起。

【位置】 位於背疼$_1$穴之上，降壓溝$_2$穴之外方處（見圖168）。

【穴性】、【功能】、【主治】 同頸、胸、腰、骶尾椎穴，見第141～144頸椎、胸椎、腰椎、骶尾椎。

【按語】

(1)本穴性質屬陽，故有行氣

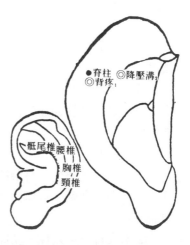

圖168 脊柱穴的位置

活血，疏經止痛之功，可用於治療脊椎的退化性病變和外傷疼痛等症。

⑵本穴雖與頸、胸、腰、骶尾椎的穴性、功能、作用相同，但本穴偏於治療頸、胸椎的疾患，重在疏經活血，以治療脊柱止中疼痛為主，而後者偏於治療相應的脊椎疾患，重在行氣止痛，以治療脊柱周圍不適為主。兩者所治雖然各有偏重所主，但在臨證時，常常配伍應用於同症者，以加強活血止痛之功效。

【備考】　本穴為診斷頸、胸脊柱疾患的參考穴。

203～205. 頭痛₁、₂、₃

【分布】　三角窩後隆起。

【位置】　頭痛₁、₂、₃穴分別位於三角窩後隆起的三個角處（見圖 169 ）。

【穴性】　平。

【功能】　通絡利竅，解痙鎮痛。

【主治】　各種類型的頭痛症，特別是神經性頭痛，高血壓性頭痛。

【按語】

⑴本穴性質屬平，有偏陰之性，故有通絡利竅，解痙鎮痛的功能。

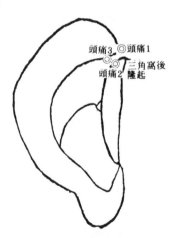

圖 169　頭痛₁、頭痛₂、頭痛₃穴的位置

⑵本穴有三，穴性、功能、主治相同。但治療各有偏重，頭痛₁穴偏於治療前頭痛，重點止額、頂部位的頭痛；頭痛₂穴

偏於治療側頭痛，重點止顳、頸部位的疼痛；頭痛₃穴偏於治療後頭痛，重點止枕、項部位的疼痛。各穴所治雖有偏重所主不同，但在臨證時，常常聯合應用，以加強通絡鎮痛的功效。

　　【備考】　本穴為診斷頭痛症的參考穴。

206.癤腫

　　【分布】　耳舟後隆起。

　　【位置】　位於天頂穴至頭痛₃穴連線的中間處（見圖170）。

　　【穴性】　陰。

　　【功能】　清熱解毒，祛濕通絡。

　　【主治】　癤腫、瘡瘍。

　　【按語】

　　⑴本穴性質屬陰，專於清利，故有清熱解毒，祛濕通絡之功能，可用於治療癤腫、瘡瘍等症。

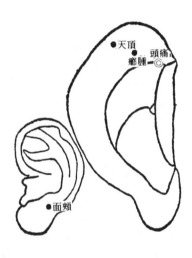

圖170　癤腫穴的位置

　　⑵本穴與面頰穴，兩穴同屬陰性穴，都有清熱解毒和治療癤腫的功用，但本穴偏於清熱祛濕，理氣通絡，重在治療全身各部的濕熱毒癤之症；而面頰穴偏於清熱泄火，消腫散結，重在治療面頰毒熱癤腫，腮腺炎症等。兩穴所治雖各有偏重，但對面部癤腫者，常常配伍合用，以加強清熱解毒，消腫止痛之功效。

　　【備考】　本穴為診斷癤瘡的參考穴。

207. 腦　池

【分布】　耳舟後隆起。

【位置】　位於天頂穴至降壓溝起始穴連線的中間處（見圖171）。

【穴性】　平。

【功能】　解表清熱，養心益腎，行氣通滯。

【主治】　上呼吸道感染、高熱、疼痛、失眠、嗜睡，性感遲鈍症。

【按語】

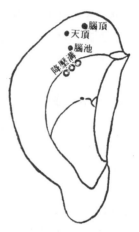

圖171　腦池穴的位置

(1)本穴性質屬平，故有解表，清熱，養心，益腎，行氣，通滯的功能。

(2)本穴與腦頂穴的穴名相似，僅有一字不同，兩穴的穴性同屬平性，都有清熱行氣之功能。但本穴偏於清心安神，重在調養心神，以治療失眠和嗜睡之症；腦頂穴偏於化痰平肝，重在開竅鎮驚，以治療精神病和驚厥症等。兩穴所治各有偏重，但在臨證時，對於同症者，常常配合應用，以加強治療功效。

【備考】　本穴為診斷失眠、嗜睡、性感遲鈍症的參考穴。

208. 降壓溝

【分布】　對耳輪後溝。

【位置】　沿對耳輪後溝分布，從腦池穴到上背穴連線的相應處為降壓溝的起始點，從背疼$_2$穴到上背穴連線的相應處為降壓溝的終止點，在兩點之間分布著三個穴（見圖172）。

【穴性】　平。

【功能】　滋陰利竅，清肝，溫腎。

【主治】高血壓。

【按語】

⑴本穴性質屬平，有偏陰之性，故有滋陰潛陽，榮利清竅，清瀉肝熱，溫腎助陽功能。

⑵本穴與高血壓點穴都有滋陰瀉熱，平肝潛陽功能，都可用於治療高血壓病。但本穴穴性屬平，還能溫腎助陽，治療陰陽俱虛，虛陽上逆之證，治之病症較多；而高血壓點穴穴性屬陰，專

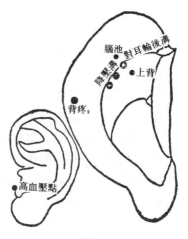

圖172　降壓溝穴的位置

於滋陰平瀉，治療陰虛陽亢，肝鬱化熱之症，治之病症較專，兩穴所治雖有偏重，但對同症者，常可同用，以加強治療之功效。

【備考】　本穴為診斷高血壓病的參考穴。

209.頸　感

【分布】　耳甲艇後隆起。

【位置】　位於頭痛₈穴至鎮靜穴連線的中間處（見圖173）。

【穴性】　平。

【功能】　解表化痰，清熱澀腸，疏鬱寧心，緩急下乳。

【主治】　上呼吸道感染，腸炎、癔症、偏頭痛、缺乳。

【按語】

⑴本穴性質屬平，既能清解，又能疏澀，故有解表化痰，

清熱澀腸，疏鬱安神，鎮痛下乳功能。

　　(2)本穴與交感穴，兩者穴名相似，僅有一字不同，穴性又同屬平，都有益心安神，清熱止痛之功，都可用於治療腸炎等症。但本穴偏於治療心脾受損，陰液不足或氣鬱痰阻的悲傷欲哭，咽喉覺堵的癔症，可謂疏鬱調神；而交感穴偏於治療氣血不足，復受邪擾，心神失寧的自汗、盜汗，心律失常等症，可謂調養心氣。兩穴所治雖然各有偏重，但是對於同症者常可合用，以加強治療功效。

　　【備考】　本穴為診斷癔症的參考穴。

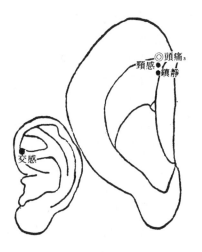

圖 173　頸感穴的位置

210.鎮　靜

　　【分布】　耳甲艇後隆起。

　　【位置】　位於頸感穴至上腹穴連線的中間處（見圖 174 ）。

　　【穴性】　陰。

　　【功能】　寧心安神，鎮痛止癢，和胃平喘，養陰增重。

　　【主治】　失眠、癔症、神

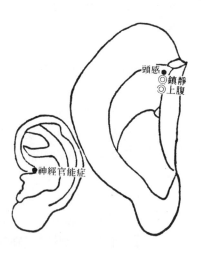

圖 174　鎮靜穴的位置

經性嘔吐，膈肌痙攣、腹痛、皮膚瘙癢、哮喘、體瘦虧重。

【按語】

(1)本穴性質屬陰，故有寧心安神，潛鎮平降，鎮痛止癢和益陰增重之功能。

(2)本穴與神經官能症穴都有安神和治療失眠的功用。但本穴具有益陰之功能，偏於鎮靜，以寧心為主，而神經官能症穴有補養之功能，偏於養神，以益心為主，兩穴功用雖然各有偏重，但對同症者常常可以合用，以加強治療之功效。

【備考】 本穴為診斷失眠、癔症、神經性嘔吐等症的參考穴。

211. 脊 髓₁

【分布】 三角窩後隆起。

【位置】 本穴位於三角窩後隆起上緣處（見圖175）。

【穴性】 陽。

【功能】 益氣養血，疏經通絡。

【主治】 肌肉萎縮，脊髓側索硬化症，癱瘓。

【按語】

(1)本穴性質屬陽，長於疏養，故有益氣養血，疏通經絡之功能。

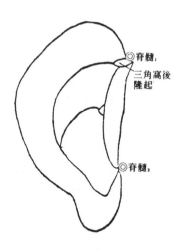

脊髓₁
三角窩後隆起
脊髓₂

圖175 脊髓₁穴的位置

(2)脊髓穴有脊髓₁脊髓₂兩個，二者的穴性、功能和主治相同。但脊髓₁穴偏治上肢萎軟無力；而脊髓₂穴偏治下肢軟弱。對於肌肉萎縮、癱瘓、肢體痿弱不用者。常常聯合應用，以加

強治療之功效。

【備考】 本穴為診斷肌肉萎縮、癱瘓的參考穴。

212.上耳根

【分布】 耳甲艇後隆起。

【位置】 本穴位於脊髓₁穴的內下緣處（見圖176）。

【穴性】 平。

【功能】 養血舒筋，活血通經，解痙鎮痛。

【主治】 三叉神經痛、面肌痙攣、周圍性面神經麻痹、腦血管意外後遺症、腹痛、哮喘。

【按語】

(1)本穴性質屬平，故有養血舒筋，活血通經，健脾利氣，解痙鎮痛功能。

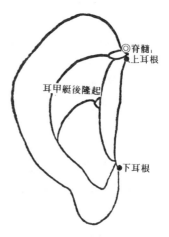

圖176 上耳根穴的位置

(2)本穴與下耳根為一組穴，二者的穴性、功能和作用相同。但是上耳根穴偏於活血通經，以治療三叉神經痛、面肌痙攣等為主；而下耳根穴偏於養血舒筋，以治療腦血管意外後遺症、半身不逐症為主。前者重在止痛，後者重在疏養。兩穴所治雖然各有偏重，但對同症者常常合用，以加強治療功效。

【備考】 本穴為診斷三叉神經痛、面肌痙攣、面神經麻痹、半身不逐症的參考穴。

213～215.上背、中背、下背

【分布】 耳甲艇後隆起、耳輪腳後溝、耳甲腔後隆起。

【位置】　上背穴在降壓溝₂穴至上腹穴連線的中間處；中背穴在耳輪腳後溝的中間處；下背穴在風濕線上緣至升壓溝上緣連線的中間處（見圖177）。

【穴性】　平。

【功能】　行氣疏經，散風止癢，下氣平喘。

【主治】　急性腰扭傷、腰背痠痛、肩胛痛、皮膚病、瘙癢症、腹脹、咳嗽、氣喘。

【按語】

⑴本穴性質屬平，故有行氣疏經，散風止癢，清脹平喘功能。

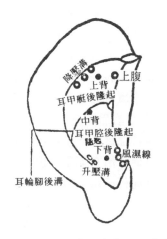

圖177　上背、中背、下背穴的位置

⑵本組穴有上背、中背、下背三穴，三者的穴性、功能、主治相同。但治療各有偏重，上背穴偏於治療肩胛疼痛、咳喘、瘙癢症；中背穴偏於治療腰背疼痛、腹脹、皮膚病；下背穴偏於治療急性腰扭傷以及下肢皮膚疾患等。雖然三者所治各有不同，但在臨證時常可參考同用，以增強治療效果。

【備考】　本穴為診斷腰背痛的參考穴。

216～217. 背疼₁、₂

【分布】　耳舟後隆起。

【位置】　背疼₁穴在中樞穴至肺平穴弧形連線的中間處；背疼₂穴在脊柱穴至背脊穴連線的近耳輪邊緣處（見圖178）。

【穴性】、【功能】、【主治】　同上、中、下背穴，見前213～215上背、中背、下背。

【按語】　本穴雖與上、中、下背的穴性、功用相同，但後者主要治療腰、背、肩痛以及皮膚瘙癢和腹脹、哮喘症；而本穴主要治療背部疼痛等症，其中背疼₁穴偏治肩胛疼痛，背疼₂穴偏治腰背部疼痛。上述各穴雖然同中有異、治有偏重，但在臨證中常常配伍應用，以增強治療之功效。

【備考】　本穴為診斷背部疼痛的參考穴。

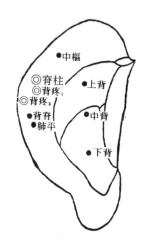

圖178　背疼₁、背疼₂穴的位置

218.背　脊

【分布】　耳舟後隆起。

【位置】　位於背疼₂穴至肺平穴連線的中間處（見圖179）。

【穴性】　陽。

【功能】　行氣活血，疏經止痛。

【主治】　腰背痛、坐骨神經痛、慢性腰腿疼痛。

【按語】

(1)本穴性質屬陽，故有行氣活血，疏通經絡之功能。

(2)本穴與脊柱穴的穴性同屬

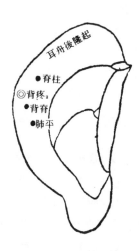

圖179　背脊穴的位置

陽性，二者都有行氣活血，疏經止痛的功能，都可用於治療腰背正中疼痛等症。但本穴偏於治療腰脊疼痛，以坐骨神經和增生性脊柱炎等所致的慢性腰腿痛症為主；而脊柱穴偏於治療頸、胸脊椎的病痛，以頸、胸脊椎的退化性病變、炎症及外傷痛為主。前者重在活血疏經，治之較緩；後者重在疏經活血，治之較急。二者所治雖然各有偏重，但在臨證時，對於同症者常可配伍合用以加強治療之功效。

【備考】　本穴為診斷慢性腰腿疼痛的參考穴。

219.肺　平

【分布】　耳舟後隆起。

【位置】　位於背疼₂穴至上腹穴連線的中間處（見圖 180）。

【穴性】　平。

【功能】　宣肺益氣，平喘止咳。

【主治】　咳嗽、喘息、哮喘。

【按語】

(1)本穴性質屬平，長於下氣，故有宣肺益氣，平喘止咳之功

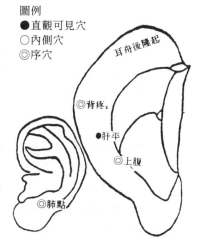

圖例
●直觀可見穴
○內側穴
◎序穴

耳舟後隆起

◎背疼₂

●肺平

◎上腹

◎肺點

圖 180　肺平穴的位置

能。可用於治療咳嗽、喘息和哮喘等症。

(2)本穴與肺點穴的穴名相似，僅有一字不同，兩穴的穴性屬平，都有宣肺益功能，都能治療咳喘痰鳴，但本穴偏重平喘止咳，以治肺氣不利為主，治療範圍較窄；而肺點穴偏重利氣升清，以治療心、肺、腸和眼部的疾患為主，治療範圍較寬。

【備考】　本穴為診斷氣管炎、哮喘的參考穴。

（七）耳輪尾、耳垂等背面及屏間切跡後窩和耳甲腔後隆起等部分（共35穴）

220. 咳　喘

【分布】　耳舟後隆起。

【位置】　本穴位於腰痛穴至中腹穴連線的中間處（見圖181）。

【穴性】　平。

【功能】　宣肺，止咳，平喘。

【主治】　上呼吸道感染、咳嗽、喘息。

【按語】

(1)本穴性質屬平，有偏陽之性，故有宣肺止咳、平喘功能。

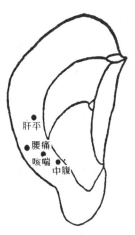

圖181　咳喘穴的位置

(2)本穴與肺平穴的穴性同屬平性，都有宣肺平喘止咳功能，都能用於治療咳嗽和喘息等症，但本穴穴性偏屬陽性，重在發表宣肺，以治療外感為主，可謂治在於標；而肺平穴重在益氣利肺，以治虛損為主，可謂治在於本。兩穴治療雖然各有偏重，但是對同症者仍可配合應用，以加強治療之功效。

【備考】　本穴為診斷上呼吸道感染和咳喘的參考穴。

221. 腰　痛

【分布】　耳舟後隆起。

【位置】　在耳廓後面外緣的中點，位於耳輪腳後溝相對

應的外耳邊緣處（見圖182）。

【穴性】、【功能】、【主治】　同腰痛點穴，見前述第157腰痛點。

【按語】　本穴與腰痛點穴的穴性、功能、主治相同。但本穴偏於舒筋活絡，重在治療慢性腰部的疼痛，以隱隱作痛者為主，治之於緩；而腰痛點穴偏於活血舒筋，重在治療急、慢性的腰部扭傷疼痛，以痛有定處者為主，治之於急。兩穴所治雖各有偏重，但對同症者常常配合應用以加強治療之功效。

【備考】　本穴為診斷腰痛症的參考穴。

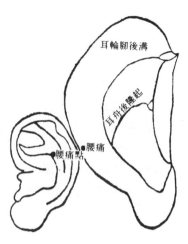

圖182　腰痛穴的位置

222～224. 上腹、中腹、下腹

【分布】　耳輪尾背面。

【位置】　上腹、中腹、下腹三穴分別在失眠穴至臀穴的連線內分布（見圖183）。

【穴性】　陽。

【功能】　行氣除滿，消積通便，調經止痛。

【主治】　腹脹、消化不良

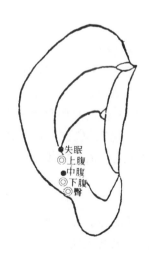

圖183　上腹、中腹、下腹穴的位置

、胃腸炎、痛經、子宮縮痛。

【按語】

(1)本穴性質屬陽性，長於下氣緩急，故有行氣除滿，消積通便，調經止痛之功能。

(2)本穴為組穴，有上、中、下腹三穴，三者的穴性、功能和主治相同。但上腹穴重在消積除滿，偏於治療消化不良，脘腹滿脹等症；中腹穴重在行氣通便，偏於治療胃腸炎、腹部脹痛等症；下腹穴重在調經疏絡，偏於治療痛經、宮縮疼痛等症。三穴所治雖然各有偏重，但是仍屬大同小異，故臨證常常聯合應用，以加強治療之功效。

【備考】　本穴為診斷腹痛的參考穴。

225～227. 臀、下肢、足

【分布】　耳輪尾背面、耳甲腔後隆起。

【位置】　臀穴位於下腹穴之下，闌尾₁穴之外的耳邊緣處，下肢穴位於耳甲腔後隆起的外下方，足穴位於會陰₁穴之外和會陰₂穴之上的交點處（見圖184）。

【穴性】　陽。

【功能】　行氣活血，疏經通絡、榮筋止痛。

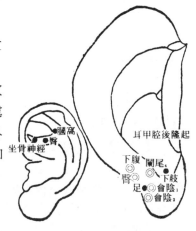

圖184　臀、下肢、足穴的位置

【主治】　臀部疼痛、坐骨神經痛、臀部肌肉萎縮、下肢痛、足部痛。

【按語】

⑴本穴性質屬陽，專於通利，故有行氣活血，疏經通絡、榮筋止痛之功能。

⑵本組穴與坐骨神經、臀、膕窩穴組的穴性相同，都屬陽性，都有活血通絡止痛功能，都可用於治療臀部疾患，但本組穴偏於行氣通絡，治療的面積較大，從臀至足，以整個下肢為主；而後組穴偏於舒筋通絡，治療的面積較小，從臀至膕窩，以下肢近端為主。兩組穴治療雖然各有偏重，但對臨證之同症者，常常配合應用，以增強舒筋通絡之功效。

【備考】 本穴為診斷臀部疾患和坐骨神經痛的參考穴。

228 . 心

【分布】 耳甲腔後隆起。

【位置】 位於虛穴至上腹穴連線的中間處（見圖 185 ）。

【穴性】、【功能】、【主治】 同耳廓前面的心穴，見前述第 53 心。

【按語】 本穴與耳甲腔內的心穴的穴性、功能、主治相同，但本穴偏治後心，症見胸痛掣背為主；而後者偏治前心，症見胸中作痛為主。二者治之雖有偏重，但在臨證時，對同症者常可聯合應用，以增強理氣活血鎮痛之功效。

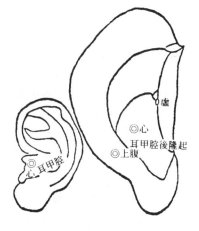

圖 185 心穴的位置

【備考】 本穴為診斷心臟病的參考穴。

229. 升壓溝

【分布】　對耳屏後溝。

【位置】　沿對耳屏後溝計起，從中腹穴到下背穴連線的相應處為起始點，至下腹穴的對應處為終止點，兩點間分布著兩個穴（見圖 186）。

【穴性】　陽。

【功能】　益氣養陰，升清利竅。

【主治】　低血壓、頭目眩暈。

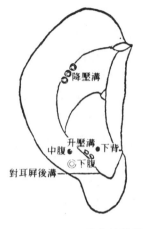

圖 186　升壓溝穴的位置

【按語】

(1)本穴性質屬陽，故有益氣生血，榮利清竅之功能。

(2)本穴與降壓溝穴僅有一字不同，二者都在耳後的對耳屏後溝中，但是兩穴的穴性、功能主治截然不同。本穴的穴性屬陽，功能益氣升清，專治血壓降低等症；而降壓溝穴的穴性屬平，功能清滋、溫腎，專治血壓升高等症，兩穴即以升治降，以降治升。二者不可混淆。

【備考】　本穴為診斷低血壓症的參考穴。

230. 失　眠

【分布】　對耳屏後溝。

【位置】　本穴位於對耳屏後溝與耳輪腳後溝外緣相交點處（見圖 187）。

【穴性】　陰。

【功能】　養血寧心，鎮靜安神。

【主治】　失眠、心悸。

【按語】

⑴本穴性質屬陰，故有養血益陰，寧心安神之功能。

⑵本穴與鎮靜穴的穴性同屬陰性，都有寧心安神和治療失眠症的功用，但本穴偏於滋養，重在養血鎮靜，專門治療神失安守，夜寐不寧，治療病症比較專一；而鎮靜穴偏於益陰，重在鎮靜寧心，可以治療心、胃、肺、脾等症，治療病症比較廣泛。兩穴所治雖有偏重之不同，但對同症者，多同時應用，以增強鎮靜寧心功效。

【備考】　本穴為診斷失眠症的參考穴。

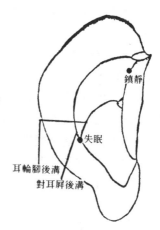

圖 187　失眠穴的位置

圖例
●直觀可見穴
○內側穴

231. 咽　門

【分布】　耳甲艇後隆起。

【位置】　本穴位於上背穴至中背穴之間（見圖 188 ）。

【穴性】　陽。

【功能】　行氣利咽，降逆消食。

【主治】　咽喉堵塞，嘔吐、消化不良。

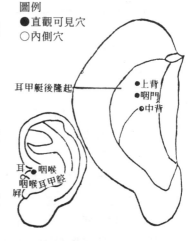

圖 188　咽門穴的位置

【按語】

⑴本穴性質屬陽，故有行氣利咽，降逆止嘔、清食和胃之功能。

⑵本穴與咽喉穴，穴名相似，僅有一字不同，但兩者穴性、功能和主治不同。本穴穴性屬陽，重在舒肝理氣，調利氣機，偏於治療肝鬱不舒，氣機不調的梅核氣、消化不良等症，而咽喉穴穴性屬平，重在清熱散風，宣肺利咽，偏於治療外感熱毒，上犯咽喉的扁桃體炎、急性咽喉炎等症。兩穴所治各有偏重，臨證之時當予分清。

【備考】　本穴為診斷梅核氣的參考穴。

232. 煩

【分布】　耳輪腳後溝。

【位置】　本穴位於近珠形突起的耳輪腳後溝的上支處（見圖189）。

【穴性】　陰。

【功能】　清熱除煩，鎮靜安神。

【主治】　心煩易怒、懊惱難眠，時時發火。

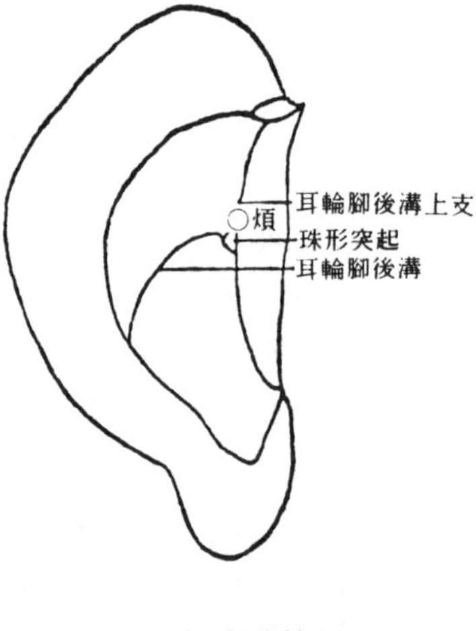

【按語】

⑴本穴性質屬陰，故有清熱除煩，寧心安神之功能。

圖189　煩穴的位置

⑵本穴屬新穴，主要用於治療煩躁不休，易發莫名奇妙的無名之火等症，對於因病所致的虛煩症當和虛穴同時應用，效果更好。還可加入因熱症導致的失眠、心悸等病的穴組中，以

促進和發揮其清熱寧神之功效。

　　【備考】　本穴為診斷心煩不休等症的參考穴。

233. 虛

　　【分布】　耳輪腳後溝。

　　【位置】　本穴位於近珠形突起的耳輪腳後溝的下支處（見圖190）。

　　【穴性】　陽。

　　【功能】　益氣健脾、培補氣血，實四肢、充體力。

　　【主治】　久病無力、貧血、虛弱諸症。

　　【按語】

　　⑴本穴性質屬陽、故有溫通、補益之功能。

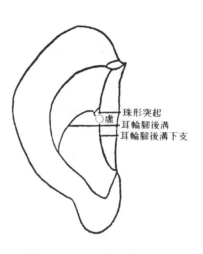

珠形突起
耳輪腳後溝
耳輪腳後溝下支

圖190　虛穴的位置

　　⑵本穴為新穴，主要用於治療久病、無力、貧血，體弱虛損諸症。因本穴能益氣健脾，培補氣血，豐滿四肢肌肉，充盈精神體力，故可以治療各種類型的虛損乏力，尤以慢性消耗性的虛弱病症療效為佳，像身乏肢軟等。常配用於治療各種慢性、消耗性疾病的組穴中，促進體力的恢復。還能提高機體的應激能力，可以增強機體對於過敏、疼痛、疲勞、消耗等病症的耐受性。

　　【備考】　本穴為診斷虛損、消耗性病症的參考穴。

234. 潰　瘍

　　【分布】　耳輪腳後溝。

【位置】　位於健脾胃穴至失眠穴連線的中間處（見圖191）。

【穴性】　平。

【功能】　行氣活血，清熱養陰，化瘀通絡，疏鬱溫中。

【主治】　胃腸潰瘍病、鼻腔粘膜潰瘍、口腔潰瘍。

【按語】

⑴本穴性質屬平，故有行氣活血，養陰化瘀，疏鬱清熱，通絡止痛，溫中鎮靜的功能。

⑵本穴與胃穴的穴性同屬平

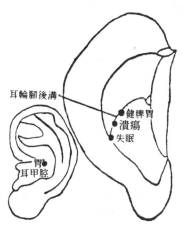

圖191　潰瘍穴的位置

性，都有行氣清熱和治療胃、十二脂腸潰瘍病的功用。但本穴功能疏鬱調氣，化瘀和血，清熱溫中，能調能益，偏重治療胃、腸、鼻、口腔等處粘膜潰瘍症，治之較專；而胃穴功能行氣消食，養血解毒，消熱安神，能治能安，偏重治療胃腸功能紊亂，急、慢性胃炎，肝功受損，精神神經疾患等症，治之較廣。兩穴治療雖然各有偏重，但臨證對同症者，常常聯合應用，以加強治療之功效。

【備考】　本穴為診斷潰瘍病的參考穴。

235．健脾胃

【分布】　耳輪腳後溝。

【位置】　本穴位於中背穴至潰瘍穴連線的中間處（見圖192）。

【穴性】　陽。

【功能】　利濕健脾。

【主治】　肝硬化、消化不
良。

【按語】

本穴與脾穴，二者穴性同屬
陽性，都有健脾除濕和治療消化
不良、肝硬變的功用。但本穴功
能益氣消食，和胃除滿，能消能
安，偏重於治療消化不良、肝硬
化等症，治之較專；而脾穴功能
調養陰血，健脾益氣，助正和胃
，能調能養，偏重於治療血液、
消化、泌尿、呼吸等系統的疾病
，治之較廣。兩穴所治各有偏重
，但對同症者，常可聯合應用，
以增強健脾益氣，和胃祛濕之功
效。

【備考】　本穴為診斷消化
不良和肝硬化的參考穴。

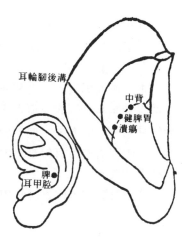

圖192　健脾胃穴的位置

236. 胃　腸

【分布】　耳輪角後溝下支
。

【位置】　本穴位於耳迷根
穴至陽維穴連線的中間處（見圖
193）。

【穴性】　陽。

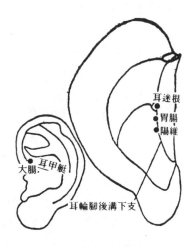

圖193　胃腸穴的位置

【功能】　調理胃腸。

【主治】　胃炎、腸炎、腹瀉、消化不良、胃腸功能紊亂。

【按語】

　　本穴與大腸穴，二者都能治療急、慢性胃腸炎，消化不良，胃腸功能紊亂等症。但本穴偏重於調理胃腸，以治療胃腸功能失調為主；而大腸穴偏重於下氣利腸，以治療大腸傳導障礙為主。兩穴所治各有偏重，但對同症者，常可配合應用，以加強治療功效。

【備考】　本穴為診斷胃腸功能失調的參考穴。

237. 腎　胞

【分布】　耳甲腔後隆起。

【位置】　本穴位於胃腸穴至百靈₂穴連線的中間處（見圖194）。

【穴性】　平。

【功能】　疏鬱健脾，調經下乳，澀腸固精，益腎平喘。

【主治】　月經不調、缺乳、腸炎、遺精、滑精、腰痛、哮喘。

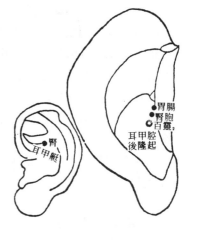

圖 194　腎胞穴的位置

【按語】

　　⑴本穴性質屬平，有偏陽之性，故有調經下乳，澀腸固精，益腎平喘之功能。

　　⑵本穴與腎穴，二者都偏屬陽性，都具有益腎和治療月經不調的功用，但本穴功能益腎固攝，還能疏鬱健脾，平喘澀腸，固精下乳，偏重於治療腎、肝、脾、肺、大腸之證以及婦產

科的月經、泌乳病症，而腎穴功能壯陽育精，還能滲利水濕，強壯肌體，攝納腎氣，偏重於治療腎之精氣虛損，心神不能斂藏以及眼科、外科的病症。兩穴所治各有偏重，臨證所用，大不相同。

【備考】本穴為診斷月經不調、腰痛、哮喘、遺精和滑精等症的參考穴。

238.陽　　維

【分布】　　耳甲腔後隆起。

【位置】　　本穴位於腎胞穴至百靈$_2$穴連線的中間處（見圖195）。

【穴性】　　平。

【功能】　　益精升清，通絡止痙。

【主治】　　耳鳴、耳聾、面肌痙攣、腦血管意外後遺症。

【按語】

本穴與上、下耳根穴同屬平性穴，都有通絡止痙和治療面肌痙攣、腦血管意外後遺症的功用。但本穴功能益精升清，偏於補中求通，重在治療清氣不升，精血不養的耳竅失聰，經筋不利之症，而後者偏於疏中有養，重在治療經絡不通，氣機不調之症。兩者所治雖有偏重之不同，但對同症者，仍可聯合應用，以加強治療功效。

【備考】　　本穴為診斷耳鳴、耳聾、面肌痙攣和半身不遂的參考穴。

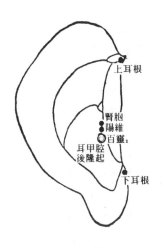

圖 195　陽維穴的位置

239．百　靈₁

【分布】　對耳屏後。

【位置】　本穴位於腫瘤穴
至下肢穴之間處（見圖196）。

【穴性】　陽。

【功能】　消食和胃，安神
解表。

【主治】　消化不良、胃炎
、失眠、上呼吸道感染。

【按語】

⑴本穴性質屬陽，故有消食
下氣，發散表邪，寧心安神之功
能。

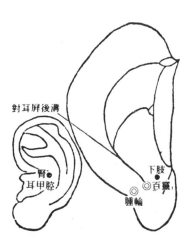

圖196　百靈₁穴的位置

⑵本穴名稱「百靈」，是讚其治療之症多，效果靈驗。其
功用與胃穴相似，都有消食安神的功能和治療消化不良、胃炎
、失眠的作用。但本穴性質屬陽，以下氣消食，和胃除滿為主
，偏於治療飲食無度所致的胃不和，夜不安證，可謂治之標急
；而胃穴性質屬平，有偏陰之性，以行氣清熱，養血安神為主
，偏於治療氣滯邪擾所致的胃腸，神經、精神疾患，可謂治之
病深。兩穴所治雖各有偏重，但對同症者，常常配伍應用，以
加強治療之功效。

【備考】　本穴為診斷消化不良症的參考穴。

240．百　靈₂

【分布】　耳甲腔後隆起。

【位置】　本穴位於陽維穴直下方處（見圖197）。

【穴性】　陰。

【功能】　清熱祛痰，理氣解痙。

【主治】　高熱，哮喘，胃、十二指腸潰瘍。

【按語】

⑴本穴性質屬陰，故有清熱祛痰，理氣降逆，解痙鎮痛之功能。

⑵本穴與百靈₁穴穴名相同，但二者穴性、功能、主治不同，本穴穴性屬陰，有清熱祛痰，降逆解痙之功，偏於清緩，重點治療發熱、痰喘等症，而百靈₁穴穴性屬陽，有消食下氣，疏解表邪之功能，偏於理氣，重點治療食滯、外感。兩穴所治各有偏重，不可混淆待之。

【備考】　本穴為診斷發熱、哮喘等症的參考穴。

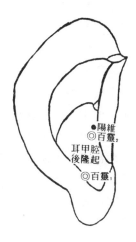

圖197　百靈₂穴的位置

214.陽　合

【分布】　耳甲腔後隆起。

【位置】　本穴位於下背穴同水平的內方處（見圖198）。

【穴性】　平。

【功能】　滋益補腎，榮養筋脈。

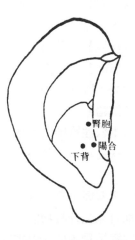

圖198　陽合穴的位置

【主治】 腰痠痛、膝軟弱。

【按語】

⑴本穴性質屬平，故有滋陰補腎，溫壯元陽，榮養筋脈，通絡利腑之功。

⑵本穴與腎胞穴同屬平性穴，都有益腎之功，都能用治療腰痛症。但本穴以滋養補益為主，偏重滋陰溫陽，主治腎之精氣虛損，腎腑失榮，筋脈不利之症，所治比較專一；而腎胞穴以調攝補益為主，偏重理氣利氣，主治肺腎兩虛，脾虛肝鬱，經脈不暢之症，所治比較廣泛。兩穴所治各有偏重，但對同症者常可配合應用，以加強治療腰痛之功效。

【備考】 本穴為診斷腰痛症的參考穴。

242.沉 穴

【分布】 耳垂背面。

【位置】 本穴位於醫山穴之上方處（見圖 199）。

【功能】 升陽止痛。

【主治】 疼痛，胃下垂，子宮脫垂，脫肛，頭暈症。

【按語】

⑴本穴性質屬陽，故有健脾益氣，扶助正氣，升陽止痛之功能。

⑵本穴與下垂點穴同屬陽性穴，都有益氣升陽功能。可用於治療內臟下垂等症。但本穴偏於健脾助正。升陽止痛，既能治療內臟下垂又能治療疼痛、頭暈等症，可謂治之較廣；而下垂

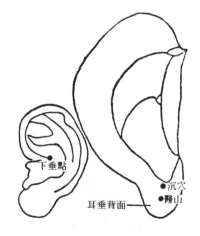

圖 199 沉穴的位置

點穴偏於益氣升陷，僅限於治療內臟下垂之症，可謂治之較專。兩穴所治雖有偏重之不同，但對同症者，常可配合應用，以加強治療之功效。

【備考】　本穴為診斷內臟下垂等症的參考穴，能提高對疼痛的耐受度。

243～244. 醫山、醫侖

【分布】　耳垂背面。

【位置】　在沉穴之下分別為醫山、醫侖穴（見圖200）。

【穴性】　平。

【功能】　滋補精氣，行氣利水，升清利竅，舒筋通絡。

【主治】　眩暈、耳鳴、耳聾、腰膝痠痛、下肢無力。

【按語】

(1)本穴性質屬平，故有滋補利濕，升清利竅，舒筋通絡之功

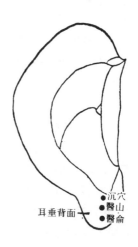

耳垂背面—
●沉穴
●醫山
●醫侖

圖200　醫山、醫侖穴的位置

，可於用治療耳竅失聰，頭暈目眩，腰膝痠軟等症。

(2)本組穴有醫山、醫侖兩穴，二者穴性、功能、主治相同，都有升清利竅之功能，都可用於治療眩暈、耳鳴等症。但醫山穴偏於滋益舒筋，以治療病久虛損不足為主；而醫侖穴偏於利濕通絡，以治療新病邪濁阻滯為主。兩穴雖有偏重所主不同，但仍屬大同小異，臨證時常常可以配合應用，以加強治療之功效。

【備考】　本穴為診斷眩暈、耳鳴等症的參考穴。

245～246.會陰₁、₂

【分布】 耳輪尾背面。

【位置】 會陰₁、₂穴分別分布於百靈₁穴的外下方處（見圖201）。

【穴性】 平。

【功能】 養血祛風，滲濕止癢，清熱利水，調經鎮痛。

【主治】 外陰瘙癢、痛經、閉經。

【按語】

本組穴有會陰₁、₂兩穴，二者的穴性、功用相同，但會陰₁穴偏重於調經止痛，以治療月經不調，行經腹痛等症為主；而會陰₂穴偏重於祛風止癢，以治療血虛風燥，濕熱陰癢為主。兩者所治雖然各有偏重，但對臨證同症者，常常同時取用，以加強治療之功效。

【備考】 本穴為診斷外陰瘙癢和月經病症的參考穴。

247.風濕線

【分布】 屏間切跡後窩。

【位置】 本穴位於脊髓₂穴之上方處（見圖202）。

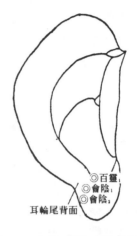

百靈₁
會陰₁
會陰₂
耳輪尾背面

圖201 會陰₁會陰₂穴的位置

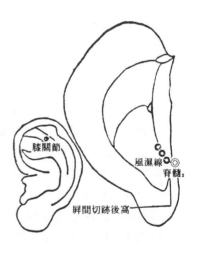

膝關節
風濕線
脊髓₂
屏間切跡後窩

圖202 風濕線的位置

【穴性】　陽。

【功能】　祛風除濕，散寒通絡。

【主治】　關節疼痛、屈伸不利、風濕性關節炎、風濕樣關節炎、肌肉風濕。

【按語】

本穴與膝關節穴同屬陽性穴，都有疏絡通痺之功能，都有用於治療關節疼痛、屈伸不利的作用。但本穴偏於祛風除濕，散寒通痺，重在治療風寒濕邪痺阻經絡、關節、肌肉之症，治之比較專一；而膝關節穴偏於行氣活血、疏風通絡，重在治療外邪損傷、過度勞累所致的關節、肌肉疼痛不適之症，治之比較廣泛。兩穴所治雖有偏重之不同，但對同症者常常聯合使用，以增強疏絡通痺功效。

【備考】　本穴為診斷風濕性關節炎、肌肉風濕的參考穴。

248.脊　髓$_2$

【分布】　屏間切跡後窩。

【位置】　本穴位於下耳根穴的上緣處（見圖203）。

【穴性】、【功能】、【主治】　同脊髓$_1$穴，見211脊髓$_1$。

249.下耳根

【分布】　耳垂背面。

【位置】　本穴位於耳明穴的內緣處（見圖204）。

【穴性】、【功能】、【主治】　同上耳根穴，見212上耳

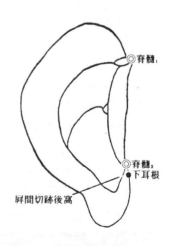

脊髓$_1$

脊髓$_2$
下耳根

屏間切跡後窩

圖203　脊髓$_2$穴的位置

根。

250．耳迷根

【分布】　耳輪腳後溝。

【位置】　本穴位於耳輪腳後溝內側盡端，珠形突起內緣處，相當於耳廓（殼）背面與乳突交界之耳根部分（見圖205）。

【穴性】　平。

【功能】　疏風解表。

和胃升清，解痙利膽，柔肝解鬱，寧心安神。

【主治】　頭痛、鼻塞、氣喘、胃痛、腹瀉、膽道蛔蟲症、高血壓、竇性心動過速。

【按語】

⑴本穴性質屬平，有偏陽之性。

⑵穴與上、下耳根穴的穴名都有「耳根」兩字，二者的穴性又同屬平性，都具有解痙、止痛之功能，都能用於治療哮喘、腹痛等症。但本穴偏於解表、疏鬱、養血、寧心，重點在肺、心、肝、膽、胃、腸，以治療外感鼻炎、氣喘、腹痛、消化不良、高血壓病和心動過速症為主；而上

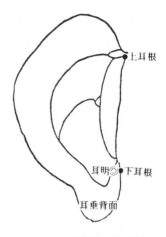

圖204　下耳根穴的位置

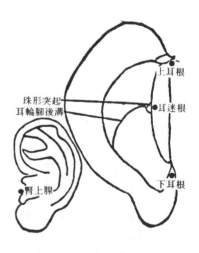

圖205　耳迷根穴的位置

、下耳根穴偏於養血、舒筋、活血、通經，重點在肝、腎、脾，以治療神經系統的疾患為主，如：三叉神經痛、面肌痙攣、腦血管意外後遺症，周圍性面神經麻痺等症。

(3)本穴與腎上腺穴兩穴的穴性同屬平性，都具有解表宣肺，升清調腸之功，都可用於治療上呼吸道感染，咳喘，腹瀉等症。但本穴有偏陽之性，治療的範圍較窄，重點在疏風，發表，解痙，利膽，寧心，偏於治療頭痛、鼻塞、胃痛、膽道蛔蟲症、高血壓和竇性心動過速等症；而腎上腺穴治療的範圍較寬，重點在清熱解毒，發表，通腑，益心，宣肺，調經，止痛，祛濕止癢、消痰散結、培精養血，幾乎能治療各個系統的病症。二者所治之病種，大不相等。

【備考】　本穴為診斷外感、鼻炎、哮喘、消化不良、高血壓、心動過速等症的參考穴。

251.腫　瘤

【分布】　耳輪尾背面。

【位置】　本穴位於臀穴至百靈穴連線的中間處（見圖206）。

【穴性】、【功能】、【主治】　同腫瘤特異區，見 123 腫瘤特異區。

252.背特異區

【分布】　耳垂背面。

【位置】　位於耳垂背面的外側緣（見圖207）。

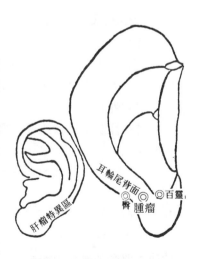

圖 206　腫瘤穴的位置

【穴性】 陽。

【功能】 疏經行氣。

【主治】 肩背疼痛。

【按語】

本穴與上、中、下背穴的穴性、功用相同，但本穴偏重於治療肩背疼痛，治之範圍較小；而後者偏重於治療腰、背、肩胛疼痛，治之範圍較大。兩者所治雖有不同，但對同症者，常可聯合應用，以加強治療之功效。

【備考】本穴為診斷肩背疼痛等症的參考穴。

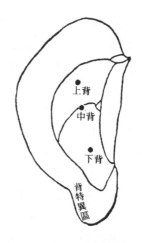

圖 207 背特異區的位置

253. 耳　明

【分布】 耳垂背面。

【位置】 本穴位於脊髓₂穴之下方處（見圖 208 ）。

【穴性】 平。

【功能】 滋益疏導，復聰止聾。

【主治】 耳鳴、耳癢、耳聾。

【按語】

(1)本穴性質屬平，故有滋益祛痰，散風清熱和疏導經氣，復聰止聾之功效。

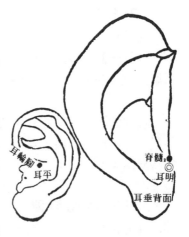

圖 208 耳明穴的位置

⑵本穴與耳平穴穴名僅有一字不同，兩穴同屬平性，都有滋益的功能，可用於治療耳鳴之症。但本穴偏於疏導復聰，既可清熱祛痰又可疏風潤養，重點治療邪熱痰擾，精血虧虛所致的耳鳴、耳聾、耳中作癢等症，以耳竅之症為主，治之比較專一；而耳平穴偏於補益脾腎，既可滋養陰精又可補益陽氣，重點治療肝腎陰虛，脾腎不足所致的眩暈、耳鳴、陽痿之症，以虛損之症為主，治之比較廣泛。兩穴所治雖有偏重之不同，但對同症者，常可聯合應用，以加強治療之功效。

【備考】　本穴為診斷耳鳴、耳聾、耳癢的參考穴。

254. 新　明$_1$

【分布】　耳垂背面。

【位置】　本穴位於耳明穴至耳垂下緣連線的中間處（見圖209）。

【穴性】　平。

【功能】　益氣養陰，明目復聰，疏經通絡。

【主治】　近視、暴盲、耳鳴、耳聾、面癱、下肢軟弱。

【按語】

本穴與耳明穴穴名都有「明」字，二者同屬平性，都有滋益復

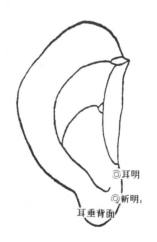

○耳明
○新明$_1$
耳垂背面

圖209　新明$_1$穴的位置

聰之功，可用於治療耳鳴、耳聾等症。但本穴還有明目通絡之功能，可用於治療目疾、面癱、肢軟等症，治之較廣，不限於耳竅疾患；而耳明穴具有祛邪疏導之功能，可用於治療耳癢等症，治之較窄，僅限於耳竅之症。兩穴所治雖有異同，但對同

症者，常可合用，以加強治療之功效。

　　【備考】　本穴為診斷耳鳴、耳聾、近視等症的參考穴。

第三章　耳穴治療的應用

第一節　內　科

一、呼吸系統

感　冒

【概述】　感冒是呼吸道的感染，包括上呼吸道感染（簡稱上感）與流行性感冒（簡稱流感）兩病。屬於臨床最常見的疾病之一。多因感染病毒或細菌所致，四季可發，以冬、春季節為多。上感俗稱「傷風」，是指鼻腔、咽、喉、氣管的感染，以惡寒、發熱、鼻塞、流涕、頭痛、咳嗽為主症；流感又稱「時行感冒」，上呼吸道症狀較輕，而以惡寒、高熱、全身骨節痠痛等全身症狀為其特點。

【分類】　屬於中醫學「感冒」的辨證範圍，有一般和時行兩類。

【取穴】　外鼻、內鼻、咽喉、氣管、肺、額、太陽、枕、腎上腺、耳尖、感冒、三焦、腦池、頸感、頭痛、百靈$_2$、退熱（見圖 210）。

【治法】

(1)針刺：①毫針法，中、強刺激量，每日一次，每次留針 10～30 分鐘。②三棱針速刺法，用於發熱者，常取「耳尖」

穴,點刺放血。

(2)耳穴貼壓:單耳施治法
,兩耳交替進行,一日更換一
次。

【按語】

(1)總治以疏風解表,或清
熱或利濕或解毒,隨證兼之。

(2)全方選穴:以外鼻、內
鼻、咽喉、感冒、太陽、耳尖
穴為治療感冒的主要穴位。取
外鼻、內鼻、太陽、咽喉、氣
管等穴疏風散寒,宣肺發表,
以治療風寒襲表,肺衛失利的

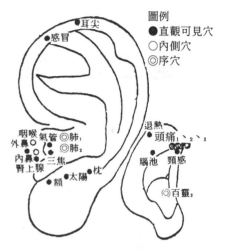

圖例
●直觀可見穴
○內側穴
◎序穴

圖210 治療感冒的穴位

畏惡風寒、鼻鳴鼻塞、喉癢、咳嗽、頭痛等症;取感冒、額、
咽喉、枕等穴疏風清熱,以治療風熱襲表的風熱感冒,發熱汗
出,口乾微渴,咽喉腫疼,咳嗽,痰稠等症;取額、太陽、咽
喉、枕、頭痛、三焦、腎上腺穴清熱利濕,理氣化濁以治療暑
濕感冒、肺衛失暢的發熱不解,頭暈脹痛,心煩口喝,胸悶氣
短,時有嘔惡,身倦肢重,溲赤或腹瀉等症;取額、枕、腎上
腺、耳尖、頭痛、腦池、頸感、退熱、肺、百靈$_2$穴清熱解毒
,宣肺解表以治療時行感冒,發病急驟,發熱較高,寒戰惡寒
、頭痛劇烈,周身骨節疼痛,身倦乏力,時咳吐粘液血絲,舌
質紅,脈數實或浮等症;高熱不退可於耳尖穴點刺放血,以泄
肺透熱。

【備考】　①利用耳穴治療感冒具有一定的效果,據自貢
市耳針協會統計,用耳針穴位對感冒者進行治療,共治59例
,總有效率達100%。②用電測的方法可以在患者的外鼻、內

鼻、咽喉等的耳穴區域內獲得陽性的反應。

支氣管炎

【概述】 支氣管炎是由細菌、病毒感染或理化性因素刺激及過敏等所致的氣管、支氣管炎反應。可分急、慢二型。以咳嗽、吐痰為主症。

支氣管炎是呼吸系統中最常見的慢性病之一。

急性支氣管炎起病較急，可有喉癢、乾咳、畏寒、低熱、鼻塞、流涕、頭痛、關節肌肉痠痛等，幾日後咳出少量粘痰或稀薄痰，或咳吐出黃膿痰、白粘痰。

慢性支氣管炎是由於反覆長期的炎症所致，一般是指每年持續咳嗽、咳痰 2～3 個月，連續兩年以上者。每於秋冬天氣寒冷時發病，早晚起臥時咳嗽、咳痰嚴重。

支氣管炎若伴有支氣管痙攣可有哮鳴和氣急，常年發作者可導致肺氣腫。

【分類】 屬於中醫學「咳嗽」、「痰飲」的辨證範圍。急性者屬「外感咳嗽」的範圍，慢性者屬於「內傷咳嗽」的範圍。

【取穴】 氣管、支氣管、肺、脾、神門、喘點、三焦、枕、肺平、咳喘、鎮靜、腎胞、百靈₂（見圖 211 ）。

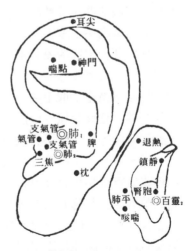

圖 211 治療支氣管炎的穴位

【治法】

(1)針刺：①毫針法，強刺激，不留針；中刺激量，留針

5～30 分鐘。慢性支氣管炎隔日一次，連治十次為一療程；急性支氣管炎每日治療一至二次，症狀輕後，可改為每日或隔日治療一次。②三棱針速刺法，用於急性支氣管炎發熱者，常取耳尖、退熱穴，點刺放血。

(2)耳穴貼壓：單耳施治，兩耳交替進行，急性者一日更換一次，慢性者隔日更換一次。

(3)激光照射法：每次選穴 3～5 個，每穴照 3～10 分鐘，每日或隔日治療一次。4～7 次為一療程，療程間休息 2～5 天。

【按語】

(1)治以止咳、化痰。

(2)全方選穴：以氣管、支氣管、肺、脾穴為治療支氣管炎的主要穴位。取氣管、支氣管、枕、肺、平喘、神門穴疏風解表，宣肺化痰，以治療風邪外束，肺失宣降、咳嗽痰稀、喉癢聲重、鼻塞流涕、頭痛、發熱、惡寒、無汗或咳嗽痰稠、咳而不爽、口渴咽痛、身熱汗出、惡風、頭痛等症，治療風寒、風熱外感咳嗽為主；取脾、肺、支氣管、三焦、百靈₂穴健脾燥濕，化痰理肺，以治療脾不健運，痰濕壅肺的咳嗽痰多，痰白粘或稀，胸脘滿悶等症，治療脾虛飲盛，痰濕內蘊，氣失宣暢的內傷咳嗽為主；取平喘、肺平、喘點、咳喘、腎胞、鎮靜穴下氣平喘，化痰利氣，以治療肺氣不宣，下元不固的喘促氣短，胸膈滿悶等症；便秘者取便秘、大腸穴。

【備考】　①用耳穴治療支氣管炎有一定的效果，尤其對急性支氣管炎和小兒支氣管療效較好。②可在急性支氣管炎者的氣管、支氣管的穴區內見到有光澤的點狀或丘疹樣的紅暈；在慢性者的穴區內可見到無光澤或少光澤的白色點、片狀，周邊有紅暈的陽性反應現象。③用電測的方法在患者的支氣管等耳穴區域內可以獲得陽性反應。

【病例】　劉××，男，61歲，幹部。10年來咳嗽，咯痰，氣短，冬春季節及早晚較重，近1週加重，經用支氣管、脾、肺、三焦、百靈$_2$、腎胞穴宣肺化痰，燥濕健脾，治療1療程後症狀緩解。

支氣管哮喘

【概述】　支氣管哮喘是以小支氣管痙攣為主的慢性變態反應性疾病。由於細支氣管痙攣收縮，管腔變窄，呼吸時氣體進出受到阻礙，可引起嚴重的呼吸困難。

本病可由內在的感染病灶，也可由外部的過敏原，如花粉、絨毛、乾草、魚蝦、油漆等被吸入、食入或接觸所致。

支氣管哮喘是一種常見的呼吸系統疾病，無論在城市或農村，成人或兒童都可以發生。

【分類】　支氣管哮喘屬於中醫學「哮喘」的辨證範圍。主要表現為呼吸急促，「哮」以喉間有哮鳴聲為特徵，「喘」以呼吸急促困難，甚至張口抬肩為特徵，臨床哮必兼喘，而喘未必兼哮。

【取穴】　氣管、支氣管、肺、蕁麻區、過敏點、腎、腎上腺、平喘、喘點、肺平、咳喘、腎胞、神門、鎮靜、三焦、百靈$_2$、脾、大腸（見圖212）。

【治法】　可用毫針法，激光照射法，耳穴壓丸法。發

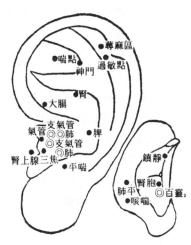

圖212　治療支管哮喘的穴位

作時，每日治療一次，單耳交替進行，症狀穩定後，可改為隔日一次。緩解期用耳壓法鞏固治療效果。

【按語】

(1)治以宣肺下氣，祛痰平喘，補益納氣。

(2)全方選穴：以支氣管、肺、蕁麻區、過敏點、腎、喘點、腎上腺穴為治療支氣管哮喘症的主要穴位。取氣管、支氣管、肺、蕁麻區、過敏點、平喘穴宣肺下氣，化痰平喘，以治療外邪犯肺，痰壅內阻，喘急胸悶，咳嗽痰白，稀薄起沫，或痰多粘膩，咯吐不爽等症；取肺、支氣管、喘點、肺平、咳喘、腎胞、腎、百靈$_2$、三焦、脾、大腸穴補益肺氣，溫腎納氣以治療肺氣虛乏，下元虧虛喘促日久，氣短無力，咳聲低弱，氣不得續，自汗畏風，痰少不爽，或呼多吸少，痰白清稀不暢，形瘦神疲，喘息氣促，動作加重等症。大腸穴既可通利大腸治療便秘，又可下氣利腸以宣暢肺氣，經配伍後，有利於調暢肺絡、大腸之氣，下可通腸，上可利肺，治療哮喘兼便秘者不可忽略。

【備考】 ①利用耳穴治療支氣管哮喘具有一定的治療效果，有效率可達 84～96％。②可在患者的支氣管、氣管等穴的區域內，見到無光澤的紅色或白色的點狀丘疹樣的陽性反應現象。③用電測的方法可以在患者的支氣管等耳穴區域內，獲得陽性的反應。

【病例】 孫×，女，41 歲，幹部。患哮喘病 15 餘年。每天服藥，經常住院，經用耳穴治療 2 療程後已不服藥，並能從事一般的體力勞動。

肺結核

【概述】 肺結核是由於人體的肺部感染了結核桿菌以後

而引起的一種慢性、消耗性的
傳染病。以咳嗽、咯血、潮熱
、盜汗、消瘦為其臨床特徵。

　　肺結核的臨床表現很不一
致，急性患者可以突然發病，
出現嚴重的中毒症狀和呼吸道
炎的現象。但輕度或慢性患者
的表現，多不明顯，易被當成
感冒、氣管炎等病症而被忽視
。一般而言，本病的起病比較
緩慢，症狀持續的時間比較長
，可有疲倦、消瘦、食慾不振
、午後低熱、顴紅、盜汗、面

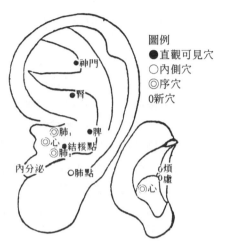

圖例
●直觀可見穴
○內側穴
◎序穴
0新穴

圖 213　治療肺結核的穴位

白、失眠。女性還可有月經不調及閉經，小兒可見不活潑、睡
眠不安等全身中毒症狀，以及輕微咳嗽、吐少量粘痰或大量痰
，患側的胸部伴鈍痛或沉重感，及呼吸困難、紫紺等與呼吸相
關的表現。小兒多無明顯肺部體徵，但周圍淋巴結常腫大。可
有痰內結核菌陽性；血沉增快；透視或照片可出現邊緣模糊的
不規則雲霧狀陰影等。

　　【分類】　　肺結核屬於中醫學「肺癆」的辨證範圍。

　　【取穴】　　肺、結核點、肺點、神門、腎、脾、內分泌、
心、虛、煩（見圖 213）。

　　【治法】　　毫針法，中強刺激，隔日一次，10 次為一療
程。藥物液體注射法，可用 0.25％奴佛卡因 0.1 毫升加鏈黴
素 0.01～0.05 克或異煙肼 5～10 毫克，按病情分別選用，將
藥液緩注穴內，使局部隆起黃豆大小的泡，單側注射，每日一
次，交替進行。注意：鏈黴素過敏者不可用鏈黴素；注射藥物

前需先回抽，確無回血時，才可推注藥物。

【按語】

⑴治以滋陰潤肺，助正培元為主法。

⑵全方選穴：以肺、結核點、神門、虛、煩、心穴為治療肺結核病的主要穴位。取肺、結核點、神門、肺點穴滋陰潤肺，祛邪止咳以治療肺陰虧耗，肺絡受損，乾咳少痰，聲音發嘶，唾痰粘白，口燥咽乾，痰中夾血，食少潮熱等症，取肺、結核點、肺點、神門、心、煩穴滋陰清熱，潤肺益腎，以治療陰虛火旺，肺腎虧損的咳嗆痰少，咳時見血，混有泡沫，血色鮮紅，血量較多，反覆發作，顴紅盜汗，骨蒸潮熱，急躁善怒，心煩不寐，男子夢遺，女子月經不調等症；取肺、結核點、肺點、腎、脾、心、煩、虛、內分泌穴益氣養榮，培補精血，以治療氣陰兩傷，精血虧損，肌肉失養，形體消瘦，嗆咳咯血，骨蒸日久，遺精，盜汗，短氣，喘息，自汗畏風，飲食少進，面浮肢腫，神糜，便溏等症。

【備考】

①利用耳穴治療肺結核和改善症狀都具有一定的效果；據青島工人療養院統計：用耳穴注射法治療肺結核患者 131 例，總有效率為 94.6％，空洞閉合率為 66.6％，病灶吸收率為 70.7％，經治療後病人的咳嗽、潮熱、盜汗等自覺症狀消失者占 79％，痰菌陽性轉陰占 40％，血沉恢復正常占 48％。

②在患者結核點、肺穴的區域內可見有大小不等的點狀或索狀的灰白色鈣化點。在活動期患者的耳穴區域內可見到有光澤的，輕擦易出血的點狀或丘疹樣的充血。有肺結核空洞時，在耳穴的區域內見到基底有光澤的點、片狀，暗紅色的凹陷。

③用電測的方法可以在患者的肺、結核點穴的區域內獲得陽性的反應。

【病例】　高××，女，32歲，幹部。已婚。經結核病院診斷為肺結核，入院治療3個月，現出院1個月又有失眠、盜汗、咳嗽、胸痛等症狀，經用耳穴治療4次後症狀消失。

戒　煙

【概述】　吸煙對自己和他人的健康都有影響，目前知道至少有24種疾病的死亡率與之有關。客觀事實證明吸煙者比不吸煙者的死亡率高得多，如：吸煙者患肺癌比不吸煙者高10.8倍、喉頭癌高5.4倍、口腔癌高5.4倍、其他如肺氣腫高6倍，患冠心病的危險性比不吸煙者大5～10倍等等，此外，吸煙者還危害下一代，例如：吸煙的母親所生的後代較不吸煙者所生的後代身高普通低1公分。吸煙能夠污染環境，危害他人。據統計，每天抽煙20支，煙霧中所含的3，4苯並芘可達700微克左右。3，4苯並是一種致癌物質，對人體的呼吸系統、血管、消化等系統都構成危害。因此，戒煙已經引起世界性的關注，國內外採用各種戒煙方法進行戒煙，諸如：針灸、戒煙器具、戒煙茶、戒煙糖、激光照射等等，都取得了一定效果。

既然戒煙對自己和他人都有好處，何樂而不為呢？實際上，戒煙並不難，只要有戒煙的願望，再加上適當的治療，對絕大多數的吸煙者都是可以取得成效的。

【取穴】　咽喉、口、支氣管、肺、內分泌、肝、皮質下、垂體、胃、脾、心、神門、交感、面頰、鎮靜（見圖214）。

【治法】

(1)毫針法，第一週雙耳針刺，每日一次，每次留針30～60分鐘，第二週改用耳壓法。

(2)耳壓法，畏針者可直接採用耳壓法，使用毫針者於第二

週也採用本法，兩耳交替進行，每日一次。癮發之時，可以自我按摩耳穴數分鐘。

【按語】

⑴治以益氣寧心，清熱解毒為主法。

⑵全方選穴：以咽喉、口、肺、內分泌、皮質下、垂體、面頰穴為戒煙的主要穴位。取咽喉穴祛痰利咽，口穴清熱止痛，支氣管穴宣肺下氣，肺穴寧心利氣，內分泌、皮質下、垂體穴益氣寧心；取肝、面

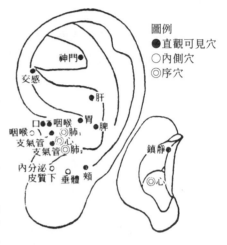

圖例
●直觀可見穴
○內側穴
◎序穴

圖 214　戒煙的穴位

頰穴清熱解毒，鎮靜穴寧心安神，鎮靜；取脾、胃、心、神門、交感穴協調陰陽，益心和胃，以治療因戒煙而出現的情緒激動和煩躁易怒等症，通過治療可降低人體對於吸煙刺激物的敏感程度。

⑶治療應做好二點：①首先使吸煙者認清吸煙的危害性，以激發吸煙者戒除吸煙的主觀願望；②積極認真地對戒煙者治療。

【備考】　①通過治療可以產生內源性嗎啡樣物質，以戒絕煙癖或替代嗎啡消除戒斷症狀；對有戒煙願望的吸煙者戒煙，成功率可達 82～90.95％。②常可通過電測的方法在吸煙者的咽喉、肺、垂體等的耳穴區域內獲得陽性反應的效果。

【病例】　曹××，男，57 歲。吸煙 20 餘年，吸煙量平均每日 1 包左右，現在經常咳嗽，吐痰，咽乾，食慾不振，家屬和其本人迫切要求戒煙，經用耳穴治療一次後，吸煙慾望大

減，自述吸煙口苦不適，聞及煙味就頭痛，又治 4 次，煙癮消失。

預防感冒（傷風）

【概述】　由於感冒病毒的種類較多，機體對各種病毒的感染又缺乏交叉性免疫，因此患病後所獲得的免疫能力既低，維持的時間又短，加之健康人群中又有很多帶菌者，所以同一個人在一年內可以患多次感冒，患感冒後，常可引發多種疾病，如「急性腎炎」、「風濕病」、「心肌炎」等。本病全年皆可發生，它具有發病率高、影響面廣、危害性大的特點，尤其是對老年人和兒童等機體免疫和呼吸道防禦功能低下的人危害性會更大。因此，必須重視感冒的預防和治療工作。

預防感冒符合中醫學「無病先防」和「治未病」的傳統觀點，即防患於未然，使易傷風者在未發生感冒前就有防護的能力。

【取穴】　外鼻、咽喉、耳尖、肺、枕、腎上腺、脾、心、內分泌、腎、大腸、脊髓、虛（見圖 215 ）。

【治法】

⑴耳穴壓丸法，單側進行，隔日一次，兩耳交替治療，10 次為一療程。

⑵自我保健法，病員可以根據自己的情況，用手指揉按法揉按耳屏，或用小棒觸壓法觸壓耳廓上的外鼻、耳尖、感

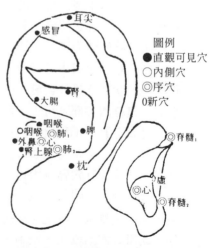

圖 215　預防感冒的穴位

冒、枕穴，以通鼻竅，解肌表，利肺氣，防感冒。①手指揉按法：用拇指、食指相對，壓迫耳廓上的耳屏，重點按壓外鼻、內鼻、咽喉等穴位。要求：一壓一鬆，用力適中，均勻，每部位做 10～30 次，每日 1～2 次，雙耳交替進行，4～7 天為一療程。②小棒觸壓法：病員借助飩頭的小木棒或小塑料棒、小玻璃棒均可。面對鏡子，按照耳針穴位圖取穴。治療要求基本同手指揉按法，觸壓強度，以能耐受為度。

【按語】

⑴治以培本強身，充實肺衛為主法。

⑵全方選穴：以外鼻、咽喉、大腸、肺、脾、虛、腎上腺穴為預防感冒的主要穴位。取外鼻穴宣表實竅，取咽喉穴祛痰利咽，以治療鼻咽疾患，預防感染；取耳尖、枕穴清熱解表；取腎上腺、大腸穴解毒發表，宣肺利腸，調暢氣機；取腎、內分泌、心、脾、脊髓、虛穴培養精血，益氣固表，調和表裡，扶正祛邪。以上諸穴配伍應用可以增強機體的免疫能力，預防發生感冒。「邪之所湊，其氣必虛」，易傷風患感冒的人必然是抵抗外感的能力不足，或由先天稟賦不足，或由後天久病體衰、過勞年邁，或由於機體失調所致。外邪侵襲只是感冒的條件，機體狀態才是能否發病的根據，因此通過調整機體狀態，使「正氣存內，邪不可干」而達到預防感冒的目的。

【備考】 ①利用耳穴對感冒進行預防性的治療確實具有一定的效果。②常可通過電測的方法，在容易患感冒者外鼻、咽喉、肺等的耳穴區域內獲得陽性的反應。

【病例】 張×，女，36 歲。平素易傷風感冒，經常鼻塞、流涕、咳嗽、身乏、頭痛、周身痠楚。經多方治療效果不佳，改用耳穴治療後，收到了預防感冒的效果。經治二次病人未再發病，迄今為止，病人仍堅持應用自我保健法預防感冒。

二、血液循環系統

高血壓病

【概述】　高血壓病是一種由於高級神經中樞功能失調，和血管運動中樞調節障礙而導致的，以動脈血壓持續性升高為主的全身性慢性疾病。可分原發性高血壓病和繼發性高血壓。原發性高血壓約占全部高血壓的 80～90％。

高血壓病的早期僅有小動脈痙攣，以後可以發生廣泛性的小動脈硬化及心、腦、腎等重要器官的繼發性病變。

高血壓病早期的症狀主要有頭痛、頭暈、項背強痛、記憶力減退、耳鳴、眼花、心悸、失眠、四肢發麻、肢軟乏力和血壓升高等。中後期的臨床表現主要取決於心、腦、腎等重要器官病變的情況。

【分類】　高血壓病屬於中醫學「頭痛」、「眩暈」的辨證範圍。

【取穴】　降壓點$_1$、$_2$、交感、腎、心、高血壓點、降壓溝、頭痛、神門、肝、失眠、皮質下、耳尖（見圖 216）。

【治法】

(1)耳穴壓丸法，隔日一次，兩耳交替進行，10 次為一療程。

(2)毫針法：中刺激量，留針 10 分鐘，隔日一次，7 次為一療程。

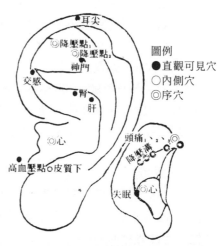

圖例
●直觀可見穴
○內側穴
◎序穴

耳尖
◎降壓點$_1$
降壓點$_2$
神門
交感
腎
肝
◎心
頭痛$_{1、2、3}$◎
降壓溝
高血壓點○皮質下
失眠　◎心

圖 216　治療高血壓的穴位

(3)電針法：低頻脈沖電刺激。

【按語】

(1)治以平調陰陽為主法。

(2)全方選穴：以降壓溝、頭痛、神門、失眠穴為治療高血壓病的主要穴位。取降壓溝、降壓點穴平折直降，降壓功效顯著，對有血熱上湧，頭痛攻脹者還可於降壓溝穴處點刺放血，以平泄血分之熱；取心、肝、腎穴益陰壯陽，平調陰陽，以治療頭痛眩暈、目糊耳鳴、肢冷腰痠、夜間多尿、神糜乏力等症；取神門、頭痛、暈點、皮質下、耳尖穴鎮靜寧心，清熱除煩，以治療肝陽上亢，鬱火內擾，眩暈耳鳴，失眠多夢，面赤目紅，煩躁多怒，口苦咽乾等症。對心煩躁熱甚者，還可於耳尖穴處點刺放血，以清泄煩熱。

【備考】　①利用耳穴治療初、中期的高血壓病療效較好，對防治高血壓發病也具有一定的效果。②在患者的心、降壓溝等的耳穴區域內可以見到點狀或片狀的紅暈。③用電測的方法可以在患者的降壓溝、頭痛等耳穴區域內獲得陽性反應。

【病例】　余××，女，54歲，幹部。患高血壓5年餘。經常頭痛、頭暈、心煩、失眠、血壓經常在21～24/12～13千帕（160～180/90～100毫米汞柱），服用藥物療效不佳。經用耳穴治療二次後症狀好轉，血壓下降為18/11千帕（136/84毫米汞柱）。

低血壓病

【概述】　低血壓是指動脈血壓經常降低，肱動脈的血壓低於12/8千帕（90/60毫米汞柱），並伴有頭暈、身乏、心悸、自汗等症狀者。

【分類】　低血壓屬於中醫學「眩暈」，「虛勞」的辨證

範圍。

【取穴】　神門、交感、心、升壓點、肝、脾、肺、腎、腎上腺、暈點、腦點、失眠、虛、升壓溝（見圖 217）。

【治法】

(1)耳穴壓丸法：隔日一次，兩耳交替治療，10 次為一療程。

(2)針刺法：毫針刺，中、弱刺激量，隔日一次，6～10 次為一療程。

(3)電針法：低頻脈沖電刺激，每日一次，4 次為一療程，兩耳交替進行，2 療程後休 3 天再治。

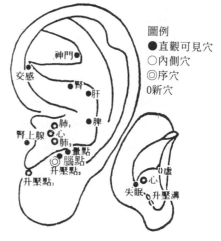

圖例
●直觀可見穴
○內側穴
◎序穴
0新穴

圖 217　治療低血壓的穴位

【按語】

(1)治以益心生脈為主法。

(2)全方選穴：以心、升壓溝、虛、腎上腺、暈點、腦點穴為治療低血壓病的主要穴位。取神門、交感穴益心氣，寧心神；取心、肝、脾、肺、升壓點、升壓溝穴養血生脈，益心安神，利氣寧心，調養陰血，以升高血壓，治療氣血不足，腦失濡養，血壓降低，頭暈目眩，心悸氣短，神倦乏力，語聲低微，失眠多夢等症；取暈點、失眠、腦點、虛、腎上腺、腎穴益心腎，調經氣，強機體，實體力以治療心神失養，清竅不利，心悸怔忡，健忘神糜，失眠多夢，腰脊痠痛，眩暈耳鳴，逢勞加重，氣短懶言，乏力汗出等症。

【備考】　①利用耳穴治療低血壓，可以改善症狀，升高

血壓。②在患者的心、神門等的耳穴區域內，常常可以見到有結節狀的隆起或點、片狀的凹陷等陽性的反應現象。③用電測的方法可以在患者的心、升壓溝等耳穴的區域內獲得陽性的反應。

【病例】　朱××，男，32歲，戰士。幾年前曾患過重感冒和心肌炎，以後經常血壓低，並伴有頭暈、心慌、神倦、乏力、氣短、懶言、自汗等症狀，經用耳穴治療3次後血壓上升，穩定在15/9千帕（110/70毫米汞柱），症狀消除。

心律失常

【概述】　心律失常是指心臟的速率或節律失常，包括心動過速，竇性心律不整、陣發性心動過速，期前收縮，心房顫動等。

臨床表現以心慌、氣短，自覺心中跳動不安，胸前區不適，夜寐不安或多夢易醒，善驚易恐，脈沉細或結代等為主要症狀。

心律失常的內容鑒別要點如下：

(1)心動過速：以心率增快，在安靜狀態下成人超過100次/分鐘（兒童超過120次/分鐘，嬰兒超過150次/分鐘）為其特點。

(2)竇性心律不整：以吸氣時增快，呼氣時變慢，活動後或屏氣時的不齊現象消失為其特點。

(3)陣發性心動過速：以突然起始或終止，發作時心率在160/240次/分鐘（小兒在180～300次/分鐘），可分室上性與室性兩種；前者心律絕對規則，刺激迷走神經時可制止發作；後者可有輕度的心律不整、心音強弱不一，刺激迷走神經無效等為其特點。

(4)期前收縮：以提前收縮，發作頻繁，呈二聯或三聯律為其特點。

(5)心房顫動：以心律完全不規則，心音強弱不等，脈搏強弱不一，可伴有脈搏短絀現象為其特點。

【分類】 心律失常屬於中醫學「心悸」、「胸痛」的辨證範圍。

【取穴】 心、心臟點、小腸、神門、肺、皮質下、支點（見圖218）。

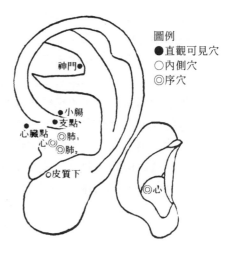

圖例
●直觀可見穴
○內側穴
◎序穴

圖218 治療心律失常的穴位

【治法】

(1)耳穴壓丸法：隔日一次，單耳施治，先左耳，後右耳，兩耳輪換進行，10次為一療程。

(2)針刺法：毫針刺激，每日一次，中、強刺激量，7次為一療程，每次留針15～30分鐘。

(3)激光照射法：每次照射1～3穴，每穴照射3～5分鐘，每日或隔日照射一次。雙耳同時或單耳交替照射，可以根據病情而定。每5～10次為一個療程，療程間，休息3～5天。

【按語】

(1)治以養血、益心、安神為主法。

(2)全方選穴：以心、神門、支點、小腸穴為治療心律失常的主要穴位。取心、心臟點穴養血生脈，益心安神，疏養經脈以治療氣血不足，心神失寧，心悸不安，面色少華，夜寐不安等症；取小腸穴疏利經氣，疏暢心胸；取神門、皮質下穴益心

寧神，鎮靜安眠，以治療陰虛火旺，心悸而煩，少寐健忘，眩暈耳鳴等症；取肺、支點穴利氣寧心，治療心神不寧，驚悸煩亂，坐臥不安，寐中多夢，睡易驚醒等症。

【備考】　①用耳穴治療心律失常具有一定的效果，對實性心動過緩或心律不整顯效較快。②可以在患者的心、神門等穴的區域內見到有光澤的中心發白的凹陷或隆起。③用電測的方法，可以在心、小腸等穴處獲得陽性的反應。

【病例】　鄒×，女，47歲，記者。心慌、胸悶、頭暈、耳鳴2週餘。確診為陣發性心動過速，來我處治療，脈率180次/分鐘，經用耳穴治療2次後，脈率下降至80次/分鐘左右。

冠心病

【概述】　冠心病又稱「冠狀動脈硬化性心臟病」，是由於冠狀動脈粥樣硬化，心肌血液運行和供養發生障礙而引起的心臟病。其多見於中年以上的男性，是最為常見的心血管疾病之一。

本病的表現主要有胸骨後或心前區呈現發作性或持續性疼痛，以及心胸有憋悶感等，或見疼痛放射至左臂、頸及上腹部等，甚者伴有四肢厥冷、青紫、脈微細等症。

【分類】　冠心病屬於中醫學「真心痛」、「胸痺」的辨證範圍。

【取穴】　心、交感、神門、皮質下、腎、肺、脾、肝、小腸、興奮點、內分泌、胸、腎上腺、虛、失眠、降壓溝（見圖219）。

【治法】
(1)耳穴壓丸法：每日或隔日一次，單耳治療，兩耳交替進

行，七次為一療程。

(2)耳針法：毫針，每日一次，中刺激量，每次留針 10～20 分鐘，5 次為一療程。雙耳治療者，兩療程間歇 3 日後，可繼續治療。

(3)激光照射法：單耳治療，每次取 4～6 穴，每穴照 3～5 分鐘，兩耳交替治療，7 次為一療程。

【按語】

(1)治以養血益心，壯陽通經，溫陽暢膈為主法。

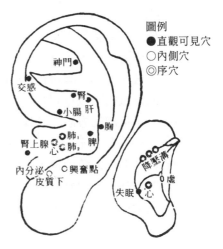

圖 219　治療冠心病的穴位

(2)全方選穴：以心、胸、神門、小腸、皮質下、腎上腺穴為治療冠心病的主要穴位。取脾、胸、肺、皮質下穴健脾祛濕，化痰升陽，以治療痰濁上逆，痺阻胸陽，胸膺懊悶，偶發胸痛，倦怠乏力，不思飲食，痰白粘而量多，氣短懶言等症；取交感、小腸、胸、腎上腺穴行氣活血，宣通心脈，益心鎮痛，以治療氣滯血瘀，心脈受阻，心胸刺痛，陣陣頻作，掣引肩背、胸悶氣短，噫氣時發，舌質黯滯或有瘀斑，脈沉澀或結代等症；取腎、興奮點、小腸、虛穴溫振心陽，宣通脈絡，以治療胸陽不振，心脈痺阻，胸中隱痛、時作時止，累後加重，掣引肩背、自汗肢冷、溲清便溏等症；取心、交感、神門、暈點、失眠、降壓溝穴滋陰補血，宣痺通絡，以治療陰血虧虛，心脈澀滯，胸中隱痛，時見發作，尤以下午夜晚為重，眩暈咽乾，心悸盜汗，夜寐不寧，腰痠膝軟等症；取心、神門、脾、腎、興奮點、內分泌、虛穴滋陰助陽，益氣養血，以治療陰陽兩虛

，胸痛隱隱、稍勞即重，心悸氣短，面色蒼白，畏寒肢冷，食少身倦，腰痠膝軟等症。

【備考】　①用耳穴防治冠心病和緩解疼痛等症狀具有一定的療效，對心電圖可有部分改善。②在患者的心、胸、小腸等穴的區域內可以見到有紅色或灰色的點狀、圓形或線狀等的改變。用電測的方法在其耳穴區內可以獲得陽性的反應。

【病例】　王××，女，61歲。冠心病7年餘。現經常因心絞痛發作入院治療，並服用中西藥治療，仍常有胸憋悶痛，隱隱發作，心煩易怒，失眠等症，心電圖提示心肌缺血。經用耳穴治療一療程後，症狀消失，復查心電圖大致正常。

病毒性心肌炎

【概述】　病毒性心肌炎是指因感染的病毒侵犯心肌而引起的心肌局灶性或彌漫性炎症的病變。有急性、亞急性和慢性之分。

病毒性心肌炎的臨床表現主要有病毒感染和心臟受累兩個方面：病毒感染可有上呼吸道或消化道感染的前驅症狀，常伴有發熱、乏力、易出汗等；在病毒感染後的1～4週內可有心臟受累的症狀，常見心悸、胸悶痛、氣促、以及心臟擴大（呈兩側性擴大，以左側為重，病癒後可恢復正常）等表現。

【分類】　病毒性心肌炎屬於中醫學「心悸」的辨證範圍。

【取穴】　心、神門、腎上腺、小腸、內分泌、枕、前列腺（見圖220）。

【治法】

⑴耳穴壓丸法：單耳取穴，隔日一次，兩耳交替進行治療，七次為一療程。

(2)激光照射法：每日一次，每穴照射 3～5 分鐘，雙耳同時或交替照射，5～10 次為一療程，療程間，休息 3～5 天。

【按語】

(1)治以養血益氣，利氣化瘀，解毒鎮痛為主法。

(2)全方選穴：以心、神門、腎上腺、前列腺穴為治療病毒性心肌炎的主要穴位。取心、神門、腎上腺穴養血生脈，寧心安神，解毒止痛，祛濕鎮

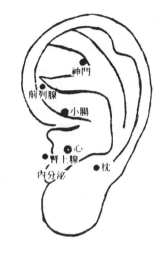

圖 220 治療病毒性心肌炎的穴位

靜；取小腸、內分泌、枕、前列腺穴利氣寧心、培精血，通經絡，清熱緩急，活血化瘀；全方配伍以陰性穴為主，體現滋補陰血，培補心氣，化瘀利濕，清熱解毒，鎮靜安神，寧心止痛，以利於炎症的消退。性質屬陰，養血而清熱解毒，利濕化瘀而消腫脹，滋陰培氣而寧心鎮痛，扶正兼以祛邪，以利恢復健康。

【備考】 ①上述耳穴可用於治療病毒性心肌炎，緩解心悸、氣促、胸悶、頭暈等症狀。②在患者的心、神門、腎上腺等耳穴的區域內可以見到白色的點狀，周邊有紅暈的皮膚改變。用電測的方法也可以在其耳穴的區域內獲得陽性的反應。

【病例】 于×，女，27 歲。3 週前患感冒，現胸悶、心慌、氣促、乏力、面色蒼白、多汗，心電圖改變，心外形擴大，實驗室檢查有異常，確診為病毒性心肌炎，經用耳穴治療 3 個療程後，症狀消失，各項檢查好轉。

風濕性心臟病

【概述】　風濕性心臟病簡稱「風心病」，是指因風濕病急性發作後，遺留的心臟瓣膜遭受損害性的疾病。

本病的表現主要以心悸、氣喘及浮腫等症為其特徵。

【分類】　風濕性心臟病屬於中醫學「心悸」、「怔忡」、「喘症」、「水腫」的辨證範圍。

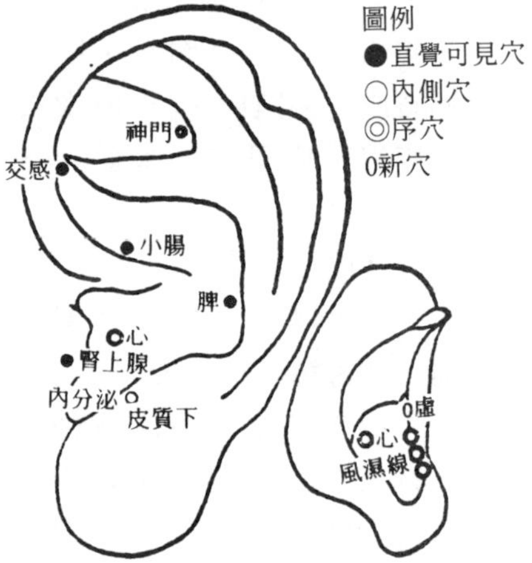

圖例
●直覺可見穴
○內側穴
◎序穴
0新穴

圖 221　治療風濕性心臟病的穴位

【取穴】　心、小腸、交感、神門、皮質下、內分泌、腎上腺、脾、虛、風濕線（見圖 221）。

【治法】

(1)耳穴壓丸法：單耳取穴，兩耳交替進行，第一次治療時先取左耳，每日或隔日一次，10 次為一療程。

(2)激光照射：每日或隔日一次，每次照射 3～5 穴，每穴照射 2～4 分鐘，5～10 次為一療程，療程間，休息 3～5 天。

【按語】

(1)治以養血生脈，益心安神，袪風除濕為主法。

(2)全方選穴：以心、皮質下、小腸、脾、風濕線、內分泌穴為治療風濕性心臟病的主要穴位。取神門、皮質下、內分泌、風濕線穴袪除風濕，清熱寧心，以治療風濕襲表，內犯及心，發熱惡風，頭痛而重，關節腫痛，呼吸迫促。心悸自汗，胸悶煩亂等症；取心、脾、虛、神門穴益氣養陰，寧心安神，以治療氣血不足，心神失養，心悸氣短，夜寐不安，頭暈目眩，

面色無華，下肢浮腫等症；取心、小腸、交感、腎上腺、脾穴益心安神，健脾寧心，以治療心脾不足，氣滯血瘀，水濕滯阻，心悸心痛，發時欲按，短氣喘息，頭暈眼花，面色無華，小便不暢，身有微腫等症。

【備考】　①在風濕性心臟病的非活動期時，應用耳穴治療，可以鞏固其治療效果。②在患者的心、皮質下、小腸、風濕線等耳穴的區域內，可以見到白色的點、片狀邊緣不淸的皮膚改變。用電測的方法也可以在其耳穴的區域內獲得陽性的反應。

三、消化系統

食管炎

【概述】　食管炎是因生化、理化及細菌等致病因素引起的食管炎症。常因吞食灼熱飲食，胃液反流，強酸強鹹等化學物質或細菌等引起的食管下段粘膜損害。

病人可有胸骨後或劍突下燒灼感、刺痛及吞咽困難等症狀。燒灼感和疼痛與病變程度多不一致，嚴重者可沒有或只有輕微的不適感。燒灼感常在進食辛酸、脂肪食物、或飲酒後發生。疼痛可牽涉頸、肩胛間區、耳及上臂等部位，當服用鹹性藥物以後可以減輕；在進餐、軀曲、或劇烈運動後，可有酸灼及苦味的胃內容物返流至食管上段，甚至溢入口腔。少數病人還有嘔血、或伴吐血絲物等症狀。

【分類】　食管炎屬於中醫學「嘔吐」、「胃脘痛」的辨證範圍。

【取穴】　食道、賁門、十二指腸、神門、鎮靜、中腹、胃、咽門（見圖 222）。

【治法】

(1)耳穴壓丸法：單耳取穴，雙耳交替進行治療，隔日一次，七次為一療程。

(2)針刺法：毫針。單耳或雙耳取穴，中、強刺激量，每次留針 10〜20 分鐘，每日或隔日一次，10 次為一療程，兩療程間隔 4 天。

【按語】

(1)治以下氣降逆，利膈止痛為主法。

(2)全方選穴：以食道、賁門、咽門、神門穴為治療食管

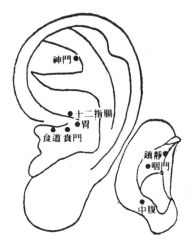

圖 222 治療食管炎的穴位

炎的主要穴位。取食道、賁門、胃穴利氣降逆，和胃暢膈，清熱鎮痛以治療嘔惡時作，食後噯氣，有燒灼感，脘腹脹痛等症；取十二指腸穴解痙止痛，行氣攝血；取神門、鎮靜穴和胃寧神，鎮靜緩中以治療口苦心煩，胃脘不適等症；取中腹、咽門穴降逆利咽，行氣消食，和胃止痛以治療口中不和，吞咽困難，或覺燒灼感等症。全方各穴配伍應用，可以降逆下氣，通利咽膈，化滯消食，解痙止痛，以使痙攣解除，胃酸降低，改善括約肌的功能，增強食管平滑肌的繼發性蠕動，避免胃內容物的反流，減輕食管炎的症狀。

【備考】　①利用耳穴治療食管炎具有一定的效果，可以消除或緩解食管炎的症狀。②在患者的食道、賁門、咽門等耳穴的區域內可以見到有光澤的點、片狀的紅暈，邊緣不清的皮膚改變。用電測的方法也可以在其耳穴的區域內獲得陽性的反應。

【病例】　趙××，男，36歲，工人。既往有反流性食管炎，經常有胸骨後的燒灼感，曲身或臥床時加重，甚至有帶酸苦味的胃內容物溢入口腔，經用耳穴治療1個療程後，症狀消失。

急性胃腸炎

【概述】　急性胃腸炎是指因飲食不當或食之不潔的飲食而致胃腸部的急性炎症。

急性胃腸炎多見於夏秋季節，以頻繁的上吐下瀉和腹部疼痛為其特徵。

【分類】　急性胃腸炎屬於中醫學的「嘔吐」、「泄瀉」、「霍亂」等的辨證範圍。

【取穴】　胃、食道、賁門、膈、腹、大腸、小腸、交感、神門、胃腸、腎胞、頸感、枕（見圖223）。

【治法】

(1)針刺法：毫針。單耳或雙耳取穴，每日1～2次，強刺激，每次留針10～30分鐘。

(2)耳穴壓丸法：單耳或雙耳取穴，每日或隔日1次。

【按語】

(1)治以行氣化滯，解毒鎮痛為主法。

(2)全方選穴：以胃、賁門、大腸、小腸、胃腸、交感、腹穴為治療急性胃腸炎的主要穴位。取胃、腹穴行氣消食，

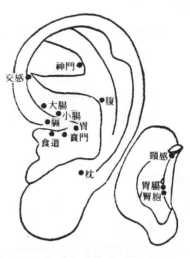

圖223　治療急性胃腸炎的穴位

解毒清熱，緩急止嘔，取食道穴利氣降逆以治療嘔吐頻繁，脘脹腹痛等症；取大腸、小腸穴下氣除滿，通經利腑，寧心化滯，調理氣機，以治療泄瀉頻繁，便前腹痛，瀉後痛減等症；取胃腸、神門、交感、腎胞、頸感穴調理胃腸，鎮靜止痛以治療上吐下瀉，脘腹脹痛等症；取膈、賁門穴解痙下氣，疏利胸膈，以治療噁心嘔吐，鬱悶不舒等症。

【備考】 ①用耳穴治療急性胃腸炎具有一定的效果，可以止嘔吐、除腹痛、止腹瀉。②在患者的胃、賁門、小腸、大腸、胃腸等的耳穴區域內，可以見到有光澤的點片狀紅暈。用電測的方法，也可以在其耳穴的區域內獲得陽性的反應。

【病例】 蔡××，女，43歲，工人。夜間突發上吐下瀉，脘腹作痛，頻頻而發，經醫院急診診斷為急性胃腸炎。雖經藥物治療，症狀未盡，加用耳穴治療一次，症狀消除。

胃下垂

【概述】 胃下垂是因內臟平滑肌鬆弛、腹壁脂肪缺乏和胃的張度降低而致。

本病多見於身體瘦弱、胸廓狹長、素胖驟瘦，或多產婦女，以及經常食後過勞的人。

臨床表現以食少納差、脘脹悶痛、食後尤甚、臥時減輕便秘等症為主。

【分類】 胃下垂屬於中醫學「胃脘痛」和「虛證」的辨證範圍。

【取穴】 脾、胃、皮質下、虛、沉穴（見圖224）。

【治法】

⑴耳穴壓丸法：單耳取穴，兩耳輪換進行治療，隔日一次，10次為一療程。

　　(2)針刺法：毫針。每日或隔日一次，中、強刺激量，每次留針 10～30 分鐘，單耳或兩耳輪換進行治療，10～20 次為一療程。

【按語】

　　(1)治以健脾升陽，益氣消食，利氣止痛為主法。

　　(2)全方選穴：以脾、沉穴、虛穴為治療胃下垂的主要穴位。取脾、虛穴健脾益氣，強體充肌，以治療脾氣虛弱，面色萎黃，神疲肢軟，食少腹痛

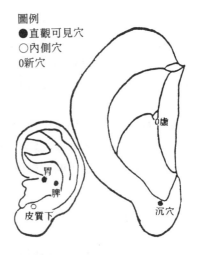

圖例
●直觀可見穴
○內側穴
0新穴

圖 224　治療胃下垂的穴位

等症；取胃穴行氣消食，以治療脘腹脹滿，食後尤甚等症；取皮質下、沉穴升陽強體，益氣止痛，以治療頭暈目眩，心悸氣短，語聲低弱，身乏無力，便秘難解等症。

　　總之，脾氣是關鍵。因為脾主運化，主肌肉，脾氣旺盛，脾的功能正常，才能化生水穀精微，使人體的氣血充盛，肌肉豐滿有力，故以健脾益氣為主法。中氣充足，升舉有力才能消除因胃下垂而產生的各種不適症狀。在組穴中，選用胃穴行氣消食以治標，減少胃之負擔，有利於病情好轉，選用脾、皮質下、虛、沉穴合力以治本，健脾益氣而止下垂，增強內臟平滑肌力，有助於胃的位置回升，從根本上消除病因。

　　【備考】　①利用耳針治療胃下垂症具有一定的效果，結合其他療法有助於胃的位置回復；②由於腹肌薄弱對本病的發病有很大的影響，故應鼓勵患者參加適量的體育鍛鍊，以提高腹部肌肉的張力；③為減輕胃的負擔，有助於病情的好轉，需

要注意飲食定量，進食後不做劇烈運動（最好能臥床休息），進食營養價值高而又容易消化吸收的飲食。④在患者的脾、沉穴、虛穴等處可以見到白色的片狀或皮膚增厚等的異常改變。用電測的方法，也可以在其耳穴的區域內獲得陽性的反應。

　　【病例】　方×，男，57歲，司機。患胃下垂數年，經常腹滿脹痛，食後加重，食慾不振，大便不調，身乏無力。採用中藥和耳穴治療2療程後，症狀消失。對比治療前、後X線鋇餐的報告，提示胃的位置回升了2公分。

慢性胃炎

　　【概述】　慢性胃炎是指急性胃炎經久不癒、長期進食刺激性的飲食、胃本身的機能異常、營養不良、神經內分泌機能失調、以及病灶感染等所致的慢性胃粘膜炎性病變。

　　本病根據病變的情況，可以分成淺表性胃炎、萎縮性胃炎和肥厚性胃炎三種。

　　慢性胃炎的臨床表現：常多年反覆發作，且無典型的胃部症狀，可有上腹部無節律性的隱痛，進食不能緩解。或似如潰瘍病，或似消化不良，食後腹脹堵悶，噯氣反胃，食慾不振。或有身乏、消瘦、貧血等全身衰弱的表現。觸壓上腹部位的壓痛區域，常呈彌漫性的分布。還可以伴有舌炎及舌體萎縮症狀。

　　【分布】　慢性胃炎屬於中醫學「胃脘痛」的辨證範圍。

　　【取穴】　胃、交感、神門、脾、腹、胰膽、肝、十二指腸、胃腸、上腹、百靈₁、鎮靜（見圖225）。

　　【治法】

　　(1)耳穴壓丸法：隔日二次，單耳取穴，兩耳輪換進行治療，7次為一療程。

(2)針刺法：毫針。每日或隔日一次，單耳或雙耳取穴，中、強刺激量，每次留針10～30分鐘，5～10次為一療程，療程間隔3～5天。

(3)激光照射：單耳或雙耳取穴，每穴照射3～5分鐘，每日或隔日一次，每次照射3～5穴。10次為一療程，療程間隔3～5天。

【按語】

(1)治以行氣消食，健脾和胃為主法。

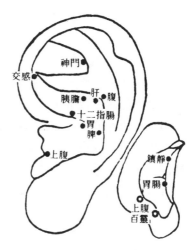

圖225　治療慢性胃炎的穴位

(2)全方選穴：以胃、神門、脾、胰膽、肝穴為治療慢性胃炎的主要穴位。取胃、腹、十二指腸、胰膽穴行氣消食，和胃止痛，以治療胃失和降，胃脘滿悶，噯氣呃逆，食慾不振等症；取脾、胃腸、百靈$_1$、鎮靜、神門、交感、肝穴健脾和胃，調理胃腸，緩中止痛，以治療脾胃虛弱，面色萎黃，倦怠乏力，腹脹食少，胃脘隱痛，滿悶不消，或見噯氣頻發，時有嘔吐等症。

【備考】　①本病屬於慢性疾病，病程緩慢而長，利用耳穴需要長時期治療，以鞏固治療效果。②在患者的胃穴等區域內，可以見到有白色的片狀改變，部分有皮膚增厚的現象。用電測的方法，可以在其耳穴的區域內獲得陽性的反應。

【病例】　趙××，女，40歲。1年來經常腹滿悶痛，食少不消，身乏無力，面色萎黃，胃鏡檢查，病理報告提示慢性淺表性胃炎。多處醫治，效果不佳。經用耳穴治療2個療程後

，症狀消失，病理好轉。

胃、十二指腸潰瘍病

【概述】　胃、十二指腸潰瘍病屬於慢性、全身性的疾病。病變的位置在胃或十二指腸。臨床表現以長期、周期性的發作和有節律性的上腹痛為其特點。

本病多見於青壯年，病史多達數年以上，常在秋、冬季節發作。每日腹痛均有節律性：胃潰瘍常在飯後 1／2～1.5 小時，持續 1～2 小時後漸輕；十二指腸潰瘍的腹痛主要在飯後 2～4 小時開始，持續至下次進餐，並可在夜間發作。常伴反酸、燒心、噯氣、甚至噁心、嘔吐，但食欲多無改變。發作期，上腹有壓痛，觸痛點侷限，無肌緊張。在背部胸椎二旁的皮膚處，常有壓痛的過敏區出現。

【分類】　胃、十二指腸潰瘍病屬中醫學「胃脘痛」、「腹痛」的辨證範圍。

【取穴】　交感、神門、腹、潰瘍、前列腺、百靈2、胃、脾、皮質下、十二指腸（見圖 226）。

【治法】

(1)耳穴壓丸法：單耳取穴，兩耳輪換進行治療，隔二日一次，10 次為一療程。

(2)針刺法：毫針。每日或隔日一次，單耳或雙耳取穴，每次留針 10～20 分鐘，中、強刺激量，10 次為一療程，

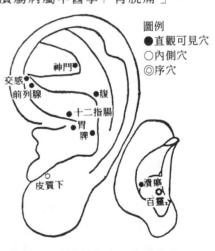

圖例
●直觀可見穴
○內側穴
◎序穴

神門
交感
前列腺
腹
十二指腸
胃
脾
皮質下
潰瘍
百靈2

圖 226　治療胃、十二指腸潰瘍病的穴位

療程間隔 1 週。

【按語】

(1)治以行氣鎮痛，和胃健脾，養血通絡為主法。

(2)全方選穴：以胃、十二指腸、潰瘍、皮質下、交感穴為治療胃、十二指腸潰瘍病的主要穴位。取脾、胃、百靈₂、潰瘍、十二指腸穴行氣消食，健脾和胃，益氣養血，以治療氣虛絡阻，脘腹疼痛，飢時痛甚，食後痛減，或嘔吐清水，神倦便溏，腹部發涼，喜暖喜按等症，取胃、十二指腸、潰瘍、前列腺穴行氣消食、活血化瘀，緩急止痛，以治療血瘀絡阻，脘腹刺痛，食後加重，痛有定處，嘔血、便血等症；取皮質下、腹、胃、交感、神門穴行氣通腑，疏鬱緩急，鎮靜止痛，以治療氣鬱不舒，脘腹脹痛，痛無定處，噯氣、反酸等症。

【備考】　①用耳穴治療胃和十二指腸潰瘍病具有一定的療效，對於緩解疼痛、減輕症狀都具有明顯的效果。②在患者的胃、十二指腸、皮質下、潰瘍等耳穴的區域內，可以見到有白色或暗紅色的點片狀的邊緣紅暈的改變，少數者有丘疹。用電測的方法，也可以在其耳穴的區域內獲得陽性的反應。

【病例】　王××，男，42 歲，幹部。既往有十二指腸球部潰瘍史，經常在飯後 2～3 小時和夜間發生上腹部疼痛，伴有反酸、消瘦。採用耳穴治療 3 次後症狀減輕，2 療程後疼痛消失，3 療程後 X 線鋇餐報告：十二指腸球部輪廓正常。

胃腸神經官能症

【概述】　胃腸神經官能症屬於內臟神經官能症，無器質性病變。以胃腸的運動和分泌功能的紊亂及伴有失眠、焦慮、精神不集中、神經過敏、頭痛等其他官能性症狀為其特徵。

本病是神經功能紊亂在胃腸道的表現，多有精神誘發因素

，常見於青壯年，女性為多。病程較長，症狀輕重不一，可呈持續性發作或呈間斷性的反覆發作。如：胃神經官能症—主要以胃部的症狀為主，包括神經性嘔吐、噯氣和厭食。病人常有反酸、噯氣、厭食、噁心、嘔吐、劍突下燒灼感、飯後飽脹、上腹不適和疼痛等症；腸神經官能症—主要以腸道的症狀為主，包括情緒性腹瀉、結腸過敏（或稱結腸激惹綜合徵）以及便秘與腹瀉不規則地間歇交替型等。病人常有腹痛不適、腹脹、腸鳴、腹瀉和便秘等症狀。

【分類】　胃腸神經官能症屬於中醫學「嘔吐」、「泄瀉」、「胃脘痛」等的辨證範圍。

【取穴】　胃、食道、十二指腸、小腸、大腸、神門、心、肝、枕小神經、神經官能症、皮質下（見圖227）。

【治法】

⑴耳穴壓丸法：單耳取穴，兩耳輪換進行治療，隔日一次，10次為一療程。

⑵針刺法：毫針。單耳或雙耳取穴，每日或隔日一次，中、強刺激量，留針10～30分鐘，10次為一療程，療程間，休息1週。

【按語】

⑴治以行氣消食，和胃調腸，寧心安神為主法。

⑵全方選穴：以胃、食道、小腸、大腸、心、神經官能症、神門穴治療胃腸神經官能症的主要穴位。取十二指腸、

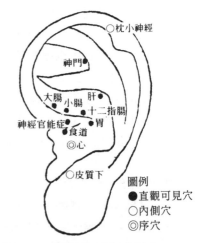

圖227　治療胃腸神經官能症的穴位

胃、咽門、鎮靜、食道穴行氣消食，疏鬱安神，寧心通絡，和胃止嘔，以治療氣機鬱滯，胃氣失和，嘔吐噯氣，頻繁而作，咽膈不利，胸脇滿痛，煩悶不舒等症；取小腸、大腸、交感、神門、心、枕小神經、皮質下、神經官能症穴寧心安神，調理胃腸，行氣化滯，以治療心悸不安，失眠健忘，失眠多夢，腹脹便溏，或便下秘結，交替而作等症。

【備考】　①用耳穴治療胃腸神經官能症具有一定的治療效果，但不穩定，需要堅持治療。②在患者的胃、食道、小腸、大腸、心、神經官能症等耳穴的區域內，可以通過電測的方法獲得程度不同的陽性的反應現象。

【病例】　楊××，女，36歲，幹部。既往有神經官能症，經常有頭昏、頭暈、頭痛、失眠、注意力不集中，記憶力差、易激動等症。近半年來，食慾不振，食少腹脹，大便不調，神疲體倦，身體消瘦，經醫院各項檢查均未發現器質性病變，用藥物治療效果不明顯。經用耳穴治療5次，症狀明顯減輕。2個療程後，症狀消除，體力恢復。

習慣性便秘

【概述】　習慣性便秘是指大腸傳導功能失常所造成的大便秘結不通，乾燥堅硬，數日不下，或糞便乾燥，排便艱澀不暢，或無力排解大便。

本病最常見的原因是不規則的排便習慣，經常不定時或不及時的排解大便，使便意缺乏，造成直腸對便的充脹刺激的感受處於麻痺狀態，從而使大腸的運動緩慢，以致糞便在直腸內停留的時間延長，水分被腸壁進一步吸收，而造成糞便乾固。

長期、持續而嚴重的便秘，對人體的危害是多方面的，除了可以發生腹痛、腹脹和痔瘡外，更重要的是因為便秘造成的

食物殘渣在腸腔內發酵、腐敗而產生的大量氣體和有毒物質，對人體的消化、呼吸、循環、神經等各系統造成不良的影響，引起機體本身的中毒，出現精神淡漠、頭痛、頭昏、疲乏無力、食慾減退、噯氣、噁心、心率緩慢、血管擴張、血壓下降及呼吸抑制和貧血等。

因此，積極治療和預防便秘，具有重要意義的。

【分類】　習慣性便秘屬於中醫學「便秘」的辨證範圍。

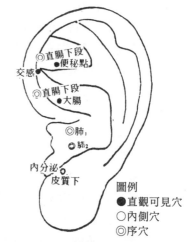

圖 228　治療習慣性便秘的穴位

【取穴】　大腸、直腸下段、皮質下、便秘點、內分泌、交感、肺（見圖 228）。

【治法】

⑴耳穴壓丸法：單耳取穴，兩耳交替進行，隔日一次，4次為一療程。

⑵針刺法：毫針。單耳或雙耳取穴，每日或隔日一次，中、強刺激量，每次留針 10～30 分鐘，4 次為一療程，療程間隔 2 天。

⑶自我保健法：病員可以根據自己的情況採用揉按法或觸壓法。①手指揉按法：拇指、食指相對，壓迫耳廓上的三角窩、耳甲艇、屏間切跡處，重點按壓便秘點、大腸、內分泌等穴位。要求：一壓一鬆，用力適中，均勻。每部位揉按 10～30次。每日 2～4 次，雙耳交替進行，4～7 天為一療程。②小棒

觸壓法：病員可以借助鈍頭的小木棒或小塑料棒，小玻璃棒均可，面對鏡子，按照耳針穴位圖取穴。治療要求基本同手指揉按法。觸壓強度，以能耐受為度。

【按語】

(1)治以下氣通腑為主法。

(2)全方選穴：以便秘點、內分泌、大腸穴為治療習慣性便秘的主要穴位。取大腸、直腸下段穴下氣通便，暢利腑氣，以治療腸道氣滯，腑氣不通，大便乾燥、硬結如球，數日不下，脘腹痞滿等症；取內分泌、皮質下、交感、便秘穴通腑升清，調理胃腸，以治療腸燥氣虛，傳導無力，大便乾燥、不甚乾硬、或便頭乾、神倦面白、頭暈、氣短、食少乏味、腹不甚痛等症；取肺、大腸穴暢氣通腑以治療胸滿、鼻塞、腹脹、便秘；取便秘點、大腸、內分泌穴行氣導滯，調理腑氣，以治療氣機鬱滯，傳導受阻，糞便不暢、缺乏便意、數日不便等症。

【備考】　①用耳穴治療習慣性便秘具有顯著的效果。對耳穴敏感者，在便前用手指觸壓耳穴即可通便；解決習慣性便秘，要以預防便秘為主，平時要養成定時和及時排解大便的習慣，進餐時多吃含纖維素豐富的蔬菜類食物，多飲水。久坐辦公者，還要加適當的體育運動。

②在便秘者的大腸、便秘點等耳穴的區域內，可以看到無光澤的白色片狀或糠皮樣的脫屑物。用電測的方法，也可以在其耳穴的區域內獲得陽性的反應。

【病例】　文××，女，60歲，文學作家，大便秘結數十餘年，經常腹滿、胸悶、失眠、頭痛、大便秘結不通，數日不便，每次須服瀉下劑和進食大量的香蕉。採用耳穴治療3次，可自行大便，2療程後，症狀消除。

膈肌痙攣

【概述】　膈肌痙攣是一種因膈神經受到刺激而引起的膈肌非自主的，呈間歇性、痙攣性的收縮的病症。本症以氣逆上衝，喉間呃呃連聲，聲短而頻，令人不能自禁為其特徵。偶發輕微且能片刻而止者不為病；持續、反覆不斷者需經治療可以止；久病體虛而見呃逆者，多為病勢轉重之兆。

膈肌痙攣俗稱「打呃」，常因進食急促、感受風寒、飲食生冷、或患疾病（如神經官能症、胃部疾患、食道炎、縱隔炎、癔病、術後等）所致。本病多突然發作，呃呃而作，病情輕重不一，輕者可持續幾分鐘至幾小時，不治可癒；重者可晝夜不停，甚至遷延數日、數週不癒，可以影響說話、吃飯、睡眠、術後創口癒合等。

【分類】　膈肌痙攣屬於中醫學「噦症」、「呃逆」的辨證範圍。

【取穴】　膈、神門、肌鬆點、肝、皮質下、枕、鎮靜（見圖 229）。

【治法】

⑴電刺激：單耳或雙耳取穴，中、強電流刺激量，每穴 2～3 分鐘。每日或隔日一次。

⑵耳穴壓丸法：單耳或雙耳取穴，每日或隔日一次。注意：採用皮質下穴時，應取雙側耳穴。

【按語】

⑴治以調理氣機，降逆止

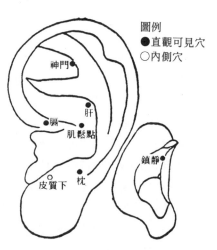

圖例
●直觀可見穴
○內側穴

神門
肝
膈
肌鬆點
鎮靜
皮質下　枕

圖 229　治療膈肌痙攣的穴位

呃為主法。

(2)全方選穴：以膈、神門、皮質下、肌鬆點穴為治療膈肌痙攣的主要穴位。取膈、肌鬆點、皮質下、枕穴，清熱降逆，下氣止呃，解痙利膈，以治療胃熱上逆，呃逆連聲，洪亮有力，口渴便秘，面赤煩躁等症；取神門、肝、膈、鎮靜穴養陰生津，寧心鎮靜，降氣止呃，以治療虛熱內擾，呃聲微弱，虛煩不安，咽燥口乾，呃呃空腹易發等症。

上述各穴合用，可以調利氣機，下氣降逆以止呃，寧心安神以解痙止痛，減輕膈肌痙攣對大腦皮層產生的不良刺激，阻斷病理性反應鏈。肝藏血，主筋膜肌腱，血不足，無力榮養肌腱筋膜，易有濕風內動，故對神經衰弱、癲病之陰血不足，虛熱上擾者，取肝、神門穴以血柔筋，以利治其痙攣之主症，又取膈、肌鬆點穴，皮質下（應取兩耳穴）解痙寧神，使病人鎮靜止呃，取枕、鎮靜穴調節神經，降逆和胃而止逆痛。

【備考】　①用耳穴治療膈肌痙攣症是具有明顯效果的，對初發者多能立竿見影。

②在患膈肌痙攣症者的膈、肌鬆點、皮質下等耳穴的區域內，可以通過電測的方法獲得陽性的反應。

【病例】　陳××，女，53歲，醫生。呃逆半日，呃呃而作，不能自止，漸有進行性加重之勢，經用耳穴治療一次即癒。

戒　酒

【概述】　健康的人飲少量的、適當的酒，既能活血，增加食慾，又能產生輕度的欣快感，消除疲勞。

但是，經常不適當地大量飲酒，會對身體造成損害。酒的名目雖多，但其基本成分都是乙醇（酒精），它對人體各種器官都有不同程度的毒害。一定濃度的酒精可以降低大腦的抑制

過程，使低級中樞過度興奮，出現神經精神方面的改變，造成智力、理解力、注意力、記憶力的下降，以及感情衝動、啼笑無常、好說好動、手顫、舌顫，甚者有幻覺等精神反常現象。嚴重時可加深抑制，出現反應遲鈍，步態不穩，嗜睡，可因呼吸中樞麻痺而死亡。

　　酒精可以導致消化道粘膜發炎，對患有潰瘍病者可使潰瘍惡化，對肝細胞也有明顯的毒害作用，造成肝硬化和癌變。還可以引起營養不良、胃腸炎、感染、痛風、糖尿病、高脂血症、胰腺炎、心臟脂肪性變、腦血管意外、心律不整、怪胎等等。

　　因此，嗜酒成癮者應當堅決戒酒，尤其是素患肝腎疾病、胃酸過多、胃和十二指腸潰瘍、免疫功能低下、心血管疾患、癲癇、老年痴呆、肥胖病者更應該盡早戒酒。

　　戒酒符合中醫學「無病先防」和「治未病」的傳統觀點，即防患於未然。

　　【取穴】　三焦、垂體、內分泌、腦點、口、肝、神門、醉點、百靈₂（見圖230）。

　　【治法】

　　⑴耳穴壓丸法：單耳或雙耳取穴，每日或隔日一次，7～10次為一療程。

　　⑵針刺法：毫針，單耳或雙耳取穴，每日或隔日一次，中、強刺激量。每次留針10～30分鐘，10次為一療程，療程間隔5～7天。

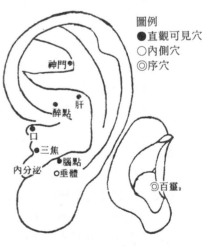

圖230　戒酒的穴位

【按語】

(1)治以清熱解毒，利水寧心，醒神鎮靜為主法。

(2)全方選穴：以內分泌、腦點、醉點、神門、三焦穴為戒酒的主要穴位。取垂體、腦點穴鎮靜安神以治療因飲酒而造成的大腦抑制過程減弱，低級中樞過度興奮，感情衝動、啼笑無常、好說好動等症；取內分泌，神門穴培精血，益腎氣，養陰益心，寧心安神以治療酒氣內傷，心腎陰虛，腰痠心悸、時時煩躁等症；取口、百靈₂、肝、醉點穴清熱解毒，利膽平肝，醒神解酒，利水行氣，祛痰止痛，以治療酒精傷身，損害消化、內分泌、呼吸、神經等系統的功能，治療因飲酒而引起的食少、腹痛、神靡嗜睡、咽峽炎、糖尿病、高脂血症等。

上述各穴相合，配伍應用可奏清熱解毒，利水寧心，平肝利膽，祛痰醒神之功效。酒之性味屬溫辛，其易上升發散，用穴之清熱、解毒、利水，以反其屬性，發揮減弱酒性的作用，用穴之利膽平肝，祛痰醒神，可以保肝醒醉，幫助解毒除癮。

【備考】　①用耳穴幫助戒酒具有一定的效果，對飲酒而引起的心慌、興奮、失眠等症也有療效。②在嗜酒者的內分泌、腦點、醉點等耳穴的區域內，通過電測的方法，可以獲得程度不同的陽性的反應。

【病例】　高××，男，41歲，幹部。嗜酒數年，每日午、晚餐飲酒1～2盅。既往有慢性肝炎史，常伴腹脹、便溏、身乏無力等症。其家屬強烈要求為他戒酒。採用耳穴治療1個療程，戒酒有效，症狀好轉。又1療程，停止飲酒，症狀消除，體力逐漸恢復。

膽囊炎、膽石症

【概述】　膽囊炎和膽石症是最常見的膽囊疾病。

　　膽囊炎主要是由於細菌侵襲和膽管阻塞所致；膽石症主要是由於膽道感染、代謝障礙、神經功能紊亂和膽汁滯留所致，或在膽囊、膽管有結石形成。膽石症常常與膽道感染合併存在，二者互為因果。

　　本病的臨床表現主要有右上腹和肋下痛，呈陣發性，常常放射至右肩及背部。還可有莫菲氏徵陽性，以及發熱等症。

　　【分類】　膽囊炎和膽石症屬中醫學「脇痛」、「黃疸」、「腹痛」的辨證範圍。

　　【取穴】　肝、膽、胰、胰腺點、膽囊點、神門、交感、內分泌、止痛點、脾、眼、三焦、上背、中背、下背、胃腸（見圖 231）。

　　【治法】

　　⑴耳穴壓丸法：單耳取穴，雙耳交替進行治療，隔日一次，首次先取右耳穴，10 次為一療程。

　　⑵針刺法：毫針。單耳或雙耳取穴，每日或隔日一次，每次留針 10～30 分鐘，中、強刺激量。5～10 次為一療程，兩療程間隔 1 週。

　　【按語】

　　⑴治以清熱利膽，解毒止痛，疏鬱袪濕為主法。

　　⑵全方選穴：以膽、肝、膽囊點、神門、內分泌、止痛點穴為治療膽囊炎和膽石症的主要穴位。取肝、膽、胰、眼、止痛點穴，清熱利膽，解毒

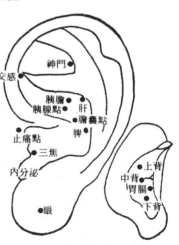

圖 231　治療膽囊炎、膽石症的穴位

止痛，健中和胃，平肝舒鬱，以治療毒熱內阻，肝火上擾，肝胃不和，右脇下痛、胃脘不適、胸悶善怒、目赤口苦、氣怒加重等症，取膽、內分泌、交感、神門、利膽清熱，袪濕止痛，以治療濕熱蘊結，阻滯肝膽，脇痛劇烈、陣發拒按、脘悶食少等症；取肝、膽、上背、中背、下背穴舒肝利膽，疏經止痛，以治療肝鬱氣滯、右脇下或心窩作痛、疼痛引及肩背、脹痛串走、時作時休、胸悶噯氣等症；取膽、胰、內分泌、脾、三焦穴健脾益氣，和胃除濕，消食通便，再取胃腸穴調理胃腸，以治療膽氣不利，脾胃不和，腸胃不調、消化不良、胃脘不舒、腹脹納呆，噯氣頻作、右脇下痛、脘悶便溏、神疲乏力等症。

　　【備考】　①用耳穴治療膽囊炎和膽石症具有一定的效果，可以解痙、止痛、消炎、利膽、解除因本病所引起的脇下疼痛，脘腹脹悶，納呆食少，食後不消，大便溏薄，神疲乏力等症，可以促進排石或控制結石增大。

　　②在患者的膽、肝、膽囊點、神門等耳穴的區域內，可以見到有白色的點狀斑點，急性發炎時其邊緣有紅暈等皮膚的改變。用電測的方法，可以在其耳穴的區域內獲得陽性的反應。

　　【病例】

　　⑴趙××，男，43歲，幹部。患膽囊炎4年餘。經常右上腹或脇下悶痛，食少口苦，腹脹便溏，神疲乏力等，服用藥物療效不明顯。經用耳穴治療4次，症狀減輕，治療1療程後，症狀基本消失。

　　⑵宋××，女，27歲，幹部。體驗B超普查發現膽囊內有0.4×0.2公分的結石，本人有右上腹痛，常因飽食受涼加重，痛及右肩，身乏無力等症，經配用耳穴治療4次後，症狀消除，1療程後復查檢查，結石消失。

四、泌尿、生殖系統

急、慢性腎炎，泌尿系感染

【概述】　急、慢性腎炎，泌尿系感染是泌尿系統的常見疾病。

急性腎炎主要是由於感染了Ａ組溶血性鏈球菌後，變態反應所引起的兩側腎小球廣泛性的急性炎症變化，多見於兒童和青少年，病久不癒可轉化為慢性腎炎。

泌尿系感染是腎盂腎炎、膀胱炎、尿道炎及腎的多發性膿腫、積膿和周圍炎的總稱，多見於女性，主要是由於感染了大腸桿菌、鏈球菌、葡萄球菌和變形桿菌等所致。

腎炎的臨床表現以水腫、血尿、蛋白尿、高血壓為特徵。

泌尿系感染的臨床表現以腰痛、尿頻、尿急、尿痛為其特點。

【分類】　腎炎和泌尿系感染屬於中醫學「水腫」、「淋證」、「癃閉」的辨證範圍。

【取穴】　膀胱、腎、交感、腎上腺、三焦、枕、神門、內分泌、脾、腎炎點、高血壓點、降壓溝、腎胞、尿道（見圖232）。

【治法】

(1)耳穴壓丸法：單耳取穴，兩耳交替進行治療，隔日一次，5～10次為一療程。

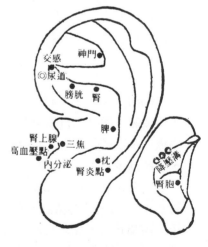

圖232　治療急、慢性腎炎、泌尿系感染的穴位

(2)針刺法：毫針。單耳或雙耳取穴，每日或隔日一次，中、強刺激量。每次留針 10～30 分鐘，7～10 次為一療程，療程間隔 5 天。

【按語】

(1)治以疏利氣機，行氣利水為主法。

(2)全方選穴：以腎、膀胱、腎上腺、三焦、腎炎點、尿道、降壓溝穴為治療急、慢性腎炎、泌尿系感染的主要穴位。取膀胱、腎上腺、內分泌穴祛風行水治療浮腫為主，適用於腎炎水腫，眼瞼頻面晨起明顯、肢節痠重、尿少、血尿、或有惡風、發熱、繼而四肢身腫等症，取交感、腎上腺、枕、神門、腎炎點穴清熱利濕，涼血解毒，以治療血尿為主，適用於尿少不暢、血尿如洗肉水色、輕度浮腫等症；取脾、腎、交感、三焦穴健脾益腎，行氣利水，以治療脾腎不足，水濕泛濫，全身浮腫、食慾不振、大便溏瀉、腰痠疼痛、面白身乏等症；取神門、腎炎點、高血壓點、降壓溝、腎胞穴等益陰平肝潛陽，以治療血壓升高、頭暈耳鳴、心煩急躁、口乾欲飲、視物模糊、腰膝痠軟等症；取膀胱、尿道、三焦、交感、腎上腺穴清熱利濕，行氣解毒，以治療尿急、尿頻、尿痛、尿道灼熱、或兼發熱、口渴喜涼飲等症。

【備考】　①用耳穴治療腎炎和泌尿系統感染具有一定的效果，可以消除尿中蛋白質，緩解尿急、尿頻、尿痛以及腰痛症狀，有利於恢復身體的健康。②在患者的腎、膀胱、腎炎點、尿道等耳穴的區域內，可以見到有光澤的點片狀紅暈，在慢性者可以見到白色的點片狀皮膚改變或白色的丘疹樣形態。用電測的方法，可以在其耳穴的區域內獲得陽性的反應。

【病例】　郭××，女，49 歲，幹部。既往有慢性腎炎，經常有腰痠膝軟、身乏無力，下肢浮腫，小便不利，腹部脹

痛,大便不調等症。近日又有尿急、尿頻、尿痛、尿道灼熱,尿常規化驗檢查:蛋白+,白血球 2～6,紅血球 1～3。經用消炎治療後,效果不明顯。

配用耳穴治療三次後,尿急、尿頻、尿痛、小腹脹痛和身乏無力等症減輕,4 次後症狀消失,一療程後,浮腫漸消,小便爽利,食慾增加,大便調暢,化驗復查正常。

遺尿症

【概述】　遺尿症是指有正常的排尿功能,但小便不能被控制,自行排出。或為小便不禁,白晝多見,小便滴瀝不斷,尿來即出,多見於年邁、腎虛者;或為睡中遺尿:夜間尿床,醒後方知,而無任何不適,多見於嬰幼兒。

嬰幼兒遺尿,屬於生長發育過程中的正常現象,主要是由於大腦皮質的發育尚未完全,不能夠抑制脊髓的反射活動而致,一般至 3 歲以後,就能夠自然消失了。

學齡前、後的兒童或成年人遺尿,大多是由於中樞神經系統高級部位對排尿的調節能力不完善,或是由於大腦皮質喪失對脊髓反射性膀胱收縮應有的抑制作用所致。常見於腦發育不全、中樞神經系統有疾患、睡前飲水過多,以及疲勞過度等。

【分類】　屬於中醫學「遺尿」的辨證範圍。

【取穴】　膀胱、遺尿點、腎、尿道、腦點、皮質下、肝、脾、腎胞、虛(見圖 233)。

【治法】

(1)耳穴壓丸法:單耳取穴,兩耳交替進行治療,隔日一次,七次為一療程。

(2)針刺法:毫針。單耳或雙耳取穴,每日或隔日一次,中、強刺激量。每次留針 5～20 分鐘,5～10 次為一療程,療程

間隔 1 週。

【按語】

⑴治以補益腎氣，固脬止溺為主法。

⑵全方選穴：以遺尿點、腎、尿道、腦點穴為治療遺尿症的主要穴位。取腎、腎胞、虛、皮質下、遺尿點、尿道穴補益腎氣，固攝尿液，治療腎氣不足，尿頻自遺、餘瀝不禁，神疲、畏寒、頭暈、腰痠、身乏肢軟、夜尿較多、小便清長、面色㿠白等症；取腦點、

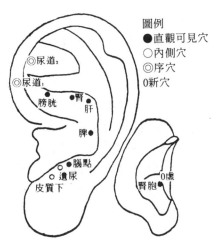

圖例
●直觀可見穴
○內側穴
◎序穴
0新穴

尿道₂
尿道₁
膀胱　腎
　　肝
　　脾
　　腦點
　　遺尿
皮質下
　　　0虛
腎胞

圖 233　治療遺尿症的穴位

膀胱、腎、尿道、遺尿點、肝穴益氣固腎，以治療腎氣失固，睡中遺尿、或伴形體消瘦、精神不振等症；取脾、腎遺尿點、腦點、皮質下、尿道、膀胱、虛穴益氣升陽，縮溺止遺，以治療脾腎兩虛，尿失固攝、尿意頻數、飲食欠佳、氣短、懶言、四肢困倦等症。

【備考】　①用耳穴治療遺尿症具有一定的效果，尤其對治療小兒睡中遺尿效果更佳。②在患者的遺尿點、腎、尿道、腦點等耳穴的區域內，可以見到缺少光澤的點、片狀凹陷或隆起，或有白色的丘疹。用電測的方法，可以在其耳穴的區域內獲得陽性的反應。

【病例】　梁×，女，13 歲，學生。遺尿 10 餘年，經常睡中遺尿。尿多時，一夜遺尿 2～3 次。雖經多方醫治，療效不理想。採用耳穴治療 2 次後，症狀減輕。1 療程後，病症消除。隨訪 1 年未發。

陽　萎

　　【概述】　　陽萎或稱「陽痿」，是指男性的陰莖勃起功能發生障礙，在有性刺激或性慾要求時，陰莖鬆軟不能勃起，或勃起不堅，或勃起的時間短促，很快萎縮，而不能進行或完成性生活。陽萎屬於男性性神經衰弱症之一。

　　本症除極少數為器質性病變引起者外，絕大多數都是屬於大腦皮質機能紊亂、或脊髓的性機能中樞功能紊亂所致。

　　【分類】　　本症屬於中醫學「陽萎」的辨證範圍。

　　【取穴】　　外生殖器、精宮、睪丸、神門、內分泌、皮質下、神經衰弱點、煩、脾、虛、腎、腎胞（見圖234）。

　　【治法】

　　⑴耳穴壓丸法：單耳取穴，兩耳交替進行治療，隔日一次，7次為一療程。

　　⑵針刺法：毫針。單耳或雙耳取穴每日或隔日一次，中、強刺激量。每次留針15～30分鐘，5～10次為一療程，療程間隔1週。

　　【按語】

　　⑴治以培精益腎，強壯宗筋為主法。

　　⑵全方選穴：以睪丸、精宮、外生殖器、皮質下、腎、虛穴為治療陽萎症的主要穴位。取睪丸、神門、神經衰弱點、煩穴滋腎養陰，清泄相火，以治療腎陰不足，相火妄動，性慾衝動、觸而即泄、心悸而

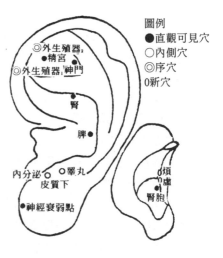

圖例
●直觀可見穴
○內側穴
◎序穴
0新穴

圖234　治療陽萎的穴位

煩、多思寐少、目澀、咽乾、小便黃赤等症；取內分泌、脾、虛、外生殖器穴補氣益中，充養宗筋，以治療中氣不足，宗筋失養，性慾減退、舉而不堅、神疲、乏力、氣短、納呆等症；取腎、腎胞、精宮、外生殖器穴；溫補下元，益精興陽，以治療腎陽衰微，宗筋痿弱，性慾衰退、痿而不起、腰痠腿軟、滑精、早泄、四肢少溫、陰囊濕冷等陽衰失養之症；取睪丸、內分泌、皮質下、神門穴等清熱利濕，護陰益腎，以治療濕熱下注，宗筋弛緩、性慾衝動、觸而即泄、精泄而萎、或睪中脹墜、小腹不舒、下肢痠軟、尿黃而混等濕熱下注之症。

　　【備考】　①用耳穴治療陽萎具有一定的效果，若逢耳穴敏感者，經治療一次即能勃起。②治療陽萎期間，應戒煙、忌酒，消除恐懼心理，避免應用能加重病情的藥物如胍乙啶、利血平、安宮黃體酮、海洛因、嗎啡、度冷丁等；禁食辛辣、肥甘厚味之品，以免助濕化熱加重陽萎；注意維護體力；避免過勞，尤其要保護心、肺、肝、腎等臟器的功能。③在患者的睪丸、精宮、外生殖器、腎等耳穴的區域內，可以見到邊有紅暈的點片狀的皮膚改變，或見缺少光澤的凹陷以及白色的丘疹。用電測的方法，可以在其耳穴的區域內獲得陽性的反應。

　　【病例】　方××，男，51歲，已婚。陽萎13年餘。經常不能勃起，或起而不堅，長期不能房事。為此，夫妻感情不融洽。雖經多方治療，效果不佳。因此，思想負擔很重，病情也較重。採用耳穴治療2次，即出現入睡陰莖自行勃起。3次後，即能同房性交。1療程後，性生活恢復正常，夫妻和諧。

早　泄

　　【概述】　早泄是指同房之始，精液即泄，陰莖隨之而軟縮，因此而影響正常的性生活。早泄屬於男性性神經衰弱症之

一。

本病多與陽萎關係密切，本病常常是陽萎症的早期症狀表現，陽萎也可以是早泄症的進一步發展的結果。

【分類】 早泄屬於中醫學「早泄」的辨證範圍。

【取穴】 腎、睪丸、肝、內分泌、心、神門、脾、三焦、垂體、虛、腎、胞（見圖235）。

【治法】

⑴耳穴壓丸法：單耳取穴，隔日一次，兩耳輪換進行治療，7次為一療程。

⑵針刺法：毫針。單耳或雙耳取穴，每日或隔日一次，中、強刺激量。每次留針10～30分鐘，5～10天為一療程，療程間隔1週。

【按語】

⑴治以益氣固精為主法，或兼補益肝腎、溫助腎陽、或兼補益心脾、或兼清瀉肝經濕熱。

⑵全方選穴：以腎、睪丸、神門、虛、腎胞穴為治療早泄症的主穴。取腎、肝、垂體、睪丸、內分泌、虛、腎胞穴，滋補精氣，強體固精，以治療腎氣虛損，同房早泄、腰膝痠軟、耳鳴、脫髮、牙齒鬆動。其中腎、虛、腎胞穴偏於溫助腎陽，重在治療腎陽虛損，畏寒、肢冷、短氣、乏力、面色㿠白，小便清長或頻數、大便溏泄等症；肝、垂體、睪丸、內分泌穴偏於滋陰益腎，重在治療腎陰不足。五心煩熱、頭暈、耳鳴、咽

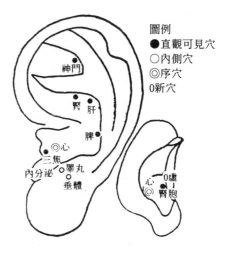

圖例
●直觀可見穴
○內側穴
◎序穴
0新穴

圖 235　治療早泄的穴位

乾、盜汗、溲黃赤、大便乾等症。取心、脾、神門、虛穴，補益心脾，養血安神，以治療心脾虧損，同房早泄、形體消瘦、面色不華、肢倦、神疲、納呆、便溏、心悸、氣短、乏力、自汗、多夢、健忘等症；取三焦、內分泌、脾、神門、睪丸及肝穴清利濕熱，以治療肝經濕熱，同房早泄、煩悶、口苦、小便黃赤、淋濁尿痛、或陰腫、陰癢等症，其中佐用肝穴是為疏鬱緩急，養血平肝，滋助正氣，使濕熱易去而又不傷陰氣。

【備考】　①用耳穴治療早泄具有一定的效果。

②為加強治療早泄的效果，首先要消除心理緊張情緒和自卑感，樹立治病的信心。可採用避孕套進行性交，以降低男性對性興奮的敏感性，或採用間斷式性交（在性交時，當有射精預感時，可暫停性交活動，待射精預感消失以後，再繼續進行性交）等，都有避免早泄和延長性交時間的作用，治療期間，禁過勞、氣鬱腦怒、過食辛辣、肥甘之品。忌疲勞後同房，忌飲用茶、咖啡、可可等興奮中樞神經的飲料，以免使中樞興奮性增強而加重病情。

③在患有早泄症者的腎、睪丸、虛等耳穴的區域內，通過電測的方法，可以獲得程度不同的陽性的反應。

【病例】　呂××，男，30歲，新婚。婚後色慾過度，房室不節，損傷腎氣，出現同房早泄、腰痠疼痛、神疲、乏力、影響性生活，經服用中藥和用耳穴治療1療程後恢復正常。

遺　精

【概述】　遺精是指未性交時而精液自行遺泄，次數頻繁，伴有全身不適等症狀。

一般又可以根據有夢與否，而把遺精分為兩類，其中有夢而遺者為「夢遺」，無夢而遺者為「滑精」。

　　睡中無夢自遺者，或聞睹色情而精液自遺的滑精者比眠中夢慾而泄精的夢遺者病情嚴重。

　　若是健康的男性，每月遺精1～2次，並無身體不適，則屬於精滿自溢，遺後新者又生的正常生理現象，不屬此論治之列。

　　【分類】　遺精屬於中醫學「遺精」的辨證範圍。

　　【取穴】　腎、膀胱、內分泌、精宮、尿道、盆腔、肝、外生殖器、神門、心（見圖236）。

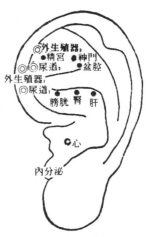

圖236　治療遺精的穴位

　　【治法】

　　(1)耳穴壓丸法：單耳取穴，隔日一次，兩耳交替輪換進行治療，7次為一療程。

　　(2)針刺法：毫針。單耳或雙耳取穴，每日或隔日一次，中、強刺激量。每次留針10～30分鐘，10次為一療程，療程間隔5天。

　　【按語】

　　(1)治以攝精益氣為主法，或兼以滋陰清熱、或兼以清熱化濕、或兼補腎固澀。

　　(2)全方選穴：以腎、精宮、盆腔、外生殖器穴為治療遺精症的主穴。取肝、神門、心、內分泌、盆腔穴滋陰清熱，以治療心火下移之標證，再配用腎穴，去性存用，使其與多數的陰性穴相伍，而發揮其精血，益陰氣的功用。全組穴聯合應用，

可以滋助腎水以濟心火，交通心腎，使水火既濟，以治療心腎不交，相火妄動，性慾衝動，夢中遺精、遺後頭暈目眩、心悸、咽乾、神疲、乏力、溲黃少、尿道灼熱痛等症，取尿道、盆腔、肝穴清化濕熱，兼護陰液，以治療濕熱下注，擾動精室，遺精頻作、咽乾、體倦、面生痤瘡、小便赤熱等症；取腎、精宮、膀胱、外生殖器穴補益腎陽，收澀固精，以治療腎氣不足，精關不固，精氣清冷、滑泄不禁、面色㿠白、腰膝痠軟，目眩、咽乾、或肢冷畏寒、陰囊濕冷等症。

【備考】　①用耳穴治療遺精症具有一定的效果。②為加強治療效果，首先要消除思想顧慮，樹立治病的信心。要養成良好的生活習慣，堅持早睡早起和積極參加適當的體育鍛鍊；忌過勞，避淫慾，降低大腦皮層的興奮狀態。不穿緊身內褲，減少摩擦陰部，避免陰莖充血：防止誘發遺精。少食肥甘、辛辣等易助濕生熱的食品。③在患有遺精症者的腎、精宮、盆腔、外生殖器等耳穴的域內，可以見到無光澤的白色的點片狀凹陷或隆起，或見有白色的丘疹。用電測的方法，可以在其耳穴的區域內獲陽性的反應。

【病例】　姜×，男，29歲，工人。遺精2年餘，經常夢遺，遺精後，腰痠疼痛，頭暈耳鳴、神疲乏力，面色無華，雖經多方治療，效果不佳。採用耳穴治療，1療程後，症狀消失。又治1療程，消除夢中遺精。

陰莖異常勃起

【概述】　陰莖異常勃起，又稱「陰舉不衰」是指陰莖異常的勃起，經過數小時，數日乃至逾週不衰。

陰莖異常勃起多發生於中年人，表現為無論有否性慾、或有無性生活，皆可引起陰莖強烈、持久地勃起，在陰莖持續勃

起的同時，可以伴有疼痛等不適感。陰莖勃起的大多數者，可以自然緩慢地恢復到鬆弛軟縮的狀態。但其中的部份者，又可再次發生陰莖勃起。陰莖勃起的少數者處於陰莖勃起的持續狀態，不僅有陰莖的疼痛感，而且還影響排尿，由於長時間的、持續而劇烈的勃起，最後可以導致陰莖水腫和壞死。

　　陰莖異常勃起的原因不明，或繼發於某些疾病之後，如陰莖局部損傷、脊髓損傷、腫瘤、白血病、鐮狀細胞貧血症、紅細胞增多症、血栓性靜脈炎等，導致血液變得粘稠，或形成血栓，不同程度的阻塞了陰莖部位的血管和阻礙了消除陰莖勃起的機制，使陰莖海綿體持久充血，從而引起陰莖勃起不衰。

　　【分類】　陰莖異常勃起，屬於中醫學「陽強不倒」、「莖強不痿」、「陰縱不收」、「縱挺不收」等的範圍。

　　【取穴】　盆腔、前列腺、輸尿管、肝、肝陽、鎮靜、上耳根（見圖 237）。

　　【治法】

　　(1)耳穴壓丸法：單耳取穴，隔日一次，兩耳輪換交替進行治療，7 次為一療程。

　　(2)針刺法：毫針。單耳或雙耳取穴，每日或隔日一次，中、強刺激量。每次留針 10～30 分鐘，5～10 次為一療程，療程間隔 5 天。

　　【按語】

　　(1)治以清熱瀉火為主法，或兼以利濕解毒、或兼以滋陰配陽。

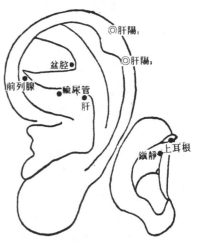

圖 237　治療陰莖異常勃起的穴位

(2)全方選穴：以盆腔、前列腺、輸尿管穴治療陰莖異常勃起的主穴。取盆腔、輸尿管、前列腺、上耳根穴清熱瀉火，利濕解毒，化瘀通經，以治療肝經濕熱，陰莖異常勃起、經久不衰、陰莖瘀血、色青紫暗、脹痛、小便黃赤、排尿困難等症；取肝、肝陽、鎮靜、上耳根穴滋陰降火，舒筋緩急，疏絡解痙，以治療陰虛火旺，陰莖異常勃起、脹痛、數日不衰、排尿困難、小便色黃、時泄精液、大便秘結等症。

【備考】 ①用耳穴治療陰莖勃起，有一定的效果。②為減少陰莖的異常勃起，有陰莖容易自行勃起者，需要注意避免使用可以引起陰莖異常勃起的藥物，如噻嗪類、肝素、睪丸酮、肼苯噻嗪等；陰莖異常勃起的持續狀態是一種急症，應當盡快處理，以恢復其靜脈回流的暢通，減少陰莖的組織缺血、缺氧而發生損害。③在患有陰莖異常勃起症者的盆腔、前列腺等耳穴的區域內，通過電測的方法可以獲得陽性的反應。

附：陰莖自行勃起

【概述】 陰莖自行勃起，又叫「陰莖自發性勃起」，是指陰莖在性交時而自發性的勃起，雖然可以在勃起後自然鬆軟，但是時時發生，起落頻繁，影響行走和工作，給生活帶來不便，症發日久不利於身心健康。

引起陰莖自行勃起的原因有很多，如陰莖包皮過緊，或穿緊身的褲子，或過度注視性生活的問題，以及注意力過多地集中在異性生殖器等方面所致。

【分類】、【取穴】、【治法】、【按語】 同上，見：陰莖異常勃起。

用上組穴（見圖238）清熱瀉火，滋陰鎮靜，可以治療陰莖自行勃起。

【備考】　①用耳穴治療陰莖自行勃起有一定的療效；②針對陰莖自行勃起的病因，除治療之外，還要求陰莖易自行勃起者注意樹立健康的思想意識觀念，經常從事有益於身心健康的娛樂活動，禁止穿緊身褲，忌飲酒、濃茶、咖啡、可可等興奮神經的飲料，按時作息，早睡早起。③在陰莖容易自行勃起者的盆腔、前列腺、輸尿管等耳穴的區域內，時常可以見到點狀的紅暈、或絲狀的充血現象。用電測的方法也可以獲得陽性的反應。

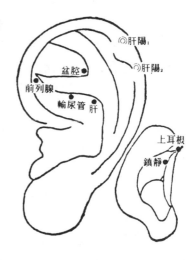

圖 238　治療陰莖自行勃起的穴位

【病例】　劉××，男，35歲，遠洋局職工。已婚。陰莖自行勃起，時時而發，影響日常生活，伴有心煩易怒，腰痠疼痛等症，雖經多方治療，效果不理想。採用耳穴治療和思想工作，治療3次後，症狀消除。半年後，其陰莖又有輕度的自行勃起，按原法治療1次而癒。

前列腺炎

【概述】　前列腺炎為男性生殖系統中最常見的炎症。多見於中年。可以分為特異性（結核性、淋病性）和非特異性兩種，前列腺炎症的感染可來自尿路，也可來自血行。前列腺炎又常常可以引起泌尿系感染。

本病除急性期有高熱、寒戰、口渴思飲、大便乾燥、會陰部脹痛外，一般情況下有會陰部隱痛、腰部痠痛、少腹抽痛、

尿頻、尿急、尿混或自濁，以及尿澀痛或滴瀝不盡、尿道內有發熱、發癢等異常感覺。慢性前列腺炎常常與慢性精囊炎同時並存，多繼發於急性前列腺炎、後尿道炎或附睪炎。前列腺炎日久不癒可見性機能障礙、性慾減退、早泄、陽萎、血精等。

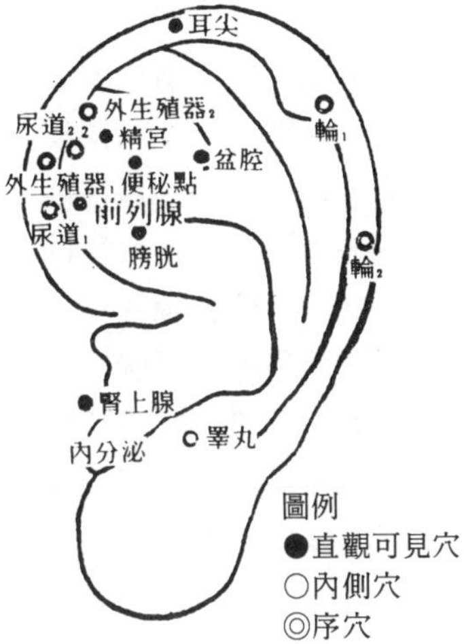

【分類】 前列腺炎屬於中醫學「腎虛」、「濕熱下注」等的辨證範圍。

圖 239 治療前列腺炎的穴位

【取穴】 前烈腺、膀胱、內分泌、腎上腺、盆腔、尿道、耳尖、輪1、2、精宮、外生殖器、便秘點、睪丸（見圖239）。

【治法】

⑴耳穴壓丸法：單耳取穴，隔日一次，兩耳交替進行治療，5～10次為一療程。

⑵針刺法：毫針。單耳或雙耳取穴，每日或隔日一次，中、強刺激量。每次留針10～30分鐘，5～10次為一療程，療程間隔1週。

【按語】

⑴治以清熱利濕，化瘀解毒為主法。或兼以益精固腎。

⑵全方選穴：以前列腺、膀胱、尿道、內分泌穴為治療前列腺炎的主穴。取耳尖、輪1、2、前列腺、膀胱、尿道、腎上腺穴清熱利濕，化瘀解毒，以治療濕熱下注，毒熱雍盛，急性前列腺炎，高熱、寒戰、口渴欲飲、大便乾燥、會陰部脹痛、

尿急、尿頻、尿痛、或伴尿意不盡感、甚者可有會陰部疼痛，於射至兩側腹股溝部或腰部，乃至影響走路等症；取前列腺、尿道、膀胱、睪丸、便秘點穴活血化瘀，解毒利濕，以治毒熱瘀結，濕熱未清，慢性前列腺炎的急性發作，會陰部脹痛，睪丸墜脹、腰痛、伴輕度的尿頻、尿意不盡感，或尿道刺癢，終末尿混，大便乾燥難下，用力排便時尿道有乳白色的分泌物等症；取前列腺、膀胱、尿道、內分泌、盆腔、精宮、睪丸、外生殖器、皮質下穴益精固腎，利濕解毒，以治療腎氣不足，濕熱未清，慢性前列腺炎遷延不癒者，腰痠腿軟、頭暈、乏力、失眠、多夢、尿頻、終末尿混、遺精、早泄、陽萎等症。

【備考】 ①用耳穴治療急、慢性前列腺炎都具有一定的效果。②在急性炎症患者的前列腺、內分泌、膀胱等耳穴的區域內，可以見到有光澤的點片壯紅暈、或蛛絲狀充血。在慢性炎症者的耳穴區域內可以見到無光澤或少光澤的、白色的點片狀凹陷或隆起、周邊兼有紅暈。用電測的方法，可以在其耳穴的區域內獲得陽性的反應。

【病例】 常××，男，54歲，幹部。既往有前列腺炎史，經常有會陰部和睪丸脹痛，腰痠疼痛，尿頻，尿意不盡，終末尿混，伴有身乏無力，陽萎，早泄等症。經服用藥物後雖有好轉，但上述症狀仍不能消除，並時有加重。經配用耳穴治療，3次後，尿頻、尿意不盡、終末尿混等症明顯減輕。1療程後，症狀消除，能性生活。

五、血液系統

貧 血

【概述】 貧血是指單位容積血液含的血紅蛋白低於正常值（成年男性小於120克／升即12克％，女性小於105克／

升即 10.5 克％）和紅細胞數目減少（男性低於 4×10^{12}／升即 400 萬／毫米^3，女性低於 3.5×10^{12}／升即 350 萬／毫米^3）。

貧血有缺鐵性、巨細胞性、再生障礙（不良）性、溶血性及其他繼發性貧血等多種內容。

一般將血紅蛋白在 80 克／升（8 克％）以上者定為輕度貧血，在 60～80 克／升（6～8 克％）者定為中度貧血，在 60 克／升（6 克％）以下者定為重度貧血。

貧血以面色蒼白或萎黃無華、唇甲色淡、困倦乏力、氣短頭暈、動後心悸，形體消瘦和出血等為其特點。

【分類】 貧血屬於中醫學「內傷血虛」、「虛勞亡血」和「虛黃」等內容的辨證範圍。

【取穴】 肝、腎、心、脾、胃、三焦、內分泌、暈點、失眠、虛、煩、腎胞（見圖 240）。

【治法】

(1)耳穴壓丸法：隔二日一次，單耳治療，雙耳交替進行，7 次為一療程。

(2)針刺法：毫針，中、強刺激量，每日或隔日一次，單耳或雙耳治療，每次留針 10～30 分鐘，10 次為一療程。

【按語】

(1)治以養血生脈為主法。

(2)全方選穴：以心、肝、脾、胃、三焦、內分泌、虛穴為治療貧血症的主要穴位。取心、肝穴養血生脈，益心安神

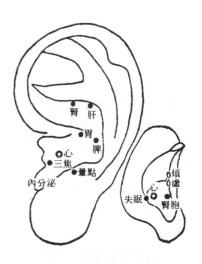

圖 240　治療貧血的穴位

，疏通經絡，以治療心肝血虛，經脈失養，頭暈目眩，少寐多
夢，心悸不寧，虛煩易怒，面色少華，肢體乏力，蹲立足麻等
症；取三焦、脾、胃穴養血通經，鎮驚寧神、下氣消食，以治
療脾胃虛弱，氣血不足，飲食無味，面色萎黃，肌體消瘦，食
少腹脹，倦怠乏力，氣短聲低，大便溏薄等症；取腎、內分泌
、腎胞、虛穴培精血，益腎氣，強肌體，實腰膝，以治療腎精
氣虛，腰痠膝軟，耳鳴耳聾，神疲體倦等症；取暈點、失眠、
心、煩穴養血益陰，清熱除煩，寧心安神，以治療陰血虧損，
虛煩易急，頭暈目眩，遺精盜汗，目赤耳鳴、失眠早醒等症。

　　【備考】　①用耳穴治療貧血，有助於提高血色素等含量
的指標數，並能夠改善臨床症狀。②在患者的心、肝等穴的區
域內，可以見到有白色的點、片或線狀的皮膚增厚等的改變。
用電測的方法也可以在其耳穴的區域內獲得陽性的反應。

　　【病例】　王××，男，59歲，幹部。貧血數年餘，經
用藥物治療後效果不理想，經常頭暈身乏，伴腹脹便溏，不思
飲食，氣短懶言，面色萎黃，採用耳穴治療 2 個療程，指標正
常症狀消失。

血小板減少性紫癜

　　【概述】　血小板減少性紫癜是臨床上常見的一種出血性
疾病。本病有原發性（原因未明的）和繼發性兩類。

　　血小板減少性紫癜以血小板數值減少，低於正常值（正常
值為 $100\sim300\times10^9$／升即 10 萬～30 萬／毫米^3），身乏無力
，氣短、出血（皮膚出血瘀點及瘀斑，粘膜及內臟出血）為其
主要特點。

　　血小板在止血的過程中，起著重要的作用。血小板減少，
就會有出血現象，若血小板減少到 70×10^9／升（ 7 萬／毫米^3 ）

以下時，逢外傷就不易止血，如果血小板減少到 40×10^9／升（4萬／毫米³）時，身體就有自發出血的可能。因此，對血小板減少性紫癜的病人，要採取中西醫結合性治療，以減少血小板的破壞，改善血小板的生成，控制出血的發生。

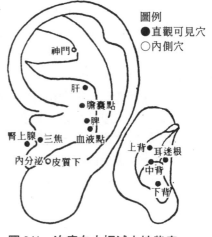

圖 241　治療血小板減少性紫癜的穴位

【分類】　血小板減少性紫癜屬於中醫學「發斑」、「紅疹」、「肌衄」及「血證」的辨證範圍。

【取穴】　三焦、內分泌、皮質下、肝、膽、脾、神門、腎上腺、血液點、上背、中背、下背、耳迷根（見圖 241）。

【治法】

⑴耳穴壓丸法：隔日一次，單耳治療，兩耳交替進行，10次為一療程。

⑵針刺法：毫針，每日或隔日一次，單耳或雙耳治療，中等刺激量，7次為一療程，療程間，休息3天。

【按語】

⑴治以養血益氣，解毒止血為主法。

⑵全方選穴：以肝、三焦、脾、血液點、皮質下、內分泌、耳迷根穴為治療血小板減少性紫癜的主要穴位。取三焦、神門穴養血通經，益心寧神，鎮靜除煩，以治療氣虛不攝，血不循經，反覆出血，頭暈目眩，食少神疲，心悸而煩；取肝、脾穴調養陰血，平肝解毒，並取腎上腺、血液點穴養血育陰，涼

血解毒以治療陰虛內熱，血液妄行，皮膚紫斑，出血較重，血量多而色鮮紅，心煩，潮熱，口渴喜飲，手足心熱，腰部痠軟等症；取上、中、下背，耳迷根穴，通經益氣，以治療瘀斑隱隱，身乏氣短等症。

【備考】　①利用耳穴治療血小板減少性紫癜具有一定的效果，並可以升高血小板數值，但不穩定，常有波動，需在血小板升高之後繼續治療以鞏固療效。②在患者的肝、三焦、脾、血液點等穴的區域內，可以見到有點狀凹陷或結節隆起。用電測的方法也可以在其耳穴的區域內獲得陽性的反應。

【病例】　王××，男，59歲。既有慢性肝炎，近1年來血小板減少，時常出血，以下肢皮膚出血為主，經用藥物治療，效果不佳。現身乏體倦，食少腹滿，二便不調，面色無華，採用耳穴治療2個療程，血小板數值由 40×10^9／升（4萬／毫米^3）上升至 110×10^9／升（11萬／毫米^3），症狀消失。

白細胞減少症

【概述】　白細胞減少症又稱「白細胞減少狀態」，是指周圍血象的白細胞計數持續低於立方毫米 4,000 以下。其白細胞的分類計數一般正常，或顯示中性粒細胞的比例數值稍微偏低（正常值為 $4 \sim 10 \times 10^9$／升即 4,000～10,000 個／毫米^3，中性粒細胞約占白細胞總數的 0.5～0.7 即 50～70％）。常伴有乏力、低熱、納差等症狀。

白細胞減少症分原因不明性和繼發性兩類。引起本病發生的原因較多，可有理化、藥物、感染和某些疾病等多種因素。本病大部分不伴有粒細胞缺乏，只呈現單純性的白細胞減少狀態，屬於慢性經過，預後比粒細胞缺乏症好。

【分類】　白細胞減少症屬於中醫學「虛勞」的辨證範圍。

【取穴】　肝、腎、內分泌、血液點、脾、腎上腺、交感、神門、虛（見圖242）。

【治法】

(1)耳穴壓丸法：單耳取穴，隔日一次，兩耳交替進行，10次為一療程。

(2)針刺法：毫針，每日一次，中、強刺激量，或加電針，每次留針20～40分鐘，10～15次為一療程。

【按語】

(1)治以補腎健脾、滋益氣陰為主法。

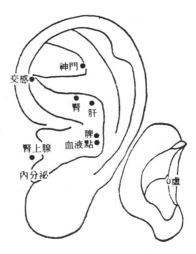

圖242　治療白細胞減少症的穴位

(2)全方選穴：以肝、脾、腎、內分泌、血液點、虛穴為治療白細胞減少症的主要穴位。取腎、脾、虛、腎上腺、血液點穴補益脾腎，培氣養血，以治療脾腎虛損氣血不足的神倦乏力、少氣懶言、畏寒低熱、納差便溏、腰痠膝軟、頭昏耳鳴等症；取肝、腎、腎上腺、交感、神門、虛穴滋益氣陰，以治療氣陰不足，面色少華，體倦無力，頭昏目眩，氣短咽乾，五心煩熱，食慾不振，虛煩躁急，精神萎靡等症。

【備考】　①用耳穴治療白細胞減少症具有一定效果，可以恢復白細胞數值。常需在白細胞數值恢復之後，繼續鞏固療效。②在患者的肝、脾、血液點、腎、內分泌等耳穴的區域內，可以見到白色的點狀凹陷或結節狀隆起。用電測的方法也可以在其耳穴的區域內獲得陽性的反應。

【病例】　王××，男，59歲。患白細胞減少症，身乏、

頭昏、低熱、腰痠、膝軟、納差。經用藥物治療，效果不理想。使用耳穴治療 2 個療程，白細胞數值由 $2×10^9$／升（ 2,000／毫米^3 ）恢復至 $5×10^9$／升（ 5,000／毫米^3 ），症狀消失。

第二節　神經科、精神病科

神經官能症

【概述】　神經官能症是由於精神因素而引起的中樞神經系統功能暫時性失調的一組疾病。患有神經官能症的病人其主觀感覺的症狀有很多，但是對其進行客觀的檢查，卻不能發現異常的體徵，在神經組織方面也無器質性的病變，僅表現為功能性的異常。

神經官能症包括神經衰弱、癔病、精神衰弱。常見的有神經衰弱和癔病。

神經衰弱是由於強烈而持久的精神因素所導致的神經系統的功能因過度緊張而發生的失調，如：精神創傷、長期的睡眠不足、工作或學習上的困擾、長期憂慮的情感等，使神經系統過分緊張，超過了它的耐受能力時，而發為本病。本病多發生於青壯年，主要表現為神經系統的興奮和抑制過程的減弱。以起病緩慢、頭暈、腦脹、失眠、多夢、心悸、健忘、乏力等為其特徵。

癔症是由於精神刺激而引起的大腦皮質暫時性功能失調的一種疾病。好發生於青年女性。臨床表現多種多樣，以起病較急，呈發作性，有運動、感覺、植物神經以及精神障礙等為特徵。

【分類】　神經官能症的中醫分屬類型較多，其中的神經衰弱屬於中醫學「驚悸」、「不寐」、「健忘」、「眩暈」、

「頭痛」、「虛損」等的辨證範圍；癔病屬於中醫學「鬱證」、「臟躁」等的辨證範圍。

【取穴】　神門、心、枕、腎、胃、肝、脾、額、皮質下、神經官能症、神經衰弱點、腦幹、腦點、心穴、失眠、鎮靜、頸感、胸悶、食道（見圖 243）。

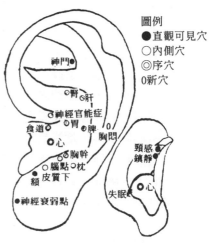

圖例
●直觀可見穴
○內側穴
◎序穴
0新穴

圖 243　治療神經官能症的穴位

【治法】

(1)耳穴壓丸法：單耳取穴，隔日一次，兩耳交替進行治療，7 次為一療程。

(2)針刺法：毫針。單耳或雙耳取穴，每日或隔日一次，中、強刺激量。每次留針 10～30 分鐘，5～10 次為一療程，療程間隔 5 天。

【按語】

(1)治以滋益、寧心、清熱、安神、舒鬱、利竅為主法。

(2)全方選穴：以神門、心、神經官能症、神經衰弱點、腦幹、腦點、鎮靜、失眠穴為治療神經官能症的主穴。取心、肝、神經衰弱點、鎮靜、失眠穴養血安神，寧心柔肝，以治療肝血不足，心血虧虛，心悸而煩，失眠，健忘，頭暈，耳鳴等症；取心、脾、胃、神經衰弱點、腦幹、神門、失眠穴健脾益氣，養血寧心，以治療心脾不足，氣血虧虛，心悸失眠，多夢易醒，頭暈健忘，食慾不振，食少腹脹，身體消瘦，神疲體倦，面色萎黃或發白，大便稀溏等症；取心、腎、神門、神經官能症、鎮靜、失眠、心、腦點穴育陰補腎，交通心神，以治療陰

虛火炎，心腎不交，心悸不寧，虛煩不眠，遺精，健忘，眩暈
，耳鳴，腰痠腿軟，咽乾，脫髮等症；取枕、額、肝、腦幹、
神經衰弱點、失眠、鎮靜穴清熱平肝，寧心安神，以治療肝火
內灼，心神不寧，急躁易怒，心悸而煩，頭痛頭暈，失眠，多
夢，面多潮紅，小便黃赤，或口乾咽燥，眼花乾澀等症；取神
經官能症、心、脾、神經衰點、鎮靜穴補益氣血，潤燥緩急，
以治療心脾受損，陰液虧虛，悲傷欲哭，呵欠頻作，心中煩亂
，飲食無味，睡眠不安等症；取神經官能症、胸悶、食道、肝
、皮質下、腦幹、頸感、胃穴等解鬱化痰，順氣降逆，以治療
肝氣抑鬱，痰氣交阻，神情抑鬱，胸悶、嘆息，兩脇作痛，竄
走不定，或覺咽中如有物阻塞，吞之不下，吐之不出等症。

　　【備考】　①用耳穴治療神經官能症具有一定的效果。②
在患者的神門、心、神經官能症、神經衰弱點等耳穴的區域內
，可以見到有光澤的點狀紅暈或蛛絲狀充血。用電測的方法也
可以在其耳穴的區域內獲得程度不同的陽性反應。

　　【病例】

　　⑴張×，女，28歲，幹部。既往有神經衰弱史，經常失
眠、心慌、頭暈、健忘、食少、消瘦、久治效果不佳。經用耳
穴治療一療程後，症狀消除，體力有所恢復。

　　⑵田××，女，26歲，已婚，工人。既往有癔病史，經
常鬱悶不舒，少言寡語，咽中如有物堵，善嘆息等。某日，因
與家人發生嚴重的口角，突然倒地，雙目緊閉，呼之不應，身
體僵直，不能言語，手指顫抖，經採用耳穴治療後，即刻病人
長嘆而醒。

癲　癇

　　【概述】　癲癇俗稱「羊角風」或叫「羊癇風」，也有稱

「癲癇」者。其屬於神經系統中較為常見的疾病之一。它是由於大腦細胞突然地異常放電而中斷了正常的精神活動所致。

癲癇具有突然性、暫時性與反覆發作性三個特點。其表現以陣發性的意識喪失,伴有肢體的痙攣或抽搐,以及反覆、多次的發作為主。臨床常見病人有突然昏倒,口吐泡沫,手足痙攣等症。約有 85% 的癲癇患者具有異常的腦電圖表現。

本病的病因通常有兩類:

(1)原因不明性癲癇,又稱隱原性(或功能性)癲癇,多在兒童期至青春期發病,可能與遺傳因素有關。

(2)繼發性癲癇,又稱器質性(或症狀性)癲癇,常繼發於某種疾病之後,可作為其中的一個症狀或後遺症而出現,如腦器質性病變、顱腦外傷、營養缺乏(嬰兒維生素B_6缺乏等)、以及其它各種原因引起的腦代謝障礙,腦缺血、缺氧等。

【分類】 癲癇屬於中醫學「癇證」的辨證範圍。

【取穴】 腦點、腦幹、心、胃、枕、神門、脾、皮質下、腎、健脾胃、虛(見圖244)。

【治法】

(1)耳穴壓丸法:單耳取穴,隔日一次,兩耳輪換進行治療,5次為一療程。

(2)針刺法:毫針。單耳或雙耳取穴,隔日或每日一次,中、強刺激量。每次留針10～30分鐘,5～10次為一療程,療程間隔3天。

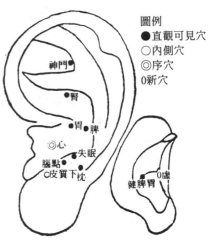

圖例
●直觀可見穴
○內側穴
◎序穴
0新穴

神門
腎
胃 脾
◎心 失眠
腦點 皮質下 枕
健脾胃 0虛

圖244 治療癲癇的穴位

【按語】

⑴治以豁痰宣竅，補益化痰，息風定癇為主法。

⑵全方選穴：以腦點、腦幹、皮質下、神門、心穴為治療癲癇病的主穴。取腦幹、神門、心、胃、枕、皮質下穴疏氣袪痰，利竅定癇，以治療痰涎內結，蒙阻清竅，癲癇頻繁發作，發作前先覺有頭痛眩暈，胸悶欠伸，或神昏倒地，面色蒼白，牙關緊閉，兩目上視，手足搐搦，口吐涎沫，伴發出類似羊、豬的叫聲，甚至二便失禁，持續幾分鐘進入深睡，不久，漸而蘇醒，症狀消失如常人，或僅一側肢體抽搐等症；取腦點、神門、心、脾、健脾胃、虛穴培補心腎，健脾化痰，以治療心腎不足，脾失健運，癲癇反覆發作，精神萎靡，甚則智力減退，言語不清，面色不華，頭目昏眩，腰痠，腿軟，食少，痰多，或有短暫的意識障礙而無抽搐，或突發瞪目直視，手中握物墜落，或突倒後又醒來等症。

【備考】 ①利用耳穴治療癲癇具有一定的效果；尤其是對年齡較小，病程較短的小發作患者，療效更佳。②在患者的腦幹、腦點、心等耳穴的區域內，可以見到點片狀的紅暈，或白色的點片狀凹陷、隆起、丘疹等的皮膚的改變。用電測的方法也可以在其耳穴的區域內獲得陽性的反應。

【病例】 崔×，男，5歲。患癲癇病2年餘。經常有短暫的意識障礙，發作時或突然摔倒，或玩耍時，突然瞪目直視，將手中玩握的玩具墜落於地。經用耳穴治療1個療程後，停止發作。

三叉神經痛

【概述】 三叉神經痛是指第5對腦神經在其分支所分布的區域內呈現的陣發性、短暫的劇烈性疼痛，屬於神經痛中較

為常見的一種，多發生於中年女性。

三叉神經疼痛可能與三叉神經的分支經過狹窄的顱骨孔時受到壓迫；或是動脈硬化使神經節供血不足；或是由於鼻竇炎、牙病等慢性病症刺激三叉神經等有關。三叉神經常無器質性病變。

三叉神經痛多見於第 2、3 支分布區。其以急起驟發的、閃電式的、陣發性的、短暫而劇烈的疼痛為其特徵。疼痛或如燒灼、或如針刺和刀割。疼痛可持續幾秒鐘或幾分鐘而突然停止，疼痛常在一日內發作數次或更多次，間歇期可無症狀。疼痛發作時，病人常用手指揉按面部，以企圖減輕疼痛的程度。疼痛甚時，可伴有面部肌肉反射性的抽搐、流淚、結膜充血等症。在說話、進食、飲水或刷牙時都可以誘發或加重疼痛。

【分類】 三叉神經痛屬於中醫學「兩頜痛」、「頰痛」的記述範圍。

【取穴】 上頜、下頜、面頰、面頰區、神門、枕、枕小神經、外耳、額、交感、肝、止痛點（見圖 245）。

【治法】

(1)耳穴壓丸法：單耳取穴，每日或隔日一次，兩耳交替進行治療，先取患側耳穴，7次為一療程。

(2)針刺法：①毫針。單耳或雙耳取穴，每日或隔日一次。單耳取穴者，首次，先取患病一側的耳廓穴位。每次留針

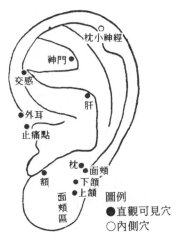

圖 245　治療三叉神經痛的穴位

15～30 分鐘，中、強刺激量。5～10 次為一療程，療程間隔 3 ～5 天。②三棱針，放血。可對疼痛挾熱者（逢熱加重），取 枕、面頰等穴。消毒後，用針點刺 2～4 毫米深，輕微捏壓， 擠出 2～3 滴血。

【按語】

⑴治以袪風解表，通絡止痛為主法，或兼以清熱瀉火，或 兼以補益化瘀，或兼以清肝解鬱。

⑵全方選穴：以止痛點、上頜、下頜、面頰、面頰區、額 等穴為治療三叉神經痛的主穴。取枕、額、上頜、止痛點、面 穴疏風清熱，疏氣通絡，以治療風熱挾痰，阻滯經脈，面部疼 痛，呈現發作性、燒灼性或刀割樣的疼痛，痛時難忍，可在鼻 旁或唇周有引痛點，偶有觸及可誘發疼痛，突然而作，痛時面 紅、出汗、逢熱加重，得涼稍舒，或伴發熱、口乾、尿黃赤等 症；取面頰區、枕小神經、交感、止痛點穴疏風解表，袪痰通 絡，以治療風寒挾痰，阻滯脈絡，面部疼痛，多為發作性，抽 掣樣的疼痛，劇痛時，面色蒼白，遇冷加重，得溫稍減，或兼 面目虛浮，頭痛如裹等症，取枕、肝、面頰、枕小神經、神門 、上頜、止痛點穴清肝解鬱，通經活絡，以治療肝鬱化火，經 絡受阻，面部疼痛，多因情志抑鬱或氣惱恚怒而突然發作，面 部灼熱疼痛，遇熱加重，伴口苦咽乾，心煩易怒，胸悶脅滿脹 痛，夜寐不安，善嘆息，尿黃赤、便燥結等症；取上頜、下頜 、外耳、面頰區、交感、神門、止痛點穴補益化瘀，活血通絡 ，以治療氣虛血瘀，經絡阻滯，面部疼痛，日久未癒，疼痛時 間延長，疼痛程度有所減弱，痛疼似如錐刺，痛位固定不移， 時伴抽搐，畏風、自汗、少氣懶言，語聲低微等症。若有灼熱 疼痛，遇熱而重，逢冷稍舒者，可於枕、面頰區穴處點刺放血 ，清熱透邪。

【備考】①用耳穴治療三叉神經痛具有一定的效果；敏感者，僅治療一次，即可消除疼痛或減輕疼痛程度或延長疼痛的間隔時間。

②在患者的頰（面頰）、面頰區等耳穴的區域內，可以通過電測的方法而獲得程度不同的陽性的反應。

【病例】　高××，男，58歲，幹部。既有左側面部陣發性疼痛史，經常疼痛，或如灼熱，或如針刺，甚時可伴流淚、面肌抽搐、心煩。採用耳穴治療一次，疼痛減輕，一療程後，疼痛消失。

面神經麻痹

【概述】　面神經麻痹又名「面神經炎」，是由於面神經在莖乳孔內發生急性非化膿性炎症，使之水腫、受壓而導致的周圍性面神經麻痹。

面神經麻痹以起病急、患側面部多有著涼、受風史，常見於青年男性，患側面部發緊、動作不靈活、麻痹不仁，因患側面部的肌肉也隨之發生鬆弛無力，而使之被牽拉向健側，出現口、眼等向健側歪斜、飲食不便、言語不利、眼不能閉合、流淚、不能皺額蹙眉、鼻唇溝變淺或歪斜、說活漏風、不能吹氣、鼓頰困難、進食時，食物常滯留在齒頰間等為其特點。

【分類】　面神經麻痹屬於中醫學「面癱」、「口眼喎科」的辨證範圍。

【取穴】　面頰區、面頰、額、皮質下、眼、口、肝、胃、三焦、腎上腺、耳尖、枕（見圖246）。

【治法】

⑴耳穴壓丸法：單耳取穴，兩耳輪換進行治療。首次，先取患側耳穴。隔日一次，五次為一療程。

(2)針刺法：毫針。單耳或雙耳取穴，每日或隔日一次，輕刺激量（對慢性者可用中、強刺激量）。每次，留針5～20分鐘。5～10次為一療程，療程間隔3天。

【按語】

(1)治以散風通絡為主法。

(2)全方選穴：以面頰區、面頰、額、皮質下、眼穴為治療面神經麻痺症的主穴。取面頰、面頰區、額、皮質下穴祛風利竅，升清通絡，以治療風

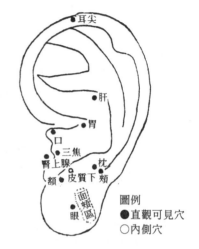

圖246 治療面神經麻痺的穴位

邪外襲，經絡阻滯，經筋失養，肌肉縱緩不收，起病突然，多在汗後乘車，或在睡眠中醒來時發病，自覺面頰部發緊，動作不靈活，麻痺不仁等症，取口、眼穴以通利五官，治療邪阻經絡，口目不利之症，眼瞼閉合不全，流淚、口角下垂，流涎、說話言語不清等症；取肝、胃、耳尖、枕穴等下氣疏鬱，和胃消食，清熱瀉火，以治療肝胃不和，鬱熱上擾，口苦咽乾，胸悶心煩、飲食不香、口眼喎斜，常隨精神刺激而加重，面肌抽動，病勢較急等症；取面頰區、額、口、三焦、腎上腺、肝等穴疏利經氣，養血通絡，以治療經氣不利，氣血虛損，面癱日久，口眼喎科，不能作蹙眉、皺額，眼瞼無力，眼閉不全，氣短、懶言，頭暈，眼花，面肌鬆弛，鼓腮漏氣，笑時口歪等症。

【備考】 ①用耳穴治療面神經麻痺具有一定的療效。②在患者的面頰區、頰（面頰）等耳穴的區域內，可見到有光澤

的點片狀紅暈；蛛絲狀充血，或缺少光澤的白色的點片狀凹陷
、隆起、丘疹等。用電測的方法，也以在其耳穴的區域內獲得
程度不同的陽性的反應。

【病例】 史××，男，23歲，工人。2週前起床後，自
覺面頰部發生緊沉不適，隨即口角左歪，右眼不能閉合，流淚
，語言不利，飲食滯留在齒頰間，經醫院檢查後，確診為右側
面神經炎。採用耳穴治療，一療程後，右眼已能閉合，消除飲
食時的滯留現象。又一療程後，全部恢復正常。

面肌痙攣

【概述】 面肌痙攣是一種原因不明的，以面部肌肉不自
主的、不規則的抽搐為其特徵的病症。其多見於中年以上的女
性，神經系統檢查多無陽性體徵。

面肌痙攣屬於慢性、進行性的發展過程，常不能夠自行緩
解，部分患者可在數年後發展成為完全性面癱，此時面肌顫搐
停止。

面肌痙攣的症狀表現以一側面部的肌肉不自主、不規則的
陣發性的抽搐為主。開始於下眼瞼的眼輪匝肌，呈輕微的、間
歇性的肌肉顫搐，以後漸及面部其他肌肉，尤以口角最為明顯
，常伴眼裂縮小。重者可有面肌的強烈痙攣，伴有輕微的肌無
力和肌萎縮。每於氣鬱腦怒、思慮過勞時加重，睡眠時症狀消
失。

【分類】 面肌痙攣屬於中醫學「痙證」、「顏面抽搐」
等的辨證和論述範圍。

【取穴】 面頰區、口、神門、目$_1$、$_2$、面頰、皮質下、
頜、脾、肝、神經點$_2$、眼、枕、上耳根、陽維、虛（見圖247）
。

【治法】

(1)耳穴壓丸法：單耳取穴，兩耳交替進行治療。首次，取患側的耳穴。隔日一次，5次為一療程。

(2)針刺法：毫針。單耳或雙耳取穴，每日或隔日一次。每次，留針 10～20 分鐘。中、強刺激量。5～10 次為一療程，療程間隔 5 天。

【按語】

(1)治以緩急息風為主法，或兼以清熱瀉火、或兼以涼血

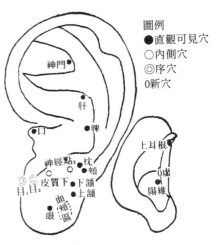

圖例
●直觀可見穴
○內側穴
◎序穴
0新穴

圖 247　治療面肌痙攣的穴位

解毒，或兼以養血榮筋、或兼以祛痰解痙，隨證而施用。

(2)全方選穴：以面頰、神門、皮質下、神經點₂、口、目等穴為治療面肌痙攣的主穴。取面頰、肝、皮質下、眼、神門穴養血緩急，舒肝理氣，治療血虛失養，肝氣抑鬱，顏面痙攣，抽搐陣發，隱隱而作，多因情志波動而誘發，常伴鬱悶寡歡或哭鬧、神呆、少言、頭暈、目眩，或發作時顏面肌肉微微抽動等症；取肝、目、面頰區、眼、神門、陽維、皮質下、神門穴養血益陰，柔肝緩急，以治療陰血不足，肝氣上擾，顏面抽搐，時發時止，伴頭暈、眼花、心煩、少寐、或顏面抽搐，頭痛、頭暈、每逢鬱怒抽搐加劇不止等症；取神經點₂、頜、口、面頰、目、眼、上耳根穴補氣祛痰，息風通絡，以治療風痰阻絡，經氣不調，口眼喎科或眩暈經久不癒，伴顏面抽搐，患側面肌發麻，面部虛浮，或有如蟲蟻游走感，頭目眩暈，咳痰、口乾不欲飲，身乏無力等症。取面頰、口、頜、枕、神經點₂

穴清熱解毒，通絡鎮痛，以解除面肌痙攣，實為治標之法；取神門、皮質下、脾、肝、目、眼、虛、陽維穴養血滋陰，柔肝增液，益氣升清，兼以鎮靜，實為治本之用。脾化水穀精微，而育血液，生精氣。陰血津液充足，肝血潤養筋膜、肌肉，陰血精氣貫注經脈，肌筋得以濡養，精氣充足，功能健旺，抗邪力強，有利於增強對外界不良刺激的抵抗；取耳根穴活血行氣，以通經脈，為佐使之法。行氣活血，疏通經脈，通則不痛，疾病易於去除，患處易於康復。

【備考】①用耳穴治療面肌痙攣，具有一定的療效。

②在患者的面頰（頰）、目、口等耳穴的區域內，可以見到白色的點片狀凹陷或隆起、丘疹等。用電測的方法也可以在其耳穴的區域內，獲得程度不同的陽性反應。

【病例】　蔡××，女，47歲，工人。既有右側面肌痙攣史。近兩年症狀明顯加重，經常有右側下眼瞼和口角抽動，呈陣發性，頻頻而作，眼裂隨之變小，痛苦面容。採用耳穴治療3次有效，一療程後，症狀明顯好轉。二療程後，痙攣得以控制。

坐骨神經痛

【概述】　坐骨神痛是指發生在坐骨神經的通路及其分布區域內的疼痛，屬於周圍神經常見的病症之一，多發生於一側，可分為急性或亞急性發病兩種。以男性、青壯年最為多見。

坐骨神經疼痛的部位，主要是隨坐骨神經的走行分布而發生。疼痛常開始於下背部、腰部、臀部或髖部，然後向大腿後側、膕窩、小腿後外側至遠端放射，可達足背；或經小腿後面直達足底等處。疼痛的性質多為持續性鈍痛，並伴有發作性刺痛或燒灼樣痛，或刀割樣疼痛，疼痛可因行走，咳嗽、噴嚏、

彎腰及排便等活動而加劇。體檢時，可以在坐骨神經的通絡上找到壓痛點，直腿抬高試驗呈陽性反應。

坐骨神經痛可分原發性與繼發性兩類：①原發性病因較少見，可能與流感或牙齒、鼻竇、扁桃體等部位的感染灶，感受風寒、潮濕等因素有關，其可以導致坐骨神經間質發炎，以坐骨神經周圍的肌纖維組織發炎為主；②繼發性坐骨神經痛或症狀性坐骨神經痛的病因，主要是由於坐骨神經鄰近結構的病變累及坐骨神經，或是侵犯坐骨神經根引起根性坐骨神經痛，即炎性刺激或壓迫所致。

本病的預後：大多數病人經過臥床休息及恰當的治療。在4～8週內，是可以逐漸恢復的。只有少數患者轉為慢性，呈為疼痛時重時輕，甚至終年不癒。

【分類】　坐骨神經痛屬於中醫學「痹證」的辨證範圍。

【取穴】　坐骨神經、臀、膕窩、髖關節、腰椎、骶尾椎、足心、腓腸、骶椎、跟、神門、腰痛點、腎上腺、皮質下、下背、下肢（見圖248）。

【治法】

(1)耳穴壓丸法：單耳取穴，兩耳輪換進行治療，首次先取患側耳穴。隔日一次，4次為一療程。

(2)針刺法：毫針。單耳或雙耳取穴，每日或隔日一次。每次留針10～25分鐘，中、強刺激量，隔5分鐘捻針一次，3～7天為一療程，療程間

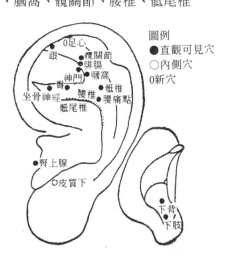

圖例
●直觀可見穴
○內側穴
0新穴

圖248　治療坐骨神經痛的穴位

隔 3～5 天。

【按語】

⑴治以疏通經絡，袪風除濕，散寒止痛為主法。

⑵全方選穴：以坐骨神經、臀、膕窩、下肢、腰痛點、腓腸、腰椎、骶尾椎穴為治療坐骨神經痛的主穴。取坐骨神經、臀、膕窩、腓腸、下背、腰痛點穴袪風散寒，以治療風寒痺阻，經氣不暢，腰痛連及下肢，突然而作，或如刀割，或如燒灼，或如觸電下竄，疼痛劇烈，遇寒尤甚等症，取骶尾椎、腎上腺、神門、坐骨神經、臀、髖關節、膕窩、跟、足心穴清熱除濕，疏風通絡，以治療風濕熱邪，阻痺經絡，起病急驟，腰腿疼痛，似如刀割，或如燒灼，或如觸電，伴有心煩，畏熱等症，取皮質下、神門、下肢、坐骨神經、腰椎、腎穴等益氣養血，通經止痛，以治療氣血不足，經氣失暢，腰腿疼痛，時輕時重，病程較長，身乏無力，頭暈、耳鳴、腰痠膝軟等症。取臀、腰骶椎、腰痛點、坐骨神經、膕窩、下肢等穴，舒筋活血，通經活絡，以止疼痛，實屬治療坐骨神經疼痛之標急；取腎上腺、皮質下、神門、下背、腎等穴，養陰生血，補益精氣，溫腎強體，勝濕升清，袪除風邪，實屬治療坐骨神經疼痛之本緩。全方組穴，配合應用，可以袪邪助正，通絡活血，疏經鎮痛，治療坐骨神經疼痛。

【備考】 ①用耳穴治療坐骨神經痛具有一定的效果。

②在患者的坐骨神經、臀、膕窩等耳穴的區域內，可以見到有光澤的點狀紅暈或絲狀充血，也可以見到無光澤的白色丘疹。用電測的方法常可在其耳穴的區域內獲得不同程度的陽性的反應。

【病例】 蘇××，男，43 歲，幹部。因下肢疼痛就診，經醫院檢查診斷為坐骨神經痛。左側下肢後部，有沿坐骨神經

走行的竄痛。痛如燒灼、咳嗽、行走時加劇，在腰椎旁和臀部及大腿後部有壓痛點，直腿抬高陽性。採用耳穴治療一次，疼痛減輕。一療程後，疼痛基本消失。

腦血管意外後遺症

【概述】　腦血管意外後遺症包括腦溢血、腦血栓形成、腦栓塞、蛛網膜下腔出血的後遺症，以偏癱、失語為其特徵。常見有半身不遂，或於一側上、下肢，或僅一側的上肢運動不靈活，多伴有口眼喎斜，舌蹇語澀、流涎、吞咽困難，小便頻數，或二便失禁等症。

腦血管意外主要為中年以上患者的急性疾病，多與動脈硬化有關。臨床表現為突然意識障礙和肢體癱瘓。根據血液供應的情況不同，可分為出血性和缺血性兩類：出血性包括腦溢血和蛛網膜下腔出血；缺血性包括腦血栓形成和腦栓塞。

腦血管意外後遺症的致病因素各有其特點，如：腦溢血（腦出血）占腦血管意外總數的第二位，多發於40歲以上素有高血壓和動脈硬化者；蛛網膜下腔出血，多數發生在30歲以上素有先天性腦底動脈瘤及腦血管畸形和腦動脈粥樣硬化者；腦血栓形成最為多見，占腦血管意外的首位，常發生於高齡男性和素有腦動脈硬化的人，多在夜間睡眠或在休息等靜止狀態時發病，也有少數是在白天，先有頭昏、頭暈、肢體麻木無力等短暫的腦部缺血的症狀，隨之才發病者；腦栓塞約有一半以上者由於心臟病而來的栓子，其中又以風心病和動脈粥樣硬化性心臟病伴有心房顫動者為多見。

腦血管意外內容雖多，但就後遺症而言，大致相同。多經中風昏迷、治療清醒後留有後遺症。以完全或不完全的一側肢體癱瘓、感覺喪失為主，或僅見於一側顏面，手足麻木無力。

【分類】　腦血管意外後遺症屬於中醫學「中風」、「偏枯」的辨證範圍。

【取穴】　面頰、額、目$_1$、$_2$、眼、口、神門、枕、腦點、皮質下、脾、肝、心、腎、暈點、指、腕、踝、趾、膝、髖關節、高血壓點、降壓溝、腎胞、虛、煩、百靈$_2$、上耳根、下耳根、前列腺（見圖249）。

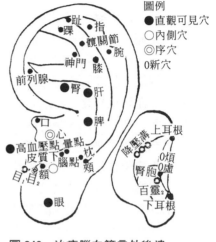

圖例
●直觀可見穴
○內側穴
◎序穴
0新穴

圖249　治療腦血管意外後遺症的穴位

【治法】

⑴耳穴壓丸法：單耳取穴，兩耳交替進行治療，隔日一次，首次取患側耳穴，7次為一療程。

⑵針刺法：單耳或雙耳取穴，每日或隔日一次，毫針刺，每次留針10～20分鐘。中、強刺激量。7～10次為一療程，療程間隔5～7天。

【按語】

⑴治以補益氣陰，行氣化瘀，袪痰通絡為主法。

⑵全方選穴：以腦點、皮質下、神門、肝、脾、腎、虛、煩穴治療腦血管意外後遺症的主穴。取目$_1$、$_2$、皮質下、脾、肝、腎、心穴養血益陰，補氣助陽，健脾以益氣，養血以柔肝。脾主四肢、肌肉，肝主筋膜、肌腱。脾氣充足化生氣血精微有源，周身可得之以榮養，經脈之精氣充盈，實為腦血管意外後遺症治療全癒之物質基礎；取面頰、額、眼、口、指、腕、趾、踝、膝、髖、百靈$_2$、前列腺、耳根穴行氣血，化瘀滯，

祛痰濕，通經絡，解痙攣，止疼痛，促使氣血精津直達病所，助正祛邪，以治療氣血瘀滯，痰濕阻絡，痙攣疼痛，口眼喎斜、言語不利，吞咽困難，半身不遂，或一側上、下肢癱瘓，或僅一側的上肢運動不隨意，或手足重滯，或肌膚不仁，手足麻木等腦血管意外之症；取腎、虛、煩、腎胞、肝、脾、腦點、皮質下、高血壓點、降壓溝、神門、暈點穴相互配合，聯合應用，能養血益氣，升清利竅、通腑固脬，攝液護精，平肝寧心，以治療體虛氣弱，精血失榮，清竅不靈，反應遲鈍，口眼喎斜、舌蹇語澀、口流涎液、小便頻數、腰痠疼痛、身乏無力、頭暈耳鳴、心煩失眠、高血壓等症。

　　【備考】　①利用耳穴治療腦血管意外後遺症具有一定的療效。②為有益促進偏癱患者的功能盡快恢復，應當鼓勵病人積極的作適量的肢體鍛鍊活動。③在患者的腦點、皮質下、肝、腎等耳穴的區域內，可以見到點片狀的紅暈或凹陷、隆起。用電測的方法，可以在其相應病位的耳穴區域內獲得不同程度的陽性的反應。

　　【病例】　王××，男，59歲。半年前因腦血管意外而造成偏癱後遺症。右半身不遂，上臂不能上舉，手不能持握，下肢行走不便，舌蹇語澀，語言不清，嘴歪眼斜，時有流涎，經配用耳穴治療2療程後，症狀好轉。3療程後，行走、抬臂功能有較大的恢復，4療程後口流涎等症狀明顯減輕。

頭　痛

　　【概述】　頭痛是指顱內、外對痛覺敏感的組織，受到刺激而引起的頭部疼痛。比較多見的頭痛症有：額頭痛、偏頭痛、巔頂痛、後頭痛、腦仁痛等。

　　頭痛是臨床常見的症狀。能夠引起頭痛的原因有很多，顱

內疾患所引起的頭痛，只占少數。最常見的是神經官能性頭痛、以及眠、耳、鼻疾病、高血壓、腦外傷後遺症等所引起的頭痛。

　　神經官能性頭痛，是神經官能症的症狀之一。其以病程長，頭脹痛，不劇烈，頂部脹痛如帽狀壓迫感，或無固定部位，時輕時重，逢氣鬱、勞累後加重，常伴頭昏、失眠、多夢、記憶力減退等其他神經官能症狀為主。

　　五官科疾病引起的頭痛，如眼科的屈光不正（近視、遠視、散光）等可以有前額痛，多在下午或傍晚視力疲勞後出現或加重，經過休息後可以消失或減輕。青光眼、虹膜睫狀體炎等也可以產生前額疼痛；副鼻竇炎發生的前額痛，常呈鈍性疼痛，病人自覺前額部有悶堵感，多伴有鼻塞和流膿涕，以晨起為重；齒痛、中耳炎、乳突炎等可發為單側性頭痛。

　　頭部血管功能性頭痛，以偏頭痛為主。與頭部血管的舒縮功能障礙有關，常有家族史，多開始於青春期，女性較為多見。其頭痛經常為周期性發作，常伴有視覺閃光、暗點、半身麻木等先兆症狀，約十幾分鐘後發生頭痛，痛疼呈搏動性（跳動性），痛甚時可發生噁心、嘔吐，每次頭痛可持續數小時乃至數日，不發作之時完全正常，體檢時也無異常發現。

　　原發性三叉神經痛的疼痛部位，主要位於面部及前額部。疼痛的時間短暫，數秒乃至幾分鐘。疼痛呈陣發性而劇烈，常因講話、進餐、刷牙而誘發，多無客觀體徵。

　　全身感染性疾病引起的頭痛，為頭顱深部的鈍性疼痛，屬於高熱引起的顱內血管病理性擴張所致，常在體溫正常後逐漸好轉。

　　顱腦外傷後遺症性頭痛，常有顱部外傷史。在恢復期時頭痛，主要是因為顱外頭皮等軟組織因外傷而形成的疤痕，或因

外傷造成顱部神經機能紊亂所致，後者類似神經官能性頭痛。

其他性質的頭痛：各類腦膜炎和腦炎的頭痛，其頭痛明顯，伴有發熱和嘔吐、噁心、神智改變，頸項強直等腦膜刺激徵，腰穿時有血細胞增加；顱內占位性病變，如腫瘤、膿腫等引起的頭痛，其頭痛為持續性，進行性逐漸加重，多伴嘔吐、噁心，視力減退及複視、面麻、面癱、肢癱、肢體感覺障礙、行走不穩等其他神經障礙的表現；蛛網膜下腔出血引起的頭痛，其頭痛劇烈，起病較急，可有神智不清，體檢時有頸項強直等腦膜刺激徵，腰穿時有大量的紅細胞。

了解上述各種頭痛症，有助於判斷病勢的緩急和輕重，恰如其分地處理病症。

【分類】 頭痛症屬於中醫學「頭痛」的辨證範圍。頭痛的內容較多，應當結合整體的情況加以論治，凡頭痛暴發，病程短暫，病勢較劇，作無休止者多屬外感和實證；頭痛已久，疼痛纏綿，病勢較緩，時作時止者，多因內傷，屬虛證。

以下按頭痛部位分別論述取穴和治法。

(1) **額頭痛**

額頭痛多見於五官科的疾患、三叉神經痛、高血壓等病。

【取穴】 頭痛$_1$、暈點、額、頜、頰、面頰區、耳尖、內鼻、外鼻、牙痛點、目、眼、胃、降壓溝、上耳根（見圖250）。

【治法】

(1)耳穴壓丸法：單耳取穴，兩耳交替進行治療，隔日一次，4次為一療程。

(2)針刺法：毫針。單耳或雙耳取穴，每日或隔日一次，每次留針5～20分鐘，中、強刺激量。3～7次為一療程，療程

間隔 3～5 天。

【按語】

(1)治以清熱、瀉火、宣通、利竅、通絡、止痛為主法。

(2)全方選穴：以額、頭痛₁穴為治療額頭痛的主穴。耳內鼻、外鼻、耳尖、額、頭痛₁、胃穴清熱瀉火，宣通利竅，以治療風熱外感，清竅鬱阻，頭痛、頭脹、鼻塞不通、晨起或下午頭痛、發熱、惡風、咽乾痛等症；取降壓溝、暈點、面頰區、眼、目、頭痛₁、額

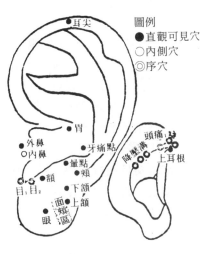

圖250　治療額頭痛的穴位

穴清瀉肝熱，益陰止痛，以治療肝鬱化火，風陽上擾，頭痛、眩暈、面赤、目紅、煩躁、易怒、口苦、咽乾等症；取牙痛點、胃、面頰區、上耳根、頭痛₁、額穴以治療胃熱上擾，頭痛、畏熱、牙痛、喜涼、口乾、心煩、頭痛連及面頰等症。

【備考】　①用耳穴治療額頭痛具有一定的效果。②在患者的額、頭痛₁穴等處用電測的方法，可以獲得不用程度的陽性反應。

【病例】　趙××，女，50歲，幹部，頭痛二天，伴鼻塞，流涕，額頭脹痛，午後尤甚，發熱、惡風。經用耳穴治療一次後，額頭痛消失。

⑵　**顳頭痛**

顳頭痛即「偏頭痛」，是指以頭的側部疼痛最為明顯者，或發於兩側，或發於一側。多見於血管性頭痛，及乳突炎、中

耳炎、齒痛等病症中。

【取穴】 太陽、頭痛₂、面頰、內耳、枕小神經、腦點、暈點、鎮靜、頸感、肝、膽、耳尖（見圖251）。

【治法】

(1)耳穴壓丸法：單耳取穴，兩耳交替進行治療，對單側頭痛者，首次取患側耳穴。隔日一次，4次為一療程。

(2)針刺法：毫針。單耳或雙耳取穴，每日或隔日一次。單耳取穴，對一側頭痛者，首次應取患側耳穴。每次留針5～15分鐘，中、強刺激量。5～7次為一療程，療程間隔3～5天。

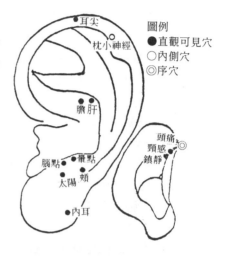

圖251　治療顳頭痛的穴位

【按語】

(1)治以平膽潛陽，熄風通絡，清熱止痛為主法。

(2)全方選穴：以太陽、頭痛₂、頸感穴為治療偏頭痛的主穴。取肝、膽、太陽、頭痛₂、暈點、頸感穴平膽潛陽、育陰止痛，以治療肝腎陰虛，肝膽火旺，上擾清竅，偏頭脹痛，陣發攻逆而作，伴見眩暈脇痛、睡眠不寧、心煩易怒、目澀、口苦、暴怒心煩等症；取內耳、面頰、枕小神經、鎮靜、太陽、頭痛₂、膽穴清熱瀉火，疏風利竅，以治療膽及三焦鬱滯之火上犯，牙齒、內耳、面頰等部疼痛，疼痛連及偏側頭部、心煩、發熱、口苦、咽乾、喜飲涼水等症。

【備考】 ①用耳穴治療偏頭痛具有一定的效果。②在患者的太陽、頭痛₂等耳穴的區域內，可以見到點片狀的隆起。

用電測的方法可以在其耳穴的區域內獲得不同程度的陽性反應。

【病例】　方×，女，33歲。既有血管性頭痛。經常頭痛，口苦咽乾，心煩易怒，失眠多夢等。頭痛發作時，要求用耳穴治療，經用耳穴治療1次，當即止痛。又用耳穴治療2個療程，頭痛未再發作。

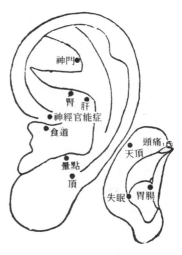

圖252　治療頭頂痛的穴位

(3) **頭頂痛**

頭頂痛即「巔頂痛」，是指頭的頂部疼痛最為明顯者。多見於神經官能性頭痛等症。

【取穴】　頂、頂痛₁、神門、神經官能症、暈點、失眠、肝、腎、胃腸、食道、天頂（見圖252）。

【治法】

(1)耳穴壓丸法：單取穴，兩耳交替進行治療，隔日一次，4次為一療程。

(2)針刺法：毫針。單耳或雙耳取穴，每日或隔日一次，每次留針5～15分鐘。中、強刺激量。5～7天為一療程，療程間隔3～5天。

【按語】

(1)治以溫經、降逆，和胃，止嘔，鎮痛為主法。

(2)全方選穴：以頂、頭痛₁、天頂、神經官能症穴為治療頭頂痛的主穴。取腎、肝、胃腸、食道、天頂、暈點、失眠、神經官能症、神門、頭痛₁、頂穴溫經降逆，和胃止嘔，寧心

鎮痛，以治療寒滯肝脈，陰濁上逆，胃腸失和，心神不寧，巔頂作痛，嘔吐涎水、食少、便溏、少腹脹痛、時有嘔吐、少寐多夢、心悸而煩、頭暈、目眩、身乏無力、腰痠疼痛、陽萎不舉、神疲倦怠、記憶力減退等症。

【備考】 ①用耳穴治療頭頂疼痛具有一定的效果。②在患者的頂、頭痛₁、天頂等耳穴的區域內，可以見到點、片狀的隆起。用電測的方法也可以在其耳穴的區域內獲得不同程度的陽性反應。

【病例】 董×，女，27歲。既有頭頂痛史，時常發作，發時痛不可耐，服藥治療，效果不佳。一日又發，頭頂作痛，噁心欲嘔，經醫院檢查未發現器質性病變。有人介紹用耳穴治療，經耳穴治療1次，當即止痛。

⑷　枕部頭痛

枕部頭痛即是「後頭痛」，是指頭的枕項等後頭部位疼痛最為明顯者。多見於高血壓病、外感初起、椎動脈供血不足等症。

【取穴】 列枕、頸、膀胱、頭痛₃、前烈腺、心、神門、暈點、目₁、₂、眼、肝、感冒、高血壓點、失眠、耳迷根（見圖253）。

【治法】

⑴耳穴壓丸法：單耳取穴，隔日一次，兩耳交替進行治

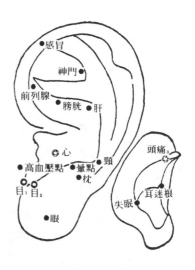

圖253　治療枕部頭痛的穴位

療，4次為一療程。

(2)針刺法：毫針。單耳或雙耳取穴，每日或隔日一次，每次留針5～15分鐘，間隔3分鐘捻轉一次，中、強刺激量。5～7次為一療程，療程間隔3～5天。

【按語】

(1)治以疏風，通絡，升清，利竅，鎮痛為主法。

(2)全方選穴：以枕、頸、頭痛$_3$、耳迷根穴為治療枕部頭痛的主穴。取感冒、枕、頸、膀胱、耳迷根穴疏風散寒，通竅止痛，以治療風寒襲表，經脈瘀痺不通，頭痛暴發、連及項背、遇風寒加重、惡風畏寒、鼻塞流涕、身無汗等症；取枕、頸、頭痛$_3$、前列腺、心、神門、暈點、失眠、目$_1$、$_2$、眼、肝、高血壓穴育陰潛陽，化瘀通絡，利竅止痛，以治療陰虛陽亢，瘀濁滯絡，清竅失利，頭痛項強、頭暈眼花、或頭痛隱隱、時輕時重、痛處不移、或心煩易怒、肢體麻木、健忘、失眠、心悸不寧、血壓升高等症。

【備考】 ①用耳穴治療枕部頭痛具有一定的效果。②在患者的枕、頭痛$_3$、頸等耳穴的分布區域內，可以見到點或片狀的隆起。用電測的方法，可以在其耳穴的區域內獲得陽性的反應。

【病例】 王××，男，57歲，幹部。既有高血壓病數年。平素頭暈眼花，頭痛項部強硬不適，心煩易怒，失眠健忘。用耳穴治療一療程，症狀消失。

(5) 腦仁痛

腦仁痛即指以頭顱內部疼痛為主者，多見於腦部疾患、顱內占位病變、感染性疾病、久病體虛及功能性頭痛等。

【取穴】 腦點、腦幹、神門、枕、腎上腺、皮質下、腦

池、鎮靜、陽維、百靈₂、退
熱、前列腺、腎、虛、腎胞、
頭痛₁、₂、₃（見圖 254）。

【治法】

　(1)耳穴壓丸法：單耳取穴
，隔日一次，兩耳交替進行治
療，4次為一療程。

　(2)針刺法：毫針。單耳或
雙耳取穴，隔日或每日一次，
每次留針 5～20 分鐘，每 5 分
鐘捻轉一次，中、強刺激量。
4～7 次為一療程，療程間隔 3
～5 天。

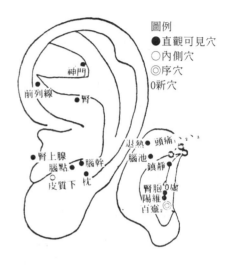

圖 254　治療腦仁痛的穴位

【按語】

　(1)治以清熱，利竅，滋益，升清為主法。

　(2)全方選穴：以腦點、腦幹、腦池、皮質下、頭痛穴為治
療腦仁痛的主穴。取腦池、枕、退熱、頭痛₁、₂、₃、腎上腺、
鎮靜穴清熱解毒，疏風利竅，鎮靜止痛，以治療風熱毒邪，瘀
阻經絡，清竅失利，發熱、頭痛、頭中脹疼、或惡風、汗出、
口渴、咽乾、咽痛、溲黃、或發熱較高、心煩心悸、咽喉疼痛
、咳嗽氣促、口渴喜涼飲等症，對高熱不退者，可於枕、退熱
穴處，用三棱針點刺放血，以透泄邪熱，通利氣機。取皮質下
、腦幹、腦點、前列腺、腎、腎胞、虛、神門、陽維穴滋補陰
精，益腎榮竅，以治療陰精虧損，髓海不足，清竅失榮，頭中
隱痛、頭腦發空、眩暈、耳鳴、腰痠無力、身乏、失眠、遺精
、帶下、或見頭皮麻木、手足顫動、或見頭傾不能上抬、行步
不穩、身乏腰痠難於久立、遺精、陽萎等症。

【備考】　①用耳穴治療腦仁痛是具有一定效果的。②在患者的腦點、腦幹、腦池等耳穴的區域內，可以見到點、片狀的隆起或白色的凹陷。用電測的方法可以在其耳穴的區域內獲得陽性的反應。

【病例】　楊××，男，52歲。既有慢性疾病，經常頭中隱痛，時發時止，久作不休，頭腦發空，眩暈耳鳴，腰痠腿軟，身乏失眠，記憶力明顯減退。時有手足顫動，頭皮發麻，用藥療效不明顯。經用耳穴治療一次，頭痛、失眠明顯好轉，經治3次後身乏、腿軟等症明顯減輕。經治療2療程後，症狀基本消除。

失　眠

【概述】　失眠又稱「不寐」，是指大腦皮層的興奮和抑制過程因為精神情緒、環境影響、藥物作用、疾病等造成皮層中區的功能紊亂，使興奮和抑制的平衡失去協調所致。

　　失眠是以臥床後主觀想睡而不能自然入睡，或睡眠時間不足或睡眠不深沉為其特徵。常見者為就寢後難以入睡而不得眠，或少寐多夢，夢而易醒，醒後不易再睡，甚者徹夜不得眠。

　　失眠症是臨床較為常見的症狀，長時期的失眠會危害身體的健康，因此要注意調養和治療失眠症。

【分類】　失眠症屬於中醫學「不寐」的辨證範圍。

【取穴】　神門、腎、心、腦點、皮質下、脾、胃、膽、失眠、鎮靜、百靈$_1$～$_2$、煩、暈點（圖255）。

【治法】

⑴耳穴壓丸法：單耳取穴，兩耳交替進行治療，隔日一次，4次為一療程。

⑵針刺法：毫針。單耳或雙耳取穴，每日或隔日一次，每

次留針 10～30 分鐘，每 5 分
鐘捻轉一次，中、強刺激量。
4～7 次為一療程，療程間隔 3
～5 天。

　　(3)自我保健法：患者可以
根據自己的情況，採用揉按法
或觸壓法。①手指揉按法：用
拇指、食指相交，對壓耳廓上
的三角窩、對耳屏、對耳屏後
溝等處，重點按壓神門、暈點
、腦點、失眠等穴位，要求：
一壓一鬆，用力適中，均勻，
每部位揉按 10～35 次，每日

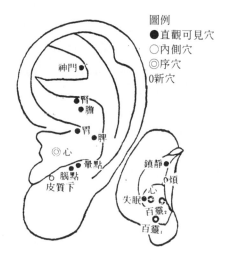

圖 255　治療失眠的穴位

2～4 次，尤以入睡前為主要。雙耳交替進行，4～7 天為一療
程；②小棒觸壓法：病員借助鈍頭的小木棒或小塑料棒，小玻
璃棒均可，面對鏡子，按照耳針穴位圖取穴，治療要求基本同
手指揉按法，觸壓強度，以能耐受為度。

　　【按語】

　　(1)治以養血安神為主法，或兼以補益心脾，或兼以清熱養
陰，或兼以清滯和中。

　　(2)全方選穴：以神門、失眠、腦點、鎮靜、心、暈、點穴
為治療失眠症的主穴。取心、脾、神門、失眠、腦點穴補益心
脾，寧心安神，以治療心脾不足，食少、不寐、多夢易醒，面
白無華、體倦神疲、心悸、健忘、飲食乏味等症；取心、腎、
神門、煩、鎮靜、失眠、皮質下穴滋陰清火，交通心腎，以治
療心腎不交，心煩、不寐、頭暈、耳鳴、心悸、健忘、口乾津
少、腰痠、夢遺等症；取心、膽、神門、暈點、腦點、失眠穴

益氣鎮驚，安神定志，以治療心膽氣虛，心慌不寐、寐易驚醒、膽怯驚恐、寐而多夢等症；取胃、百靈₂、煩、膽、失眠、神門、暈點穴化痰和中，以治療痰火鬱滯，胃失和降，胸悶、脘脹、虛煩不眠、目眩、痰多、口苦、咽乾、二便不暢等症；取胃、百靈₁、神門、心、皮質下、鎮靜、失眠、腦點穴消滯和中，以治療食滯胃脘，胃失和降，胸悶脘脹，噯氣時發等症。

【備考】　①用耳穴治療失眠症是具有一定效果的；病員用觸壓揉按法進行自我保健也具有較好的效果；敏感者，手觸耳穴即有睡意。②在患者的神門、失眠、心等耳穴的區域內，可以見到不規則的隆起或水紋狀的皺折或絲狀的充血。用電測的方法可以在其耳穴的區域內獲得陽性的反應。

【病例】

⑴孫××，女，72歲，教師。既患失眠症30餘年。經常入睡困難，依賴安眠藥睡眠，飽受失眠之苦。請求用耳穴治療，經用耳穴治療1次後，有效。1療程後，能夠自然入睡，一覺睡到天明。

⑵高××，男，70歲，幹部。既有失眠史，經常夜臥不寧，心煩失眠。用耳穴自我保健法，觸壓耳穴以後，能夠自然平靜的入睡。

第三節　內分泌系統及代謝疾病

甲狀腺機能亢進

【概述】　甲狀腺機能亢進簡稱「甲亢」，是一種比較常見的內分泌系統的疾病。常見的致病因素是精神刺激和急性感染等。其使中樞神經系統的調節功能發生紊亂，通過下丘腦或

腺垂體，引起了甲狀腺分泌甲狀腺激素的功能亢進，從而造成了甲狀腺激素的合成和釋放過多。

甲狀腺機能亢進症以情緒容易激動，食量增加，日益消瘦，心悸，眼球突出，甲狀腺腫大等為其特徵，多見於青壯年的女性。

本病的基礎代謝率測定多增高。僅有個別病人的基礎代謝率不增高。

【分類】　甲狀腺機能亢進屬於中醫學「中消」、「癭病」的辨證範圍。

【取穴】　甲狀腺$_1$、$_2$、$_3$、$_4$、內分泌、枕、腎上腺、皮質下、神門、心、肝、肺、腦幹、腦點、鎮靜、頸感、煩、虛、耳迷根、百靈$_2$（見圖256）。

【治法】

(1)耳穴壓丸法：單耳取穴，隔日一次，兩耳輪換進行治療，7次為一療程。

(2)針刺法：毫針。單耳或雙耳取穴。每日或隔日一次，每次留針5～25分鐘，每5分鐘捻轉針一次，中、強刺激量。5～10次為一療程，療程間隔3～5天。

【按語】

(1)治以清熱，疏鬱，消痰，寧神，散結為主法。

(2)全方選穴：以甲狀腺$_1$、$_2$、$_3$、$_4$、內分泌、皮質下、腦幹、腦點、腎上腺穴為治療

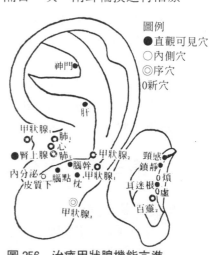

圖例
●直觀可見穴
○內側穴
◎序穴
0新穴

圖256　治療甲狀腺機能亢進的穴位

甲狀腺機能亢進症的主穴。取甲狀腺、枕、肝、內分泌、鎮靜
、煩、心、耳迷根穴清熱和胃，疏利肝膽，以治療胃熱失和，
肝膽鬱結，頭暈、眼花、多食易饑、顏面消瘦、體重減輕、口
苦唇乾、心煩、心悸等症；取肝、肺、神門、腦幹、頸感、煩
、腎上腺、甲狀腺、內分泌穴疏肝理氣，消痰散結，以治療肝
氣鬱滯，痰濕凝結，精神憂鬱、胸悶不舒、精神緊張、容易激
動、心煩易怒、脇痛、失眠、喉有堵感、月經不調、甲狀腺腫
大等症；取甲狀腺、鎮靜、腦點、皮質下、心煩、虛、耳迷根
、神門、枕、內分泌穴清降痰火，養心寧神，以治療痰火上擾
，心陰虛損，畏熱、多汗、情緒激動、心悸易驚、時而煩躁、
多食善饑、面赤形瘦、夜寐不寧、甲狀腺腫大等症。

　　【備考】　①用耳穴治療甲狀腺機能亢進症具有一定的效
果，可以改善因病所致的機體消耗之不適症狀。

　　②在患者的甲狀腺、內分泌等耳穴的區域內，可以見到有
光澤的點狀隆起或絲狀的充血。用電測方法可以在其耳穴的區
域內獲得陽性的反應。

　　【病例】　曹×，女，26歲，幹部。既有甲狀腺功能亢
進數年，現心煩易怒，情緒不穩定，心悸多汗，納可易饑，顏
面消瘦，體重減輕，眼球突出，甲狀腺腫大，時有腹瀉，身乏
少寐。經採用耳穴治療 2 個療程後，自覺症狀基本消失。三個
療程後，眼球突出、甲狀腺腫大以及基礎代謝率等都有所好轉。

糖尿病

　　【概述】　糖尿病是一種以糖代謝紊亂為主的，比較常見
的慢性病。臨床表現以口渴、多飲、多食、消瘦、多尿或尿濁
，高血糖和糖尿為其特徵。糖尿病是胰島素分泌相對或絕對不
足的結果。

　　引起糖尿病的病因，除有少數患者繼發於胰腺炎、胰腺切除術後、某些內分泌疾病（如肢端肥大症等）引起的血糖升高激素分泌過多，而致胰島素相對缺乏外，大多數糖尿病患者為原發性（沒有明確病因）糖尿病，可能與遺傳因素、精神刺激、肥胖症、長期攝食過多等有關。本病多見於中年以後，但青少年及兒童也可以有。男性發病率略高於女性。

　　【分類】　糖尿病屬於中醫學「消渴」的辨證範圍。

　　【取穴】　胰、胰腺點、內分泌、肝、神門、腦點、腎、膀胱、渴點、飢點、胃、肺、腎胞、虛（見圖257）。

　　【治法】

　　(1)耳穴壓丸法：單耳取穴，隔日一次，雙耳交替進行治療，7次為一療程。

　　(2)針刺法：毫針。單耳或雙耳取穴。每日或隔日一次，每次留針15～30分鐘，中、強刺激量。每5分鐘捻轉一回。5～10次為一療程，療程間隔3～5天。

　　【按語】

　　(1)治以清泄肺胃，滋腎養陰，益氣生津為主法。

　　(2)全方選穴：以胰、胰腺點、內分泌、肺、胃、腎、飢點、渴點為治療糖尿病的主穴。取胰、胰腺點、內分泌、肺、胃、渴點穴清熱瀉火，滋陰生津，以治療燥熱傷津，口渴多飲，口乾舌燥，小便頻數或煩渴引飲，嗜食善飢，尿多而

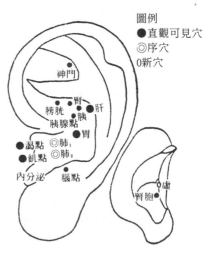

圖257　治療糖尿病的穴位

頻，漸見消瘦，神疲乏力等症；取胰、胰腺點、胃、飢點、腦點穴養陰清熱，降火生津，以治療胃燥傷陰，陰虛火旺，消穀善飢，口渴多飲，形體消疲，尿黃頻數，口燥咽乾，膚乾肌瘦，發育遲緩或停滯，身乏易累等症；取內分泌、腎、膀胱、胰、胰腺點、肝、渴點、腎胞、虛、神門穴滋腎固精，益氣固下，溫腎化氣，以治療腎陰虧虛，下元虛寒，陰陽虧損，氣化無權，小便頻多，尿如膏脂，頭暈目眩，腰痠疼痛，身倦乏力；口乾咽燥或面色晦暗，色黃無華，形體消瘦，口渴多尿，尿液清長，或見尿液混濁，腰腿痠軟等症。

【備考】　①用耳穴治療糖尿病是具有一定效果的，有利改善自覺症狀和降低尿糖量；②因本病屬碳水化合物代謝紊亂疾病，因此要合理的調節飲食，要適當的限制碳水化合物（如米、麵和糖等）的攝入量，增加蔬菜、蛋白質及脂肪類的食物，但對兒童及孕婦，不宜控制過嚴，可以根據病情進一步作食物配餐，並適量增加胰島素等藥物。③在患者的胰、胰腺點、內分泌等耳穴的區域內，可以見到點、片狀的凹陷或絲狀的充血。用電測的方法可以在其耳穴的區域內獲得陽性的反應。

【病例】　趙××，女，53歲，工人。患糖尿病數年，現經常尿糖＋＋～＋＋＋，身乏無力，口乾喜飲。多尿、腰痠腿軟，神疲倦怠，體重減輕，經用耳穴治療4次後，口乾、多飲、多尿，腰痠乏力等症狀好轉。一療程後，症狀基本消失，尿糖穩定在一個加號左右。

高脂血症

【概述】　高脂血症是指血漿脂質濃度超過正常值的高限。由於脂質是與血漿蛋白相結合的形式而在體內運行的，故高脂血症實際上就是血脂蛋白過高症。持續的血脂過高是人體脂

質代謝異常的一種生化徵象。

高脂血症常見於未被控制的糖尿病、粘液性水腫、動脈粥樣硬化；腎病綜合徵、膽管阻塞性肝膽病、胰腺炎及某些原發性遺傳性脂類代謝紊亂的疾病。高脂血症還是冠心病的誘發因素。因此，能夠消除高脂血症，對於防病、強身是具有重要意義的。

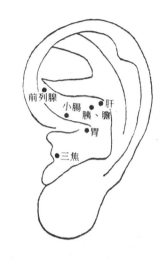

圖 258　治療高脂血症的穴位

【取穴】小腸、肝、三焦、胃、胰、前列腺、膽（見圖258）。

【治法】　耳穴壓丸法：單耳取穴，隔日一次，兩耳交替進行，5〜7次為一療程。

【按語】

⑴治以利濕清熱，消食化瘀為主法。

⑵全方選穴：以胰、膽、小腸、前列腺穴為治療高脂血症的主要穴位。取三焦、胃穴、二者合用，利氣消食；取肝、膽、胰穴利膽健中，消食清熱，養血生津、再取前列腺穴與三焦穴相伍，利水化瘀。全方共奏清熱利濕，消食化瘀之功。有助於脂類的吸收、利用和轉化。能夠降低血中的游離性脂肪酸的濃度，從而可以達到治療高脂血症的目的。

【備考】　①上述耳穴適用於治療高脂血症；②運動可以增加熱量的消耗，因此能夠參加適量的體育鍛錬，對於治療和預防高脂血症都是有益處的。③在患者的胰、膽等耳穴的區域內可以見到有光澤的點、線狀紅暈。用電測的方法也可以在其

耳穴的區域內獲得陽性的反應。

肥胖症

　　【概述】　肥胖症是指體內脂肪積聚過多，使體重超過了正常人的 20%以上者，可分為單純性肥胖症和繼發性肥胖症二類。

　　肥胖者不僅可以使人體的外形不美觀，行動笨重不靈，平時易氣短身乏，活動汗出，更重要的是因為它是多種疾病的根源。肥胖症患者容易誘發冠心病、糖尿病、高血壓、腦溢血、痛風、膽石症、脂肪肝、關節炎、腹脹、便秘、妊娠毒血症、性功能障礙。肥胖度越高，對壽命的影響也越大。

　　單純性肥胖症可因飲食、生活習慣，病後休養和體力活動減少以及遺傳、神經精神、內分泌等方面的因素而致。其可發生於任何年齡，以中壯年的女性者為多。

　　繼發性肥胖症續發於神經、內分泌和代謝障礙性等疾病。故不在本文論述的內容之列。

　　目前檢測體重的方法有很多種，最常用的是Broca氏法。其計算公式如下：

　　⑴標準體重的檢測

　　①適應於身高在 150cm 以上者的公式

　　　標準體重（kg）＝〔身高（cm）－100〕×0.9

　　②適應於身高不足於 150cm 者的公式

　　　標準體重（kg）＝身高（cm）－100

　　⑵肥胖度的檢測

$$肥胖度 = \frac{實際體重 - 標準體重}{標準體重} \times 100$$

　　根據上述公式計算，通常把體重超過正常體重的10％者，稱之為「過重」；把體重超過正常體重的20％者，稱之為「肥胖」。

　　患肥胖症的人，常見脂肪積蓄性分布，男性以頸、腹和軀幹為主；女性以胸、腹、臀及四肢為主。中度以上的肥胖者可以見到氣短、身乏、自汗、累後加重、納多易飢、喜食葷菜、便秘、腹脹、畏熱、心悸、頭暈、身痛等症，還可伴有脂肪變性性肝腫大、膽石症、冠心病、高血壓、糖尿病、痛風、關節炎、皮膚炎症等許多病症。因此，要積極預防和治療肥胖症。

　　【分類】　肥胖症符合於中醫學的「氣虛」、「痰濕內阻」等的論述內容。

　　【取穴】　胃、大腸、便秘點、小腸、脾、口、交感、三焦、內分泌、腦點、食道、腎上腺、神門、虛、飢點（見圖259）。

　　【治法】

　　⑴耳穴壓丸法：單耳取穴，隔日一次，兩耳交替進行治療，4次為一療程。

　　⑵針刺法：毫針。單耳或雙耳取穴，每日或隔日一次，每次留針10～30分鐘，每5分鐘捻轉一次，中、強激量。4～7次為一療程，療程間隔3天。

　　⑶自我保健法：病員可以根據自己的情況，採用揉按法或觸壓法。①手指揉按法：用

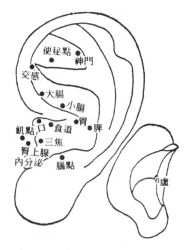

圖259　治療肥胖症的穴位

拇指、食指相交，對壓耳廓上的三角窩、耳甲艇、屏間切跡、耳屏等處，重點按壓便秘點、大腸、內分泌、飢點、腎上腺等穴位。要求：一壓一鬆，用力適中，均勻，每部位揉按10～35次，每日3～7次，尤以飯前、飯後為主要。雙耳交替進行，4～7天為一療程；②小棒觸壓法：病員可以借助鈍頭的小木棒或小塑料棒、小玻璃棒均可，面對鏡子，按照耳針穴位圖取穴。治療要求基本同手指揉按法，觸壓強度，以能耐受為度。

【按語】

(1)治以健脾益氣，通腑消食，袪痰化濕為主法。

(2)全方選穴：以大腸、便秘點、內分泌、三焦、交感穴等為治療肥胖症的主穴。取三焦、脾、飢點、小腸、內分泌、腦點、交感穴袪痰化濕，行氣利水以治療痰濕內蘊，流注肌體，體形肥胖，食納較多，喜食肥甘厚味葷腥之品，胸脘痞滿，平素痰多，肢體沉重倦怠，惡熱等症；取虛、脾、胃、大腸、便秘點、食道、口、內分泌、神門、腎上腺穴健脾益氣，消食化滯以治療勞倦傷氣，或飲食不節，損傷脾氣，氣虛肥胖，體形胖大，氣短懶言，動則自汗，怕冷，面浮虛腫，身乏無力，食納稍差，腹脹便秘，神疲嗜臥等症；取胃、大腸、小腸、食道、便秘、腎上腺穴等行氣消食，下氣除滿，通腑瀉便，以增強胃腸蠕動，加快食物在消化管道中的通過速度，從而減少人體對食物的吸收過程，促進大便的排出，消除因肥胖症而造成的腹脹、便秘等症；取脾、交感、內分泌、飢點穴等健脾益氣，和胃除濕，從而可以除濕邪，益心肺，通經絡，減少脂肪在體內的吸收和積聚，有利於治療肥胖症的氣短、身乏、自汗、累後加重，以及畏熱、心悸、頭暈、身痛等症，且有興奮丘腦（下腹中核）的食慾調節中樞的作用，使飽覺中樞興奮，產生飽感和拒食，還可以興奮交感神經，引起交感神經中樞興奮，

從而使胰島素的分泌量降低，使胰升糖素增高，有利於治療肥胖症的納多易飢，喜食葷食等，斷絕了脂肪的來源，從根本上治療肥胖，可謂治本。

【備考】　①用耳穴防治肥胖症是具有一定效果的。②避免和減少肥胖症的發生，預防重於治療。要注意適當的增加體力活動量，控制進餐質量，少食葷膩食物，堅持耳穴自我保健法等，對減肥和避免增重都是具有一定效果的。③在肥胖者的大腸、便秘點、內分泌等耳穴的區域內，可見到點、片狀的紅暈或絲線狀的充血或白色的脫屑改變。用電測的方法可在其耳穴的區域內獲得陽性的反應。

【病例】　方××，女，49歲，幹部。既往體重超重，近幾年來多食易飢，神疲嗜睡，體重增加和體形發胖明顯，經醫院檢查未有器質性疾病。她要求用耳穴治療，治療前檢測：身高162公分，體重81公斤。經用耳穴治療1個療程後，多食易飢，神疲嗜睡的症狀有所好轉；2個療程後，症狀明顯好轉，體重不再上升，3個療程後，體重下降1.5公斤；7個療程後體重下降2.8公斤。患者配合自我保健法，使體重繼續保持下降的趨勢，始終未再出現體重上升的反跳現象。

第四節　外　科

一、骨科疾病

落　枕

【概述】　落枕是由睡眠時頭部姿勢不正確，頸部肌肉長時間受到牽拉，或因頸部肌肉感受風寒及因扭閃等而引起的頸部痠痛、僵硬、活動受限的一種常見的病症，多發於成年者。

　　落枕多見於晨起活動時，經常出現在一側頸部。其表現為頸部牽強、痠楚疼痛、痛時可連及肩背、頸動尤甚、故頭顱不能自然回顧，局部有肌肉痙攣和壓痛點，但無紅腫和發熱。患者還可伴有頭痛、畏風寒等症狀。本症一般經過3～5天以後可以自然緩解，但容易反覆發作。老年人常是頸椎病變的反映。

　　【分類】　落枕症屬中醫學「落枕」的辨治範圍。頸肌勞損、頸項纖維織炎、頸肌風濕、枕後神經痛、頸椎肥大等病症，可以參加施治。

　　【取穴】　頸、頸椎、神門、肩、膀胱、相應的壓痛點（區域）（見圖260）。

　　【治法】

　　⑴針刺法：毫穴，取患側耳穴，強刺激量。留針10～30分鐘，每5分鐘捻針一次。每日一次。

　　⑵耳穴壓丸法：單耳取穴，首次取患側耳穴，兩耳交替進行，每日一次。要求患者向患側活動頸部，以促使患部肌肉痙攣的緩解。

　　【按語】

　　⑴治以舒筋活血，散風通絡，行氣止痛為主法。

　　⑵全方選穴：以頸、頸椎、神門和相應的壓痛區（點）為治療落枕的主穴。取頸、頸椎、神門穴行氣活血，通絡止痛，祛風鎮靜，以治療風寒之邪襲入經絡，或因牽拉、扭傷而致的氣血不和，筋脈拘急，

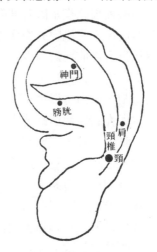

圖260　治療落枕的穴位

頸肌痠痛，活動受限等症，取膀胱、肩、疏風利氣，有利於發表散寒，治療頸部痠楚，畏惡風寒等症。

【備考】①用耳穴治療落枕疼痛是具有一定效果的。並有助於緩解肌肉的痙攣。②在患者的頸、頸椎等耳穴的區域內，通過電測的方法可以獲得陽性的反應。

【病例】 高×，男，29歲，幹部。上班時迎風騎車，左頸部突發痠痛，活動受限，局部有壓痛點，但無紅腫和發熱。採用耳穴治療的同時，要求患者配合，囑病員向患側活動頸部。刺激耳穴和活動頸部協調進行，當即疼痛消除，活動自如。

肩關節周圍炎

【概述】 肩關節周圍炎即「漏肩風」，是指肩關節囊和肩關節周圍軟組織的慢性、退行性和無菌性炎症性的疾病。多見於女性，以40～50歲左右者為多，本症俗稱「肩周炎」。

肩關節周圍炎常因輕度的扭傷，或局部感受風寒濕所致，或繼發於岡上肌肌腱的炎症以及肩周圍的滑囊炎等症，大多數是屬於自發性的。肩周炎肩部呈彌散性的疼痛，可向頸部或臂部放散，疼痛日輕夜重，無有紅腫，局部伴有廣泛的壓痛點，活動受限，肌肉可以發生萎縮。

本症在肩關節活動時，可因疼痛而出現肌肉痙攣，限制了關節活動的程度，主要在外旋、外展時受限，以後組織粘連，功能障礙也隨之加重，形成了所謂的「凍肩」，患者因為不能上抬前臂和活動肩關節，所以不能做梳理頭髮等動作。本症早期以疼痛為主，晚期以功能障礙為主。

【分類】 肩關節周圍炎屬於中醫學「漏肩風」、「肩凝症」等的論述範圍。

【取穴】 肩、肩關節、神門、鎖骨、肩疼、腎上腺、皮

質下，相應壓痛點（見圖 261
）。

【治法】

(1)針刺法：毫針。單耳或
雙耳取穴，每日或隔日一次，
每次留針 10～20 分鐘，中、
強刺激量，每 5 分鐘捻針一回
。5～7 次為一療程，療程間
隔 3～5 天。

(2)耳穴壓丸法：單耳取穴
，隔日一次，兩耳交替進行治
療，5 次為一療程。首次取患
側。

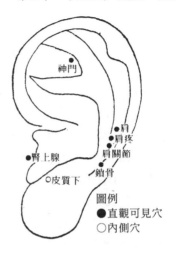

圖 261　治療肩周圍炎的穴位

要求：治療時，囑咐患者適當地活動患肢，以利疏通絡，
恢復功能。

【按語】

(1)治以疏通經絡，舒筋活血，行氣止痛為主法。

(2)全方選穴：以肩、肩關節、肩疼穴為治療肩關節周圍炎
的主穴。取肩、肩關節、肩疼、鎖骨穴治其標急之症，四穴有
通絡止痛，舒筋活血之功；「不通則痛」，「通則不痛」，穴
以通為治，以通為重，通絡以止痛，舒筋而活血，經絡疏暢，
氣血流通，有利於祛風、散寒、除濕、止痛、解痙；取神門、
腎上腺、皮質下等穴養血益陰，調利經氣，以助正氣，使正氣
能與外邪相爭之時而不受損，有利於祛邪而不傷正，祛濕溫經
而不耗散陰氣，使陰血充足，心氣旺盛，心神安寧，可以通過
自身的調節而降低疼痛的程度，陰血不傷，經脈充盈，筋膜得
以濡養，可以改善肩關節周圍的營養，使血液循環增加，有利

於疏通經絡，恢復功能，有治本之用。

【備考】 ①用耳穴治療肩關節周圍炎具有一定的療效，可以減輕疼痛，有利於恢復功能；②治療的同時，鼓勵並要求病人積極地進行功能鍛鍊，囑病人進行患側上肢的前後擺動、回旋運動、做內收、外展。有條件者，還可以做拉滑車等活動。③在患者的肩、肩關節、肩疼等耳穴的區域內，可以見到有點、片狀的紅暈、充血或隆起。用電測的方法可以在其耳穴的區域內獲得陽性的反應。

【病例】 楊××，男，52歲，幹部。既往患有右肩關節周圍炎，經常右肩關節痠痛，日輕夜重，甚時影響睡眠，常在入睡後因肩痛而醒。近來又有加重的趨勢，上肢活動功能明顯受限，經用其他方法治療，效果不理想，要求用耳穴治療。採用耳穴治療並結合功能鍛鍊，1次後，疼痛減輕。3次後，上肢活動功能明顯改善。1療程後，基本恢復正常。

二、一般外科疾病

乳腺炎

【概述】 乳腺炎是由於化膿性細菌進入乳腺組織而引起的乳腺急性化膿性炎症。多發生於產後3～4週的哺乳期的婦女，尤以初產婦女最為多見。

乳腺炎初起可有乳房腫脹、疼痛、排乳不暢，以及局部有輕度觸壓痛的硬結塊，皮膚表面微紅、微熱、或伴有發熱等不適症狀；隨之可有畏寒、發熱或寒戰、高熱、白細胞增多。局部疼痛呈持續性搏動時，多有膿腫形成，患側腋窩淋巴結腫大，約經1週左右，膿液成熟。膿液潰後，可以腫消，熱退，逐漸癒合。

【分類】 乳腺炎屬於中醫學「乳癰」的辨證範圍。

【取穴】　乳腺、胸、神門、枕、腎上腺、皮質下、內分泌、垂體、耳尖、肝、胃（見圖262）。

【治法】

(1)耳穴壓丸法：單耳取穴，隔日一次，兩耳交替進行，首次取患側耳穴，4次為一療程。

(2)針刺法：①毫針。單耳或雙耳取穴，每日或隔日一次，每次留針20～60分鐘，中、強刺激量，每5～10分鐘捻針一回。4～7次為一療程。②三棱針，對發熱較高者，可於耳尖處放血2～4滴。

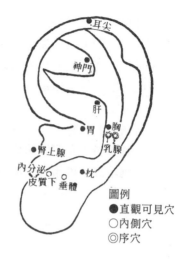

圖262　治療乳腺炎的穴位

(3)若膿液已經形成，可行穿刺吸膿或切開引流。

【按語】

(1)治以清熱解毒，理氣活血，疏鬱散結為主法。

(2)全方選穴：以乳腺、胸、內分泌、枕、腎上腺穴為治療乳腺炎的主穴。取乳腺、胸、耳尖、腎上腺、胃、枕穴清熱解毒，通經以利氣，下乳以散結，疏通經絡以止疼痛，以治療乳房腫脹疼痛、排乳不暢、局部有觸壓痛及硬結腫塊、皮膚紅、熱、以及身熱、惡寒或寒戰、高熱等氣機鬱滯，毒熱內侵的急性乳腺炎症的主症；取神門、肝、皮質下、內分泌、垂體穴培精血，益陰氣，通經絡，升清氣，安心神，以治療邪熱內擾，損耗氣陰，熱蘊成膿、發熱不退、口乾口渴、心煩不安、局部紅腫跳痛、按之應指等症。

　　【備考】　①用耳穴治療乳腺炎具有一定的效果；對初、中期者，有明顯的清熱止痛效果。②在患者的乳腺、腦等耳穴的區域內，可以見到有光澤的點，片狀的紅暈、絲線狀的充血或隆起、凹陷等。用電測的方法可在其耳穴的區域內獲得陽性的反應。

　　【病例】　葉×，女，26歲，幹部，已婚。產後哺乳，患急性乳腺炎。左側乳房疼痛，局部紅、熱，有硬結和觸壓痛，白細胞增高。經用耳穴治療一次後，疼痛等症減輕。一療程後，疼痛和紅腫消退。

三、常見急腹症

闌尾炎

　　【概述】　闌尾炎俗稱「盲腸炎」，是臨床較為常見的急腹症之一，多見於青壯年。

　　闌尾炎主要是由於闌尾本身具有豐富的淋巴組織、且血液供應較差、引流不暢、以及闌尾腔內有病菌，以及糞石、結石、寄生蟲等異物存留；外因飲食不節，暴飲暴食，飲食後劇烈運動，精神因素等。在人體抵抗力降低時，闌尾腔內的細菌就可以大量繁殖，侵入管壁而引起急性炎症。

　　闌尾炎起病時，常在上腹正中或臍周出現持續性疼痛，呈陣發性加劇，數小時後呈轉移性右下腹痛，並侷限於右下腹，伴有噁心、嘔吐、便秘或腹瀉（小兒常由腹瀉開始）、輕度發熱。炎症擴散時，發熱升高，血象中性白細胞計數明顯升高，闌尾點有壓痛、反跳痛、腹肌緊張、腹脹等。

　　【分類】　闌尾炎屬於中醫學「腸癰」的辨證範圍。

　　【取穴】　闌尾$_1$、$_2$、$_3$、$_4$交感、神門、大腸、小腸、腎上腺、皮質下、三焦、闌尾、上腹、耳尖、退熱、便秘點（見圖

263）。

【治法】

(1)耳穴壓丸法：單耳取穴，隔日一次，兩耳交替進行治療，首次取右側耳穴，4 次為一療程。

(2)針刺法：①毫針。單耳或雙耳取穴，每日或隔日一次。每次留針 20～60 分鐘，強刺激量，間歇捻針。4～7 次為一療程。②三棱針。高熱者，取耳穴、退熱穴，點刺，放血 2～4 滴。

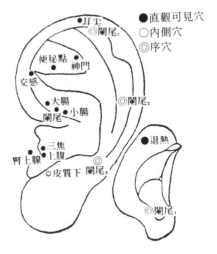

圖 263　治療闌尾炎的穴位

【按語】

(1)治以清熱導滯，活血散瘀，排膿消腫為主法。

(2)全方選穴：以闌尾、闌尾₁、₂、₃、三焦、交感穴為治療闌尾炎的主穴。取闌尾₁、₂、₃、₄、皮質下、上腹、三焦、小腸、腎上腺穴清熱解毒，行氣活血，以治療氣滯蘊熱，傳化不利，氣血鬱滯，腹痛陣作、痛無定處、初為繞臍疼痛，而後轉為右下腹疼痛，痛處拒按、腹部微急、或有輕微熱象、噁心欲吐、大便秘結或腹瀉、右下肢常喜蹺屈、或吐出少量胃內容物、白血球輕度升高等症；取便秘點、闌尾、闌尾₁、₂、₃、₄、交感、腎上腺、耳尖、退熱、大腸穴清熱解毒，活血化瘀、通裡攻下，排膿消腫，以治療血瘀氣滯，毒熱壅盛，熱盛肉腐，膿液已成、高熱、口渴、面紅、目赤、腹痛明顯加重、痛有定處、痛處拒按、有反跳痛及肌緊張、便秘、尿黃少、少數病人或見尿淋漓、白細胞明顯升高等症。對高熱、口渴者，可用三棱針

在耳尖、退熱穴處點刺放血，以泄熱涼血。

【備考】 ①用耳穴治療單純性闌尾炎效果較好。②凡在治療過程中病情逐漸加重，有穿孔趨勢者，或闌尾蛔蟲症、慢性闌尾炎反覆急性發作者等，均屬手術適應症。③在患者的闌尾等耳穴的區域內，可以見到點狀的紅暈、充血或隆起的現象。用電測的方法，可以在其耳穴的區域內獲得陽性的反應。

【病例】 李××，女，23歲，學生。右下腹疼痛半日。有輕度發熱，嘔吐，右下腹有壓痛，白細胞有輕度升高。經用耳穴治療一次後，腹痛等症消失。

四、肛門直腸病

痔

【概述】 痔俗稱「痔瘡」，是外科肛門直腸的常見病。其主要是由於肛管、直腸的痔靜脈回流發生障礙所致。本病多見於成年人。按發生的部位論，生在肛門外的叫外痔，生在肛內的叫內痔，肛門內外皆有的叫混合痔。

痔多因便秘、過食辛辣刺激性食物、久瀉、久坐、久蹲、久立、腹腔內腫物、妊娠、前列腺肥大、肝病等使直腸下段、肛門周圍的靜脈血液回流不暢，引起直腸下端粘膜下和肛管皮下的靜脈發生擴大、曲張、血液淤積，形成靜脈團塊所致。

外痔一般沒有明顯的痛，僅在久立、久行時，才有異物及墜脹感。若因劇烈咳嗽，大便秘結，用力解便等使腹壓增高時，可以引起痔靜脈破裂而出血，使血塊凝結在肛門皮下形成血栓性外痔；外痔因為肛門部位的皮膚感染，可以形成炎性外痔。此二者有劇烈性、持續性的疼痛，排便用力時尤甚。肛口外可見青紫色的腫塊，表面有水腫，觸痛也比較明顯。

內痔為直腸下段的下痔靜脈曲張，極易破裂出血，破裂後

，可有大便時滴血，但不痛，血不與大便混合，便秘時容易發病。肛門鏡檢時，可見齒狀線以上的粘膜下靜脈曲張成團塊狀，呈紫藍色的隆起，重者可串成環狀，甚者可脫出肛門，日久不能自行復位，需用手送回，分泌物刺激肛門時，可以引起肛門瘙癢和疼痛。

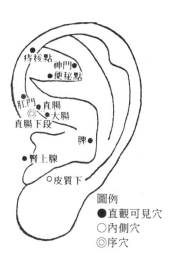

圖 264　治療痔的穴位

【分類】　痔屬於中醫學「痔」的辨證範圍。

【取穴】　痔核點、直腸下段、大腸、直腸、肛門、神門、便秘點、皮質下、脾、腎上腺（見圖 264 ）。

【治法】

⑴耳穴壓丸法：單耳取穴，隔日一次，兩耳交替進行治療，7 次為一療程。

⑵針刺法：毫針。單耳或雙耳取穴，每日或隔日一次，每次留針 20～40 分鐘，中、強刺激量，每 5 分鐘捻轉一回。7～10 次為一療程，療程間隔 1 週。

【按語】

⑴治以清熱潤燥，活血化瘀，涼血解毒，行氣祛濕為主法。

⑵全方選穴：以痔核點、大腸、直腸下段、肛門、直腸等穴為治療痔瘡疾患的主穴。取痔核點、大腸、直腸、肛門、皮質下、便秘點穴清熱潤燥，涼血止血，祛風止痛，以治療大腸燥熱、腸風傷絡，大便下血、大便乾燥秘結、排便時滴血或射

血、或有墜脹感、或有痔塊脫出等症；取痔核點、直腸下段、便秘點、脾、腎上腺、神門、肛門穴活血化瘀，祛濕解毒，行氣健脾，以治療氣滯血瘀，濕毒凝聚，脾氣虛弱，大便乾燥、痔核脫出、不能自行回納、局部腫痛、或伴糜爛、滲液，或見紫暗壞死，面色少華，胃脘疼痛、氣短懶言、神疲體倦等症。

【備考】 ①用耳穴治療痔瘡疾患是具有一定效果的，尤對痔瘡疼痛、大便秘結的療效更為顯著。②在患者的痔核點、肛門、大腸等耳穴的區域內，可以見到有光澤的點狀紅暈或隆起或見絲線狀的充血。用電測的方法可以在其耳穴的區域內獲得陽性的反應。

【病例】 方××，女，52歲，幹部。既有痔瘡。經常有大便秘結、大便帶鮮血，肛門瘙癢、疼痛不適等症。近來，病情又有加重。其疼痛持續而劇烈，觸痛明顯，行走、排便、用力時尤甚。患者心煩、少寐，影響日常生活。外科檢查，診斷為混合痔合併感染。經用耳穴治療一次後，症狀明顯改善，病人可以入睡，疼痛和便秘也有好轉。經治三次後，大便通暢，疼痛等症狀明顯減輕。

第五節　婦　　科

一、月經病

痛　　經

【概述】 痛經俗稱「行經腹痛」，是婦科月經病的常見症之一。它是指婦女隨月經期或行經前後而發生的周期性的、陣發性的小腹部疼痛。或兼有腰骶及肛門處疼痛，甚者伴面白、出冷汗、手足厥冷、噁心、嘔吐等全身不適等症狀，影響工

作和生活。本症多發於少女，也可見於中年婦女。

痛經常與子宮發育不良、盆腔器質性疾病、生殖器局部病變、內分泌、神經、精神等致病因素有關。

痛經有原發性痛和繼發性痛經兩種：

原發性痛經是指初潮（第一次來月經）即有腹痛等症，多見於未婚、未孕的年輕婦女。婦科檢查，可以無明顯的器質性病變。在婚後、產後多能夠自行而癒。

繼發性痛經是指初潮後的一段時間內並無明顯的痛經，而是繼發於生殖器官炎症、子宮肌瘤、子宮內膜異位等器質性病變。

若在行經期內僅表現為小腹或腰骶部有輕微的脹痛不適，則屬於正常現象。不屬於本病的論治範圍，無需治療。

【分類】　痛經屬於中醫學「痛經」的辨證範圍。

【取穴】　子宮、卵巢、內分泌、交感、神門、皮質下、腎、脾、肝、胃、闌尾、腎胞、下耳根、下腹、鎮靜、會陰$_1$、$_2$（見圖265）。

【治法】

(1)耳穴壓丸法：單耳取穴，隔日一次，兩耳交替進行治療，4次為一療程。

(2)針刺法：毫針。單耳或雙耳取穴，每日或隔日一次，每次留針10～30分鐘，每5分鐘捻針一次，中、強刺激量。4～7次為一療程。

(3)自我保健法：病員可以

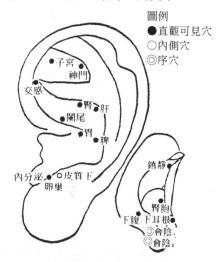

圖例
●直觀可見穴
○內側穴
◎序穴

圖265　治療痛經的穴位

根據自己的情況，採用揉按法或觸壓法。①手指揉按法：用拇指、食指相交，對壓耳廓上的三角窩、對耳屏、耳垂背面外側部等處，重點按壓子宮、卵巢、會陰$_1$、$_2$等穴位。要求：一壓一鬆，用力適中，均勻。每部位揉按 20～40 次。每日進行 3～5 次，尤在痛時為主要。雙耳交替進行。②小棒觸壓法：病員可以借助鈍頭的小木棒或小塑料棒，小玻璃棒均可，面對鏡子，按照耳針穴位圖取穴，治療要求基本同於手指揉按法。觸壓強度以能耐受為度。

【按語】

⑴治以通調氣血為主法，或兼以溫經祛濕，或兼以疏肝解鬱，或兼以補益肝腎。

⑵全方選穴：以子宮、卵巢、內分泌、肝、會陰$_1$、$_2$穴為治療痛經的主穴。取子宮、卵巢、會陰$_1$、$_2$、脾、皮質下、交感、內分泌穴溫經祛寒，陰濕止痛，以治療寒濕凝滯，行經腹痛、經前或行經時小腹冷痛、甚則連及腰骶部、得熱痛減、經行量少、色暗有血塊、畏寒肢冷、尿清、便溏等症；取肝、胃、下腹、子宮、卵巢、陰會$_1$、$_2$、交感穴舒肝理氣，疏鬱調經以治療肝鬱氣滯，經行腹痛、經前或經期小腹脹痛、脹甚於痛、經血色黑量少有瘀塊、塊下後疼痛減輕、胸脇乳房脹痛、呃逆、噁心、易氣鬱、胸悶等症；取肝、腎、卵巢、腎胞、會陰$_1$、$_2$、鎮靜、內分泌、神門、子宮穴補益肝腎，調和沖任，以治療肝腎虧損，精血不足，沖任不調經後小腹隱痛陣發、按之痛減、月經量少色淡、質稀、腰痠疼痛、頭暈、耳鳴、身乏無力、心慌、氣短、面白、聲低等症；取闌尾、胃、下耳根、會陰$_1$、$_2$、下腹、內分泌、子宮、交感、卵巢穴行氣活血，化瘀清熱，以治療氣滯血瘀，血熱瘀結，經血量少腹痛、經期痛重於脹、痛如刀割、拒按、服止痛藥不能止痛、下血塊後痛減、

色紫黑有血塊、或經前或經期腹痛下墜、腹部刺痛、痛比脹甚、身熱或腹部發熱、尿黃、經血色紫紅、質稠有臭味等症。

【備考】 ①用耳穴治療痛經症具有一定的效果。②在患者的子宮、會陰等耳穴的區域內，可以見到有光澤的點片狀的隆起邊緣有紅暈。用電測的方法，可以在其耳穴的區域內獲得陽性的反應。

【病例】 鄭×，女，19歲，學生。既往有痛經史，行經腹痛，小腹下墜疼痛，痛甚時服止痛藥仍不可止，伴心煩，食少、噁心、少寐、影響學習。經用耳穴治療1次後，痛減，諸症好轉。1療程後，痛經消失。每次行經，病員自我保健，採用觸壓耳穴法，亦能產生療效。

閉 經

【概述】 發育正常的女子，14歲左右，月經即應來潮，如果女子年滿18周歲從未行經；或月經周期已經建立，卻又閉止3個月以上而無月經者皆稱之為閉經。前者為原發性閉經，後者為繼發性閉經。

青春期以前、妊娠期、哺乳期、絕經期或少女初潮後數月內均有閉經現象，則屬於正常的生理狀態，不屬於閉經的論治範圍。

有時，由於生活環境的改變，或精神因素的影響也可以引起暫時性的閉經，大多能自然恢復。

本節論治者為功能失常所致的閉經症。

【分類】 閉經屬於中醫學「月經病」的範圍。

【取穴】 子宮、卵巢、腎、肝、內分泌、脾、心、三焦、皮質下、神門、交感、前列腺、腎胞、會陰$_1$、$_2$、腦點（見圖266）。

【治法】

(1)耳穴壓丸法：單耳取穴，隔日一次，兩耳交替進行治療，4次為一療程。

(2)針刺法：毫針。單耳或雙耳取穴，每日或隔日一次，每次留針5～30分鐘，中、強刺激量，每5分鐘捻針一回。4～7次為一療程，療程間隔五天。

【按語】

(1)治療分別施以滋補肝腎、益氣養血、舒肝理氣、健脾化痰、溫經散寒、活血化痰等法。

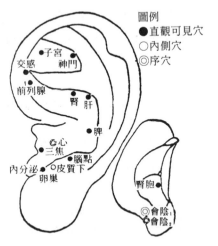

圖例
●直觀可見穴
○內側穴
◎序穴

圖 266　治療閉經的穴位

(2)全方選穴：以子宮、卵巢、內分泌、腦點、肝、腎等穴為治療閉經的主穴。取脾、卵巢、子宮、心、交感穴健脾和胃，養血調經，以治療脾胃虛弱，經血衰少、面色萎黃、氣短乏力、肌肉消瘦、食少納差、心悸失眠等症；取內分泌、卵巢、腎胞、腦點穴補腎益精，養血調經，以治療腎精虧損，經血不足，月經閉止、腰痠腿軟、身乏無力、性慾減退、健忘、盜汗、精神疲憊、面色晦暗等症；取肝、心、神門、腦點、子宮、卵巢穴滋陰清熱，養血化燥以治療陰津不足，虛熱內擾，灼血傷經，月經不行、五心煩熱、口唇乾燥、甚則身有低燒、少寐多夢、心煩、氣短、或有盜汗等症；取腎、子宮、腎胞、會陰₁、₂穴溫經散寒，活血通經，以治療寒傷沖任，經血凝結，月經閉止，小腹發冷、疼痛延及腰部、四肢不溫、白帶多、面色青白等症；取肝、三焦、交感、皮質下、腦點穴舒肝解鬱，理

氣活血，以治療肝鬱氣滯，血行受阻，月經閉止、胸脇脹痛、滿悶憋氣、心情急躁、小腹墜脹、疼痛等症；取前列腺、肝、子宮、會陰$_1$、$_2$穴活血化瘀，行氣通經，以治療血瘀凝聚，經脈受阻，月經閉止，小腹墜脹疼痛、胸悶臥時易發、身熱、心煩急躁、寐則多夢等症；取肝、神門、內分泌、卵巢穴養血平肝，清熱降逆，調經利氣，以治療肝陽上逆，經血逆上，經血閉止、頭暈、頭脹、急躁易怒、胸脇滿脹、汗出，夢睡不實，五心煩熱、皮膚乾燥、衄血時發等症；取脾、三焦、腎、子宮、交感穴理氣化痰，通經活血，以治療痰濕阻滯，經血不行，月經閉止，面色浮黃、胸悶脘脹、納少、痰多、時而嘔噁、好逸惡勞、白帶甚多等症。

【備考】　①用耳穴治療閉經症具有一定的效果。②閉經要採用病因性的治療，才容易收到比較好的效果。若身體健壯，屬繼發性閉經者，經過治療後容易收效；而血枯血滯者療效較差，常需配合中西藥物治療。③取穴治療之時，需要結合婦女的生長、發育、衰老的自然規律，要注意各個時期的年齡特點。依據具體的病情進行施治，像青少年女子多屬腎氣未充，沖任不調，治療重點應選用腎、卵巢、子宮、內分泌等穴以培補腎之精氣，調理沖任；若是中年分娩、哺乳期的婦女，多屬耗氣傷血，氣血虧虛，治療重點宜選用心、肝、脾、卵巢、內分泌等穴以補益氣血，寧心養血；如果是更年期的婦女，多屬腎氣已衰，氣血虧虛，病情比較複雜，治療應取腎、肝、心、脾、內分泌、皮質下及神門和三焦等穴。以補腎健脾，調理氣血，養血安神。④在患者的子宮、卵巢、內分泌、肝、腎等耳穴的區域內，可以見到點、片狀的隆起或凹陷。用電測的方法，可以在其耳穴的區域內獲得陽性的反應。

【病例】　張××，女，31歲，已婚，幹部。停經三月

餘，伴有心煩急躁，胸脇滿脹，失眠便秘等症，經婦科檢查、
超聲波檢查、尿妊娠試驗，均為陰性。確診為閉經症。經用耳
穴治療 3 次，即感下腹墜痛隱作，隨之來潮，血色暗紅，血量
中等，上述不適症狀全部消失。

二、產後疾病

產後乳汁不足

【概述】　產後乳汁不足又稱「產後缺乳」、「產後乳汁
不行」，是指產後乳汁分泌的很少，或全無乳汁，不能夠滿足
新生兒的需要。

產後缺乳不僅可在初產婦出現，而且也可以在體質虛弱的
經產婦的哺乳期時出現。產後乳汁不足的原因除少數是因為乳
房發育不良外，多數是與產婦的身體健康狀況差、全身的營養
不良、植物神經功能紊亂、精神狀態不佳（生氣、鬱悶、焦急
等）以及哺乳的方法不當等有
關。

【分類】　產後乳汁不足
屬於中醫學「產後缺乳」的辨
證範圍。

【取穴】　乳腺、內分泌
、胸、肝、頸感、肌鬆點、心
、脾、腎、胃、虛、腎胞（見
圖 267）。

【治法】

(1)針刺法：毫針。單耳或
雙耳取穴，每日或隔日一次，
每次留針 15～30 分鐘，中、

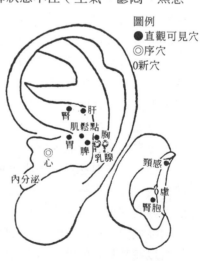

圖 267　治療產後乳汁不足的穴位

強刺激量，每 5 分鐘捻針一次。

(2)耳穴壓丸法：單耳取穴，兩耳交替進行治療，每日或隔日一次。若為一側乳汁不足，首次應先取患側的耳穴治療。患者應注意在飲食前，按壓耳穴 1～3 分鐘。

【按語】

(1)治以養血益氣，疏肝解鬱為主法。

(2)全方選穴：以乳腺、胸、內分泌穴為治療產後乳汁不足症的主穴。取心、脾、腎、胃、乳腺、內分泌、肌鬆點、虛穴補益氣血，通行乳液，以治療氣血虛弱，乳源缺乏，產後乳少或全無、乳汁清稀、乳房柔軟無脹感、面色蒼白、唇甲無華、納少、便溏、氣短乏力、神疲心悸等症；取肝、腎、頸感、胸、腎胞、乳腺穴養血疏肝，通絡下乳，以治療肝鬱氣滯，氣鬱壅滯，乳汁分泌不暢，產後乳汁不行，乳房脹滿而痛或有腫塊、食少納差、胸悶脘脹、呃逆、便乾、精神抑鬱、胸脇不舒等症。

【備考】　①用耳穴治療產後乳汁分泌不足症具有一定的效果。②治療產後缺乳要注意保持情緒樂觀，精神愉快；要有充足的睡眠；進食富有營養而又容易消化的飲食；鼓勵和指導乳婦正確的哺乳。

③治療產後缺乳還可以飲食鯽魚、豬蹄等下乳湯類食物。④在產後乳汁分泌不足者的乳腺、胸、內分泌等，耳穴的區域內可以見到白色的丘疹或點狀的凹陷或周邊的紅暈。用電測的方法，在其耳穴的區域內可以獲得陽性的反應。

【病例】　梁××，女，28 歲，幹部。產後 4 天乳汁分泌不足，乳房雖有脹滿感覺，但無乳汁泌出，心煩易急，失眠，心悸，食少，便乾，胸脇鬱悶不舒。經用耳穴治療一次後，症狀好轉。2 次後，乳汁分泌增多。4 次後，正常哺乳。

第六節 兒 科

一、消化系統

小兒食積

【概述】 小兒食積又名「小兒停食」、「小兒積滯」。是指由於飲食不節，饑飽無度，偏嗜食物，造成飲食停滯，以胃腸的消化功能失常而出現的食慾減退、噁心、嘔吐、腹脹、腹瀉、及發熱等症狀表現為主的兒科常見的一種病症。

對本症若不及時給予治療，積滯日久，可以發展成為全身性的營養不良，而出現日漸消瘦等的疳證。

積症是以飲食積滯為主的實證，屬於消化不良的早期的病症；而疳證則是以虛證為主的消化不良的後期的症候。因此，對於小兒食積症應給予足夠的重視，儘早進行積極和有效的治療。

【分類】 小兒食積症屬於中醫學「食滯」的辨證範圍。

【取穴】 胃、小腸、大腸、三焦、脾、腹、胰膽、腎、中腹、皮質下、胃腸、百靈₁、虛、健脾胃（見圖 268）。

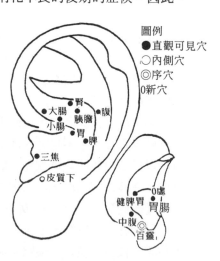

圖例
●直觀可見穴
○內側穴
◎序穴
0新穴

圖 268 治療小兒食積的穴位

【治法】

(1)耳穴壓丸法：單耳取穴，隔日一次，兩耳交替進行，

4次為一療程。

(2)自我保健法：嬰幼兒可由家長代替進行，根據情況採用揉按法或觸壓法。①手指揉按法：用拇指、食指相交，對壓耳廓上的耳甲艇、耳甲腔、耳輪後溝等處，重點按壓胰膽、脾、胃、大腸、小腸、三焦、皮質下、健脾胃、胃腸等穴。要求：一壓一鬆，用力適中，均勻，每部位揉按5～10次。每日3～5回，尤以飯後為重要。雙耳交替進行，4～7天為一療程；②小棒觸壓法：要借助鈍頭的小木棒或小塑料棒、小玻璃棒，按照耳針穴位圖取穴，以胰膽、脾、胃、大腸、小腸穴為主，方法基本同手指揉按法，觸壓強度以小兒能耐受為準。

【按語】

(1)治以消積導滯，行氣化食，調中和胃為主法。

(2)全方選穴：以胰膽、脾、胃、大腸、小腸、三焦、皮質下穴為治療小兒食積症的主穴。取胃、大腸、胰膽、三焦、中腹、百靈₁穴下氣消食，化滯除脹，以治療飲食失節，停滯胃脘，運化不利，食慾減退、噁心、嘔吐、腹脹、腹瀉之症；取胃、大腸、小腸、胃腸穴下氣化滯，調理胃腸，四穴與病位相對應，可使穴氣直達病所，有利於發揮消積導滯之功。其可以治療因過食生冷、油膩而致的嘔吐酸餿、噯腐吞酸、不思飲食、脘腹脹滿疼痛、腹痛欲瀉、便稀如水、或便溏腥臭等症；取胃、百靈₁、大腸穴清熱鎮驚，化滯寧心，以治療食滯化熱，心神不寧、食慾不振、面頰發紅、午後尤甚、手足心熱、夜寐不實、咽乾、盜汗、溲黃、便乾等症；取三焦、脾、腎、虛、皮質下穴補益脾腎、滲濕利水，有溫運中洲、疏布精微之功效，可謂利水以實大便，培身以強肌體，具有標本兼治，補瀉同施之用。可使水穀精微之氣得以宣發疏布，水液正常運行，脾之功能強盛，運化能力增強，腎之功能強盛，行氣通經，以助

元陽，可以治療因小兒臟腑嬌嫩，脾胃功能薄弱，饑飽無度，食滯中焦、脘腹滿痛、便下稀薄、面色蒼白、四肢逆冷等症。

(3)預防本病的發生對保健兒童的健康是至關重要的。其重要的環節是注意調節飲食，定時、定量，忌過食生冷、油膩等飲食。

【備考】　①用耳穴治療小兒食積是具有一定效果的，治療同時要求配合飲食的調攝。②在患者的胰膽、脾、胃、大腸、小腸、三焦等耳穴的區域內可以見到點片狀的凹陷或隆起。用電測的方法，可以在其耳穴的區域內獲得陽性的反應。

【病例】　丁×，男，2.5歲。因餵養不當，過食肥甘厚味，有滯熱內存，又復食生冷，致寒熱相交。因饑飽無度，損傷脾胃，影響了消化功能，出現胃納減退，噁心嘔吐，吐出食物，腹脹而硬，腹痛時拒按，噯腐酸臭，煩燥哭鬧、不思飲食，夜臥不安，大便酸臭或便下秘結，時煩紅盜汗，午後尤甚，口渴喜飲，手足心熱，或吐酸餿等症。經用耳穴治療一次後有效。哭鬧煩躁、夜臥不安、大便不調等症好轉。3次後，進食改善。2療程後，效果明顯，基本如常。

小兒消化不良

【概述】　小兒消化不良症又稱「嬰兒泄瀉」，是小兒的常見疾患，一年四季均有發生，尤以夏秋季節為多。其以大便次數增多、便下稀薄、或如水樣、瀉下暢利等為其特徵。常見於二周歲以內的嬰兒。

按泄瀉的性質可以區分為單純性小兒消化不良和中毒性消化不良兩類。

單純性消化不良可有腹瀉次數增多、每日腹瀉可以達10餘次，大便呈稀糊狀或水樣、色黃或綠、可含少量粘液和白色

的小塊（鈣、鎂等鹽類與脂肪酸化合的皂塊）、便前有腸鳴、腹痛、啼哭、常有溢乳或輕度嘔吐、多不發熱或僅有低熱等症，鏡檢：大便內有脂肪球、偶見少量的白細胞。

中毒性消化不良表現為頻繁性的腹瀉，晝夜可發，呈噴濺樣的水瀉，日行 20 餘次，便下呈蛋花湯樣或水樣，水分多而糞質少，同時伴頻繁的嘔吐，甚至吐出咖啡樣的物質等，還可出現脫水、酸中毒、低血鉀等水和電解質代謝紊亂，以及高熱、煩躁、神靡、嗜睡或昏迷、抽搐等中毒症狀。由於腹瀉嚴重而大量失水，還可以出現唇、眼、皮膚乾燥、眼眶凹陷，尿量減少等症狀。

小兒消化不良可因氣候影響、餵養不當、飲食過度、過食不易消化的食物、以及感染了細菌或病毒等所致。凡因氣候影響、餵養不當、飲食失節者，病情較輕；因感染所致的泄瀉者，病情較重。

【分類】　小兒消化不良（嬰兒泄瀉）症屬於中醫學「泄瀉」的辨證範圍。

【取穴】　大腸、胃、小腸、脾、三焦、交感、神門、胃腸、皮質下、胰腺點、胰膽、下腹、虛、健脾胃、腎上腺（見圖 269）。

【治法】

⑴耳穴壓丸法：單耳取穴，隔日一次，兩耳交替進行。

⑵自我保健法：可由嬰兒的家長替代進行，根據情況採用揉按法或觸壓法，對容易哭鬧的小兒可在其入睡後，施以輕刺激量手法。①手指揉按法：用拇指、食指相交，對壓耳廓上的耳甲艇、耳甲腔、耳輪腳後溝等處，重點按壓大腸、小腸、脾、胰腺點、三焦、健脾胃等穴。要求：一壓一鬆，用力適中，均勻，每部位揉按 5～10 次，每日 2～3 次，雙耳交替進行。

②小棒觸壓法：可借助鈍頭的小木棒或小塑料棒、小玻璃棒，按照耳針穴位圖取穴，以胰膽、大腸、小腸、脾穴為主，要求基本同手指揉按法，觸壓強度，以小兒能耐受為準。

【按語】

(1)治以除濕止瀉，調理胃腸為主法，或兼以清熱化滯，或兼以健脾益氣，或兼以解表祛邪。

(2)全方選穴：以大腸、小腸、胃、腎上腺、胃腸、胰腺

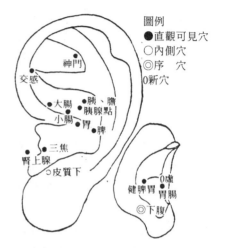

圖例
●直觀可見穴
○內側穴
◎序　穴
0新穴

圖 269　治療小兒消化不良的穴位

點、三焦穴為治療小兒消化不良的主穴。取神門、腎上腺、胃、下腹、小腸穴寧心鎮靜，和胃止嘔，澀腸止瀉，以治療心神不寧，胃腸失調，上吐下瀉，心煩躁擾等症；取大腸、胃、下腹、小腸、胃腸穴消食下氣，化滯通腑，調理胃腸，且有引經達邪之意，可使穴氣直趨病所，有助於增強祛邪之功和恢復胃腸的功能行氣通腑，消除積滯，去除腹脹，使腑氣通暢，減輕腹痛，可以治療因感染而造成的腹脹、腹痛、腸鳴、陣陣啼哭、腹瀉頻作、嘔吐酸餿等症；取下腹、腎上腺、胃腸、胃穴清熱解毒，鎮驚寧心，可以治療邪氣閉鬱，心神不寧，發熱、煩躁、泄瀉等症，且有增強免疫功能和提高機體對於致病因素刺激的抵抗能力；取皮質下、三焦、大腸、小腸、腎上腺穴解表祛邪，散寒止瀉，以治療外感寒濕，過食生冷，邪客胃腸，糞質清稀，水穀相雜，腸鳴、腹痛、脘悶、納呆、畏寒喜暖、口不甚渴或喜熱飲等症；取脾、交感、胃、大腸、小腸、三焦、

胰膽穴清熱化滯，利濕止瀉，以治療濕熱阻滯、傷食腹瀉、腹痛脹滿、大便粘滯、瀉下腐臭如敗卵、痛則欲瀉、瀉後痛減、口臭食少、嘔吐噁心、或瀉下稀薄、色黃或綠、日行 10 餘次、口渴、心煩、小便短赤等症；取脾、健脾胃、虛、胰膽、皮質下、交感穴健脾益氣，調腸止瀉，以治療脾氣虛弱，運化失常，清濁不分，久瀉不癒、或時瀉時止、大便溏薄、多於食後作瀉、面色萎黃、不思飲食、神疲倦怠、睡時露睛等症。

　　【備考】　①用耳穴治療小兒消化不良症具有一定的效果。②預防和治療嬰兒腹瀉時應注意：控制飲食，少食多餐，定時定量，保障營養和水分的供給，以有利於消化吸收為主；避免進食生冷不潔的飲食，避受風寒。③提倡母乳餵養，避免在夏季斷奶。給嬰兒添加副食品時，應遵循按時、定量，逐漸增加和以能適應為主的原則，杜絕進度過快，添加副食太多及操之過急的作法。④在患者的大腸、小腸、胃、胃腸等耳穴的區域內，可以見到點片、線狀的充血、紅暈或隆起。用電測的方法，可以在其耳穴的區域內獲得陽性的反應。

　　【病例】　陳×，女，2 歲。因母親在初夏斷奶，添加副食過快、太多，又食生冷不潔飲食，損傷脾胃，濕濁內阻，噁心嘔吐，食少腹脹，腹瀉頻作，日行十餘次，便下如水，色黃或綠，口渴心煩，小便短少，尿色黃赤。經配用耳穴治療 2 次後，腹瀉好轉。3 次後，明顯減輕。2 療程後，恢復正常。

二、神經系統

小兒多動症

　　【概述】　小兒多動症又稱「兒童多動綜合徵」或「兒童多動症」。小兒多動症是兒童發育過程中，所產生的一種異常表現。病因尚不十分清楚，一般認為與遺傳，腦部器質性病變

，顱內神經遞質代謝異常，及用動作代替語言表達自身的感受等心理活動等等的因素有關。本症主要以注意障礙和伴多動行為為其特徵。絕大多數為學齡前後的男性兒童，常可在青春期消失。約有 50% 左右的患兒可有輕、中度的腦電圖異常，但與臨床表現常不完全一致。

患兒與一般淘氣的孩子不同，主要表現在注意力與興趣、行動的目的性、計劃性及系統性、自制能力等方面。患兒常表現出自身難以控制的動作過多，注意力渙散不集中，情緒和行為異常，學習成績差等，可對電影、電視、連環畫、棋類以及遊戲等無動於衷；卻常從早至晚不停地、無目的的活動，表現咬手指甲、揪頭髮和眉毛、撕紙、亂圖亂畫、捲衣服角等，兩手總要去摸弄一些東西。甚者上課不聽講，影響課堂紀律，或發出高聲怪叫，或與同學講話，或擅離座位，或在課桌下鑽來鑽去，或搶答老師的提問，但答案往往是錯誤的。做作業拖拉，需要化費很多的時間。常常是寫幾個字停一下，寫寫停停，聽大人講話也要插嘴，必須在家長的嚴厲督促下才能較快的完成作業。由於注意力不集中，可以造成學習上的困難，使學習成績逐年下降，乃至留級，但本人卻無羞恥感。

患兒還可在嚴肅、陌生的場合或環境中缺乏自制能力，或大聲哭笑，或胡亂吵鬧等。

【分類】　小兒多動症屬於中醫學「神氣失常」的範圍，主要是兒童的形氣未充，心主神志和脾主四肢的功能尚不健全，易有陰陽失調，血氣偏盛之症。

【取穴】　神門、心、脾、皮質下、腦點、腦幹、腎胞、煩、鎮靜、失眠（見圖 270）。

【治法】

⑴針刺法：單耳或雙耳取穴，每次達 2～3 個穴，中、強

刺激量。留針或不留針，留針
3～7分鐘。每日或隔日一次
，4～7次為一療程，療程間
隔3～5天。

⑵耳穴壓丸法：單耳取穴
，兩耳交替進行治療，隔日一
次，4次為一療程。

⑶自我保健法：可由家長
督促或幫助進行，根據情況採
用揉按法或觸壓法。①手指揉
按法：用拇指、食指相交，對
壓耳廓上的對耳屏、三角窩、
耳舟後隆起，對耳屏後溝等處

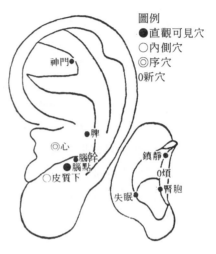

圖例
●直觀可見穴
○內側穴
◎序穴
0新穴

圖270　治療小兒多動症的穴位

，重點按壓腦幹、腦點、神門、鎮靜、失眠及皮質下等穴。要
求：一壓一鬆，用力適中，均勻，每部位揉按5～15次，每日
3～5回。雙耳交替進行，5～7次為一療程。②小棒觸壓法：
可借助鈍頭的小木棒或小塑料棒、小玻璃棒，按照耳針穴位圖
取穴，要求基本同手指揉按法，觸壓強度，以能耐受為準。

【按語】

⑴治以養血安神，升清鎮靜，調和陰陽為主法。

⑵全方選穴：以神門、腦幹、腦點、皮質下穴爲治療小兒
多動症的主穴。取神門、心、脾、腦幹、腦點、皮質下穴養血
益陰，寧心安神。陰實則靜，陽實則動，陰血充足，心神安寧
，絡脈疏通，陽氣暢達，陰陽平調。且皮質下穴又可升清利竅
，有助於兒童時期的神經系統的發育，可以調節大腦皮層的興
奮與抑制的協調功能，有利於集中精力，使注意力專注於一事
一物，以利逐步建立新的行爲，可以治療和克服注意力不集中

，容易分散，而又不易產生誘導性抑制效果的困難；取神門、腦幹、失眠、脾、腎胞、鎮靜、煩穴寧心安神，補益脾腎，以治療心神不寧，脾腎不足，寐少、遺尿、睡而無時、無目的活動等症；取神門、心、腦幹、腦點、皮質下、煩、鎮靜穴養血安神，益陰寧心，以治療患兒的多動行為和缺乏自制能力。通過條件反射的形式而改變既往所形成的行為，經過治療和教育使機體對外界環境的刺激能逐步產生預期的應答反應，以利於治療小兒多動症。

　　糾正多動症，教育也是一項重要工作，一般採取誘導和鼓勵兒童的方式方法，在兒童從始至終做完一項活動或完成一件事後，結合完成的好與壞給予獎或罰，使之逐步培養集中注意力的能力。對兒童的培養和教育，應從低級簡單至高級複雜逐步、過度性的進行。

　　【備考】　①用耳穴治療小兒多動症是具有一定效果的。②要正確理解和認識兒童多動症是其發育過程中的一種異常表現，經過治療和積極的教育是能夠轉好的；本不應該受到家庭、學校和社會的歧視，否則易損害孩子的自尊心，造成精神上的創傷，加深患兒與家長、老師之間的矛盾，使孩子不願接受治療。③要創造條件使患兒能夠得到積極的教育與治療，以期望患多動症的兒童逐步獲得新的行為。塑造新的行為需要有一個過程，絕對不能夠操之過急。④在患有小兒多動症者的神門、腦幹、腦點等耳穴的區域內，可以見到絲線狀的充血。用電測的方法，可以在其耳穴的區域內獲得陽性的反應。

　　【病例】　李×，男，7歲，一年級。患小兒多動症。經常無目的不停地活動，或上課說話叫喊，玩弄東西，撕書本，不能聽講，影響課堂紀律；下課吵鬧打架，對集體活動毫無興趣，上街瘋跑，不能夠完成家庭作業。伴說話結巴，常因興奮

而不能入睡，睡後遺尿，學習成績逐漸下降。採用耳穴治療和誘導啟發式的綜合調治，5次以後，多動症減輕。2療程後，明顯好轉。

三、其 他

小兒遺尿

【概述】 小兒遺尿是小兒有正常的排尿功能，但小便不能自行控制，睡中遺尿，醒後方知。

3周歲以內的嬰幼兒因智力未全，排尿習慣尚未完全養成，遺尿尚不屬病態；若在3周歲以後仍然經常尿床者即屬異常，需要按照辨證施治論處。

嬰幼兒的遺尿主要是由於生長發育過程中大腦皮質的發育尚未成熟，不能夠抑制脊髓的反射活動而致；學齡前、後的兒童或青少年、以及成人遺尿，大多是由於中樞神經系統高級部位對排尿的調節能力不完善，或是由於大腦皮質喪失對脊髓反射性膀胱收縮應有的抑制作用所致。

【分類】 小兒遺尿症屬於中醫學「遺尿」的辨證範圍。

【取穴】 交感、腦點、腎、膀胱、垂體、尿道、枕、遺尿、皮質下、支點（見圖271）。

【治法】

(1)耳穴壓丸法：單耳取穴

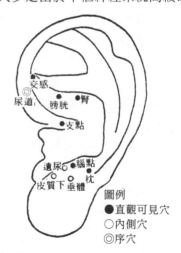

圖 271 治療小兒遺尿的穴位

，隔日一次，兩耳交替進行，4 次為一療程。

(2)自我保健法：可由家長替代或幫助進行，根據情況採用揉按法或觸壓法。①手指揉按法：用拇指、食指相交，對壓耳廓上的對耳屏、耳甲艇上部等處，重點按壓腦點、腎、膀胱、尿道、遺尿等穴。要求：一壓一鬆，用力適中，均勻，每部位揉按 5～15 次，每日 3～5 回，尤在入睡前為重要，兩耳交替進行，5～7 次為一療程。②小棒觸壓法：可借助鈍頭的小木棒或小塑料棒、小玻璃棒，按照耳針穴位圖取穴，要求基本同手指揉按法，觸壓強度，以能耐受為準。

(3)激光照射法：單耳或雙耳取穴，每日或隔日一次，每次每穴照射 1～2 分鐘，4～7 次為一療程，療程間隔 3～5 天。

【按語】

(1)治以培補腎氣，行氣利水、固束膀胱為主法。

(2)全方選穴：以腎、膀胱、腦點、遺尿、垂體穴為治療小兒遺尿症的主穴。取交感、神門、枕、支點、皮質下、腦點、遺尿、尿道穴益心氣，寧心神，利水濕，縮遺溺，以調節神經，使心火隨滲利水濕而下達膀胱，使腎水不寒，心火不亢，可以減輕大腦皮層的緊張、疲勞程度，從而能夠使尿意刺激在睡夢中得以覺醒的應答性反應，以治療因白晝玩耍所致的疲勞過度睡而不醒，或父母經常訓斥，精神緊張，或睡前飲水太多以及冬夜寒冷忍溺臥床而引起的遺尿症，且用交感、腦點、皮質下、神門穴養血生精，養心寧神，再加腎穴益腎氣，有通經益髓健腦之功，正適於小兒智力未充，體弱不健，排尿習慣尚未養成，以及因長期遺尿而致的精神萎頓，智力遲鈍等症；取腎、垂體、膀胱、腦點、尿道、遺尿穴益腎氣，壯腎陽，強肌體，行氣利水固脬，以治療睡中遺尿，或寤時小便不禁，滴瀝不斷等症；取尿道、前列腺、遺尿、膀胱、枕、皮質下穴清泄肝

膽，以治療肝膽火旺，睡中遺尿，性情急躁，哭鬧不睡，或夜寐不安，咬牙夢語，尿少色黃等症。

　　對於久病、體弱的年長兒童遺尿者，無論是因為腎氣不足，下元虛冷，或是脾肺氣虛，攝納無權，或是脾腎陽虛，膀胱不固，統屬於陽氣不足，治之應以補益陽氣為其主法，取腎、膀胱、遺尿、皮質下等偏屬陽性穴，益氣溫陽。治療之中，以培補腎氣，固束膀胱最為重要。

　　【備考】　①用耳穴治療小兒遺尿症是具有一定效果的。敏感者在治療一次的當日即可見效，但需繼續治療，以鞏固治療效果。②在患者的腎、遺尿、膀胱等耳穴的區域內可以見到點片狀的凹陷、隆起或丘疹。用電測的方法，可在其耳穴的區域內獲得陽性的反應。

　　【病例】　曹×，男，5歲。患小兒遺尿症，經常入睡後遺尿，多則一覺可以尿床2～3次。伴面色少華，體瘦，食少，大便乾燥，精神欠佳，智力遲鈍等症。經用耳穴治療1次後病情好轉。1療程後終止遺尿。

第七節　五官科

一、眼　科

近　視

　　【概述】　近視俗稱「近視眼」，是指由於視力調節過度或眼軸過長而導致遠處的物體所發出的平行光線，通過眼的屈光系統以後，所形成的焦點不能落在視網膜之上，而只能落在視網膜之前，因此不能形成和獲得清晰的影像，而表現為遠視力不良。以視近尚可，視遠不清為其特點。本病以青少年學生

的發病率為最高。

　　近視主要有兩種：一種屬於調節過度，由於睫狀肌調節痙攣而引起的近視狀態，又叫「假性近視」；另一種屬於眼軸過長，由於長期的近視狀態，使睫狀肌肥厚，晶狀體的凸度增加並呈固定化，造成了眼的前後軸徑加長，又叫「真性近視」或「軸性近視」。真性近視和假性近視可以通過散瞳以後的視力檢查而加以鑑別，真性近視者在散瞳後仍舊近視，而假性近視則不再近視了。

　　近視大多與眼發育不成熟、用眼不當，過度疲勞、遺傳因素、身體虛弱、內分泌障礙等因素有關。

　　積極的預防和治療假性近視，杜絕假性近視向真性近視轉變，是保護視力的重要方面。

　　【分類】　近視屬於中醫學「能近怯遠證」的論述範圍。

　　【取穴】　肝、腎、胃、目$_1$、目$_2$、眼、新眼$_1$、新眼$_2$、神門、內分泌、心、尿道（見圖272）。

　　【治法】

　　⑴耳穴壓丸法：單耳取穴，隔日一次，雙耳交替進行，7次為一療程。

　　⑵針刺法：毫針，單耳或雙耳取穴，每日或隔日一次，每次留針3～15分鐘，中等刺激量。5～10次為一療程，療程間隔3～5天。

　　⑶激光照射法：單耳或雙耳取穴，每日或隔日一次，每

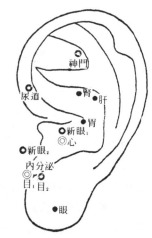

圖272　治療近視的穴位

次照射 1～3 分鐘。4～7 次為一療程，療程間隔 3～5 天。

⑷自我保健法：可以根據情況採用揉按法或觸壓法。①手指揉按法：用拇指、食指相對，壓迫耳廓上的屏間切跡兩側的下部、耳垂正中、耳屏中部等部位，重點按壓目₁、目₂、眼、新眼等穴。要求：一壓一鬆，用力適中，均勻，每位揉按 10～30 次，揉按耳穴時應雙目微閉，心靜專一。每日揉按 3～5 次，尤在看書、寫字等用眼之後為重要。兩耳交替進行，五至七次為一療程。②小棒觸壓法：可借助鈍頭的小木棒或小塑料棒、小玻璃棒，按照耳針穴位圖取穴，要求基本同手指揉按法，觸壓強度以能耐受為度。

【按語】

⑴治以滋補氣陰，升清明目為主法，或兼以清熱、或兼以利濕、或兼以益心、或兼以滋益肝腎，可隨證而施之。

⑵全方選穴：以目₁、目₂、眼、新眼₁、肝、新眼₂穴為治療近視眼的主穴。取胃、神門、尿道、眼穴清熱利濕，行氣明目，以治療濕熱內蘊，視近不視遠，視遠物則模糊不清，眼眵較多，咽乾納差，外陰作癢，溲黃便粘等症；取內分泌、神門、目₁、₂、心穴養血安神，滋陰明目，以治療氣虛神傷，能視近不能視遠，體乏神疲；少寐心煩、健忘等症；取肝、腎、目₁、₂、新眼、內分泌穴滋補肝腎，疏經明目，以治療肝腎虧虛，視近尚可，視遠不清，眼目昏暗，時見黑花，久成內障，陰精虧損，或腰膝痠軟，陽萎遺精，小便餘瀝等腎氣不足之症。

治療的同時，要求患者能講究用眼衛生，要有正確的閱讀和書寫姿勢，注意做到脊柱正直，胸不前傾，不聳肩，不歪頭，大腿呈水平狀態，兩足落地呈均衡穩定體位。眼距書本應在 30～35cm 之間，書本與桌面呈 30～40 度的角度。照明的光線也要適中，既不過強，也不過弱。用眼要適度，要有學習的休

息時間。課間休息時可配合眼睛保健操或遠眺，以放鬆眼肌，減輕疲勞。要保證充足的睡眠時間。加強飲食的營養。

【備考】　①用耳穴治療近視眼症是具有一定療效的。

②被治療者還可以參加適量的體育活動，以增強身體的素質；適當的補充一些含有維生素B$_1$、$_2$，維生素A，及鈣比較豐富的食物。

③要嚴格的限制靑少年兒童看電視的時間，對已患近視的學齡兒童應給予積極的治療或指導配戴眼鏡。已患高度近視（俗稱"600度"以上，屈光能力超過正常在6屈光度以上）者，不宜參加重體力勞動和劇烈的體育活動，避免摔跤和倒立動作，以防止視網膜脫離而導致失明。④在患者的目、眼、新眼、肝等耳穴的區域內，可以見到白色的丘疹或點狀的凹陷、隆起。用電測的方法，可以在其耳穴的區域內獲得陽性的反應。

【病例】　孫×，女，15歲，學生。患有近視，裸眼視力右眼0.2，左眼0.3，上課看黑板上的書寫不清楚，嚴重影響了聽課學習的效果。採用耳穴治療一次有效，視力有所提高。一療程後，兩眼視力均達0.6。二療程後，達1.0以上。

二、耳　科

耳　癢

【概述】　耳癢是指外耳道及耳廓的部位作癢，癢時搔抓不解，甚者難於入睡或躁而不安。癢處多無異常變化，檢查也無器質性病變。常與受風、身體虛弱、神經過敏、及代謝障礙等有關。常發於秋冬季節，以中年以上的女性為多。

【分類】　耳癢症屬於中醫學「耳科學」的耳症範圍。

【取穴】　耳癢、外耳、蕁麻區、過敏點、肺、神門、內分泌、肝、脾、腎（見圖273）。

【治法】

⑴耳穴壓丸法：單耳取穴，隔日一次，兩耳交替進行治療，4次為一療程。

⑵針刺法：單耳或雙耳取穴，每日或隔日一次，每次留針5～15分鐘，中等刺激量。5～7次為一療程，療程間隔3～5天。

【按語】

⑴治以祛風止癢為主法：或兼以清熱除濕，或兼以養血益陰，或兼以健脾補腎，隨證而施之。

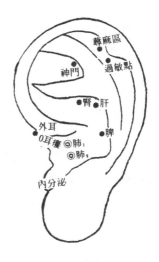

圖 273　治療耳癢的穴位

⑵全方選穴：以耳癢、外耳、蕁麻區、過敏點穴為治療耳癢症的主穴。取外耳、耳癢、肺、蕁麻區、過敏點穴祛風止癢，清熱解毒，行氣除濕，以治療風熱濕毒，耳部作癢難忍，癢甚則耳廓周圍的皮膚發紅灼熱，或耳道潮濕，紅熱，時流黃水，經久不癒，搔抓耳癢不止，且可出血、疼痛，及小兒可有發熱、煩躁等症；取肝、耳癢、神門、脾、蕁麻區、過敏點穴養血祛風，健脾和胃，以治療風熱濕毒經久不癒，血虛風燥，耳廓作癢不止，或局部皮膚乾厚髮裂粗糙、或有乾痂、脫屑、甚則延及外耳道，伴見面黃肌瘦，食慾不振，身乏體倦等症；取肝、腎、外耳、神門、蕁麻區、過敏點、耳癢穴滋補腎陰，降火利竅，以治療腎陰不足，虛火旺盛，耳內奇癢不止，耳廓可不癢，或流黃水、或如風吹，時兼耳痛，或外耳道作癢，癢時難忍，搔抓不去，或有耳中結痂，粗糙乾厚，伴有腰痠乏力，

耳鳴眩暈等症。

【備考】　①用耳穴治療耳癢症是具有一定療效的。②在患耳癢症者的外耳、耳癢、蕁麻區、過敏點等耳穴的區域內，可以見到有點、片狀或絲線狀的充血。用電測的方法，可以在其耳穴的區域內獲得陽性的反應。

【病例】　蘇××，女，44歲，幹部。患耳癢症7年餘。耳癢發時，搔之不去，心煩意亂，坐臥不寧，用多種方法治療效果不佳。經用耳穴治療一次後，耳癢明顯減輕。

三、鼻　科

鼻　炎

鼻炎有急性鼻炎和慢性鼻炎之分，治療多取之於外鼻、內鼻、腎上腺、內分泌等穴。

⑴　急性鼻炎

【概述】　急性鼻炎俗稱「傷風」或「感冒」，是由病毒及細菌引起的鼻腔粘膜的急性炎症，是一種最普遍的和最常見的具有傳染性的疾病。以鼻塞、流涕、噴嚏、甚至嗅覺減退為其特徵。有時屬於全身性疾病的一種局部的表現。發病率較高。

急性鼻炎起病時有惡寒發熱，鼻咽灼熱，鼻內發乾發癢，打噴嚏，鼻腔粘膜充血，乾燥，漸有鼻塞，流清涕，嗅覺減退，頭痛，鼻粘膜呈彌漫性紅腫，2～7天後因繼發感染而使分泌物轉變成膿性，不易擤出，鼻塞更重，若無併發症，經過4～10天後可以恢復正常。

【分類】　急性鼻炎屬於中醫學鼻科的傷風鼻塞的範圍。

【取穴】　內鼻、外鼻、腎上腺、內分泌、感冒、肺、鼻

眼淨、太陽、額、耳尖、虛
（見圖 274）。

【治法】

（1)耳穴壓丸法：單耳取穴
，隔日一次，兩耳交替進行治
療，4 次為一療程。

（2)針刺法：①毫針。單耳
或雙耳取穴，每日或隔日一次
，每次留針 20～60 分鐘，中
、強刺激量。4～7 次為一療
程，療程間隔 3～5 天。②三
棱針。對發熱者可於耳尖穴處
點刺放血，以泄熱透邪。

【按語】

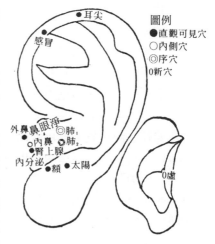

圖 274　治療急性鼻炎的穴位

（1)治以疏風宣竅為主法，或兼以散寒，或兼以清熱，隨證
而施之。

（2)全方選穴：以外鼻、內鼻、感冒、鼻眼淨穴為治療急性
鼻炎的主穴。取內鼻、外鼻、感冒、內分泌、肺、太陽、虛穴
疏散風寒，宣肺解表，其中用虛穴可以培補氣血，用內鼻、肺
穴宣肺益氣，二穴有培元實衛治本之意。各穴合用可以治療風
寒邪毒，外襲肺衛，鼻腔粘膜淡紅腫脹，鼻塞較重，噴嚏頻作
，呈發作性，伴鼻塞流清涕，涕多而清稀，講話鼻聲重，頭痛
，惡寒發熱，口淡不渴等症；取內鼻、外鼻、耳尖、鼻眼淨、
額、肺、腎上腺、虛穴疏風清熱，宣肺解表，其中肺、虛、內
鼻穴相配而用，益氣實衛，固護肌腠，有治本之意，再伍疏風
清熱，涼血解毒的諸穴，可以治療風熱外感之標。各穴合用可
治風熱上擾，邪阻肺竅，鼻粘膜紅腫，鼻塞較重，呈發作性，

時輕時重，鼻流黃涕，鼻癢氣熱，噴嚏發熱，頭痛，惡風，汗出，咽痛，咳嗽，咯痰不爽，口渴喜飲等症。

【備考】 ①用耳穴治療急性鼻炎具有一定的效果。對鼻塞、噴嚏、流涕等症狀有控制的作用。②要加強體育鍛鍊，增強體質，積極預防治療上呼吸道感染。③要消除鼻竇炎、慢性扁桃體炎、鼻中隔彎曲等慢性疾病。④在患者的外鼻、內鼻等耳穴的區域內可見到點片狀的隆起，周邊有紅暈。用電測的方法可以在其耳穴的區域內獲得陽性的反應。

【病例】 張××，男，30歲，幹部。患急性鼻炎，時有惡寒發熱，鼻咽灼熱，鼻腔發乾發癢，打噴嚏，鼻塞，流清涕等症，用耳穴治療1次症狀明顯減輕，治療3次症狀消失。

⑵ 慢性鼻炎

【概述】 慢性鼻炎是一種常見的鼻腔粘膜及粘膜下層的慢性炎症，伴不同程度的機能障礙。其發生和發展常與整體的健康狀況有關，屬於全身性疾病的局部表現。

慢性鼻炎可分為單純性鼻炎和肥厚性鼻炎兩類。單純性鼻炎以交替性或間歇性鼻塞、有粘液性分泌物、質地較稀薄，無明顯的嗅覺減退等為其特徵；肥厚性鼻炎多由單純性鼻炎轉化而來，以持續性鼻塞，說話鼻聲重，分泌物比較粘稠，有明顯的嗅覺減退等為其特徵。

慢性鼻炎多因急性鼻炎的反覆發作、演變；或鄰近病灶，如腺樣體肥大、慢性扁桃體炎、慢性鼻竇炎等分泌物的長期刺激；或粉塵、有害氣體的長期刺激；或生活環境中的溫度、濕度的急劇變化的影響；以及心、肝、腎臟等全身性疾病等致病因素導致鼻粘膜充血或鬱血而發病。

【分類】 慢性鼻炎屬於中醫學的「鼻窒」的辨證範圍。

【取穴】　內鼻、外鼻、鼻眼淨、屏尖、額、枕、感冒、肺、脾、內分泌、前列腺、腎上腺、肝、耳迷根、虛（見圖275）。

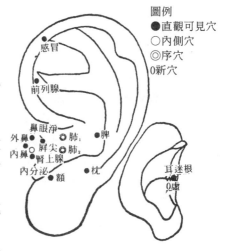

圖例
●直觀可見穴
○內側穴
◎序穴
0新穴

圖 275　治療慢性鼻炎的穴位

【治法】

(1)耳穴壓丸法：單耳取穴，隔日一次，兩耳交替進行治療，7次為一療程。

(2)針刺法：毫針。單耳或雙耳取穴，每日或隔日一次，每次留針15～30分鐘，中等刺激量。5～10次為一療程。療程間隔1週。

【按語】

(1)治以宣通鼻竅為主法，或兼以清熱散風、或兼以疏肝祛濕、或兼以行氣化瘀、或兼以補脾益肺，隨證施之。

(2)全方選穴：以內鼻、外鼻、鼻眼淨、屏尖、額、肺、脾穴為治療慢性鼻炎的主穴。取外鼻、內鼻、感冒、肺、脾、耳迷根穴疏風散寒、宣肺通竅，以治療風寒襲肺，邪阻肺竅，鼻塞呈交替或間歇性、鼻流清涕、打噴嚏、惡寒發熱、頭痛、頭脹、遇冷症狀加重等症；取鼻眼淨、額、枕、外鼻、屏尖穴清熱散風，宣肺通竅，以治療肺胃蘊熱，復感風熱，時而鼻塞、鼻塞較重、呈發作性、咽乾鼻燥、涕黃臭濁、不易擤出、伴發熱、額頭脹痛、涕出痛減、汗出惡風、口渴咽痛等症；取鼻眼淨、內鼻、肝、內分泌穴清熱疏肝，祛濕通竅，以治療肝鬱失疏，濕濁內阻，鼻塞涕多、涕黃而濁、氣味腥臭難聞、纏綿日

久、嗅覺較差、頭昏蒙、目眩脹、口苦咽乾、耳鳴、脅痛、記憶力減退等症；取內鼻、外鼻、腎上腺、前列腺、內分泌、脾穴調和氣血，行滯化瘀，以治療邪毒久留，氣滯血瘀，鼻甲腫凸、色調發暗、色紅或淡紫、呈桑椹狀、鼻塞較重、多呈持續性、說話鼻聲重、呈閉塞性鼻音、涕多或涕不多、呈粘膿性涕、涕或稠黃、或粘白、不易擤出、嗅覺減退、或咳嗽多痰、或頭昏脹痛、或耳鳴、聽力減退等症；取內鼻、肺、脾、虛、內分泌、感冒、外鼻穴健脾益肺，祛風散寒，以治療肺脾虛，寒濕滯留，鼻粘膜及鼻甲腫脹、色淡或潮紅、鼻塞呈持續性、或時輕時重交替而發、鼻流稀涕、遇寒加重、頭脹不適、或咳嗽痰稀、氣短身乏、納差腹滿、大便溏薄等症。

　　【備考】　①用耳穴治療慢性鼻炎具有一定效果的。可以緩解鼻塞、頭痛等症狀；

　　②患者應注意保暖。

　　③在患者的內鼻、外鼻、鼻眼淨等耳穴的區域內可以見到白色的點片狀的隆起。用電測的方法，可以在其耳穴的區域內獲得陽性的反應。

　　【病例】　常××，女，43歲，工人。患慢性鼻炎。經常鼻塞，呈交替或間歇性發作，鼻流濁涕，不易擤出，伴額頭脹痛，嗅覺減退等症狀，經用各種滴鼻劑效果不理想。配用耳穴治療2次後，上述諸症減輕。2療程後，鼻塞、頭痛、流濁涕等症狀基本消失。

四、咽喉科

扁桃體炎

　　【概述】　扁桃體炎是一種常見的咽部炎症，多發於兒童和青年，主要是由於溶血性鏈球菌等感染所致。以扁桃體腫大

、咽部疼痛為其特徵。

扁桃體炎有急性扁桃體炎和慢性扁桃體炎之分。急性扁桃體炎若反覆發作，隱窩引流不暢，滲出物瀦留，可形成慢性扁桃體炎。

扁桃體炎還可以引起腎炎、風濕病等繼發症。

【分類】　扁桃體炎屬於中醫學「乳蛾」的辨證範圍。

【取穴】　扁桃體₁、扁桃體₂、扁桃體₃、扁桃體₄、咽喉、輪₁、輪₂、輪₃、輪₄、輪₅

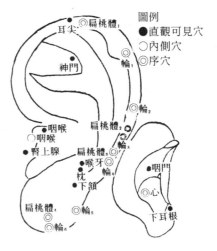

圖 276　治療扁桃體炎的穴位

、輪₆、枕、神門、喉牙、下頜、心、咽門、下耳根、耳尖、腎上腺（見圖 276）。

【治法】

⑴耳穴壓丸法：單耳取穴，隔日一次，兩耳交替進行治療，4 次為一療程。

⑵針刺法：①毫針。單耳或雙耳取穴，每日或隔日一次，每次留針 10～60 分鐘，中、強刺激量。4～7 次為一療程，療程間隔 3～5 天。②三棱針。對發熱者，可於耳尖穴處點刺放血，以泄邪熱。

【按語】

⑴治以清熱利咽為主法，或兼以祛風，或兼以瀉火，或兼以養陰，隨證施之。

⑵全方選穴：以扁桃體₁～₄、輪₁～₆、咽喉、枕、耳尖、咽門穴為治療扁桃體炎的主穴。取咽喉、耳尖、咽門、輪₁～₆、

枕穴疏風清熱、解毒利咽，以治療風熱外侵，肺經鬱熱，咽喉疼痛、逐漸加重、吞咽不便、尤以飲食或咳嗽時為甚、還可有乾燥灼熱感、局部紅腫、連及周圍咽部、發熱、惡寒、頭痛、鼻塞、身體倦怠等症；取喉牙、扁桃體₁～₄、下頜、下耳根、腎上腺、耳尖、咽門穴泄熱解毒，利咽消腫，以治療邪熱傳裡，肺胃熱盛，咽部疼痛劇烈、痛連耳根及頜下、吞咽困難、有堵塞感、或聲音嘶啞、局部紅腫、表面或有黃白色膿點、逐漸連成偽膜，甚者咽峽紅腫，頜下淋巴結腫大、有壓痛、高熱、口臭、口渴引飲、咳嗽痰稠黃、腹脹、溲黃、大便秘結等症；取神門、心、扁桃體₁～₄、咽門、下耳根穴滋陰降火，清利咽喉，以治療陰虛火旺，虛火上炎，咽部乾燉不適、或微痛、或微癢、乾咳、咽喉的症狀以午後明顯、局部扁桃體潮紅肥大、或收縮而小、若觸壓之時可有黃白色膿樣液體於陷窩口溢出，或有頜下淋巴結增生、腫大、或有口乾咽燥、不喜多飲、唇紅、乾咳無痰、或痰少而粘、五心煩熱、午後顴紅、腰膝痠軟、虛煩不寐、頭暈、眼花、咽乾、耳鳴等症。

【備考】　①用耳穴治療扁桃體炎具有一定的效果。

②積極的參加體育鍛鍊，增強體質，預防感冒，避免受寒濕；要勞逸結合，積極預防扁桃體炎；對反覆發作的扁桃體炎，可在治癒後3週施行扁桃體摘除術。

③在患者的扁桃體、輪、咽喉等耳穴的區域內，可以見到點片狀的紅潤、充血或暗紫。用電測的方法，可以在其耳穴的區域內獲得陽性的反應。

【病例】　楊××，男，28歲。患扁桃體炎。咽峽紅腫疼痛，吞咽不便，吞咽、飲食時尤甚，伴發熱、惡寒、頭痛、鼻塞、身體倦怠等症。經用耳穴治療1次症狀顯著減輕。3次後，諸症消失。

五、口腔科

牙 痛

【概述】 牙痛是口腔科的常見病症，也是齲齒、牙髓炎、根尖周圍炎、牙周炎、冠周炎等口腔疾病的主要症狀。

齲齒俗稱「蟲牙」，常因細菌作用、食物滯留、唾液質量的改變、牙齒結構或形態的變化以及營養狀況差、內分泌紊亂、結核、胃腸疾患等局部和全身的因素所致而成。以牙齒硬組織的色、形、質的改變為其特點。牙齒的硬組織可由透明的乳白色逐漸變鬆軟，呈褐色及至黑色，牙冠部患區可生成齲洞，伴有牙齒過敏和觸壓痛等症。當成為牙本質深齲時，因接近牙髓，每受冷熱刺激都有明顯的疼痛。發生牙髓炎時，可有劇烈的自發性疼痛。

牙髓炎主要由於細菌和毒素通過接近牙髓或已經穿髓的齲洞，或通過牙周袋的逆行感染而致。以劇烈牙痛，疼痛呈自發性，間歇性乃至持續性，夜臥加重，逢冷、熱尤甚，疼位可沿三叉神經分布區域放射至同側頭部等為其特點。

根尖周圍炎是由牙髓感染，壞死，細菌及其毒素經根尖而引起的炎症，有急性和慢性之分。急性根尖周圍炎是以持續性的疼痛、咀嚼加劇，自覺患牙浮起伸長，病位明確等為其特點，慢性根尖周圍炎是以病情緩和，常在感冒，疲勞後自感患牙不適或咀嚼時疼痛為其特點。

牙周炎是指炎症波及整個牙齒的支持組織，除有牙齦充血、腫脹、發紺、易出血或牙齦增生肥大外，還可因牙周膿腫而發生嚴重的疼痛、常伴有不同程度的發熱，頜下淋巴結腫大，壓痛等。

智齒冠周炎是以早期患處疼痛，咀嚼尤甚，牙冠周圍組織

有紅腫、壓痛，隨病情發展，
以後還有畏寒、發熱，下頷面
部腫脹、壓痛及有不同程度的
張口困難和吞咽疼痛等為其特
點。

【分類】　牙痛屬中醫學
口腔科的「齒痛」的辨證範圍
。

【取穴】　上頷、下頷、
屏尖、神門、口、面頰、喉牙
、牙痛點、牙敏、拔牙麻醉點₁
、拔牙麻醉點₂、皮質下、耳
尖、腎上腺、脾、胃、虛、煩
（見圖277）。

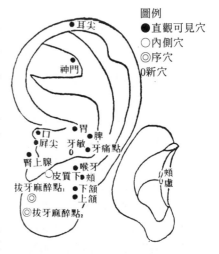

圖例
●直觀可見穴
○內側穴
◎序穴
0新穴

圖277　治療牙痛的穴位

【治法】

(1)耳穴壓丸法：單耳取穴，隔日一次，兩耳交替進行治療
，首次取患側的耳穴，4次為一療程。

(2)針刺法：毫針。單耳或雙耳取穴，每日或隔日一次。單
耳取穴，首次取患側的耳穴。每次留針10～30分鐘，強刺激
量。3～5次為一療程。

【按語】

(1)治以疏經止痛為主法，或兼以扶正，或兼以祛邪，隨證
而施之。

(2)全方選穴：以牙痛點、拔牙麻醉點₁、拔牙麻醉點₂、喉
牙、面頰、上頷、下頷、口穴為治療牙痛症的主穴。取喉牙、
腎上腺、感冒、屏尖、牙痛點穴疏風清熱，通經止痛，以治療
風熱之邪侵犯牙體、牙脹疼痛、齦腫而熱、口渴、惡風、得涼

痛減、受熱痛劇等症；取拔牙麻醉點$_1$～$_2$、感冒、腎上腺穴疏風散寒，疏經止痛，以治療風寒之牙，侵犯牙體，牙齒抽掣疼痛、得熱痛緩、遇冷加重、時惡風寒、口不渴等症；取胃、面頰、上頜、下頜、牙痛點、耳尖、口穴清泄胃熱，行氣止痛，以治療素體胃腸蘊熱，鬱火循經上蒸，牙齒疼痛，以脹痛為主、疼痛牽引頭腦、或牙齦發紅腫脹、口渴飲冷、口臭、便秘、尿黃等症；取神門、牙痛點、拔牙麻醉點$_1$～$_2$、虛、煩穴滋陰補腎，清熱止痛，以治療年老體衰，腎無虛損，虛火上炎，牙齒隱痛、牙齒鬆動、顴紅、咽乾、腰背痠弱無力等症；取牙痛點、拔牙麻醉點$_1$～$_2$、脾、皮質下、虛穴補氣扶正，疏經止痛，以治療勞傷過度，久病失養，氣虛牙痛，病勢綿綿，但齒不浮動，局部少見紅腫，伴少氣懶言、倦怠乏力、語言低怯、面色㿠白等症；取牙敏、屏尖、腎上腺、神門、拔牙麻醉點$_1$～$_2$穴清熱止痛，以治療齲齒牙痛，逢熱、冷、酸、甜飲食以及吸風、飲冷而加重等症。

【備考】①用耳穴治療牙痛症是具有一定效果的。敏感者，常可當即止痛。

②要講究口腔衛生，保持口腔清潔，培養飯後、睡前的漱口刷牙的良好習慣。

③積極消除口腔致病因素，及時清除牙石、牙垢，調改咬合關係，消除牙合創傷，修復缺失牙等，對智齒冠周炎炎症要及時消炎，在炎症消退後及時拔除阻生牙。

④在牙痛症者的牙痛點、拔牙麻醉點、喉牙等耳穴的區域內，可以見到點片狀的隆起或凹陷。用電測的方法，可以在其耳穴的區域內獲得陽性的反應。

【病例】 張××，男，44歲，幹部。患牙痛症，伴牙齦紅腫，脹痛較劇，疼痛牽引頭腦，口臭、口渴、心煩不寧，

食少、便秘，小便短黃，不得入睡等症。經用耳穴治療一次，上述症狀明顯減輕，牙痛之症消失。

第八節 皮 膚 科

一、色素障礙性皮膚病

黃褐斑

【概述】 黃褐斑又名「肝斑」、「妊娠斑」俗稱「面部色素沉著」、「蝴蝶斑」。

黃竭斑是一種色素沉著性皮膚病，多發生在顏面部，常為對稱性的分布，呈淡褐色至深褐色斑，形狀不規則，大小不定，形似蝴蝶狀，以分布在前額、鼻周圍、顴部、口周圍及頰部等處為主，境界清楚，表面平滑，無鱗屑，斑色顯著者有礙美觀。患者沒有自覺症狀。本症多見於女性，可在月經前期加重，常隨情緒波動而發生變化。

黃褐斑的病因尚不十分明確，可能與雌激素及黃體酮促使色素沉著，以及與某些消耗性疾病，或長期服用冬眠靈、苯妥英納（大侖丁）及避孕藥等因素有關。

【分類】 黃褐斑屬於中醫學記載的「面塵」「黧黑斑」等範圍。

【取穴】 內分泌、肝、腎上腺、皮質下、卵巢、神門、心、腎、肺、口、上腭、下腭、上頜、面頰、外鼻、面頰區（見圖278）。

【治法】

⑴耳穴壓丸法：單耳取穴，隔日一次。首次取右耳穴治療，兩耳交替進行治療。7次為一療程，療程間隔1週。

(2)針刺法：單耳或雙耳取穴，每日或隔日一次，每次留針 5～25 分鐘，中刺激量。5～10 次為一療程，療程間隔 4～7 天。

【按語】

(1)治以養血益陰，疏鬱榮面為主法，或兼以滋補腎陰、或兼以舒肝理氣，或兼以調和氣血，隨證而施之。

(2)全方選穴：以面頰、肝、內分泌、卵巢、面頰區為治療黃褐斑的主穴。取心、神門

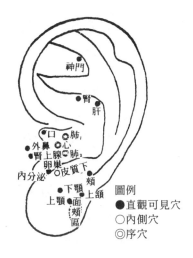

圖 278　治療黃褐斑的穴位

、腎、卵巢、內分泌穴養血益陰，滋陰補腎，使腎水上承，涵養頰面，以治療陰血不足，顏面失榮，「面色如塵垢，日久煤黑，形枯不澤，或起大小黑斑與面膚相平」；取肝、卵巢、皮質下、腎上腺穴清熱解毒，養血柔肝，使鬱熱得清，氣機調暢，肝氣條達，且有解毒之功，可助體內代謝產物的排泄，減少有害物質對身體的傷害，有抵禦有害物質和保護機體的作用；取腭、外鼻、頜、肝、口、面頰穴清熱涼血，泄火解毒，以護陰津，且能疏通經絡，引氣入經，達於病損之處；取內分泌、腎上腺、皮質下穴調經養血，通經絡，利水濕，以行經氣，去腎濁，治療婦人經前面垢加重，病損經久不消，病程纏綿而長者；取心、腎、卵巢穴益氣養心，行氣通經，活血化斑、散瘀，以治療面部色素沉著較深，黧黑固定不變者。

【備考】　①用耳穴治療黃褐斑症確實具有一定的效果，能夠減輕面部的色素沉著。②應避免加重病情的因素，如忌氣

鬱惱怒，已婚者減除口服避孕藥物等。③還可在局部使用雲苓粉外塗，每日 1～2 次。

【病例】　戴××，女，33 歲，幹部，面部黃褐斑 5 年餘。頻面黃褐斑呈蝶形分布，不規則，表面平滑，無鱗屑，也無自覺不適，伴易急惱怒，面部色素沉著常隨月經周期和情緒的波動而增重，色深顯著有礙美觀。經用耳穴治療 2 次，明顯變淺。

二、分泌失調性皮膚病

痤瘡（粉刺）

【概述】　痤瘡即尋常痤瘡，又名「青年痤瘡」，俗稱「粉刺」或「青春疙瘩」。其屬於皮膚附屬器的疾病，是由於皮脂分泌過多，繼發感染而引起的慢性化膿性毛囊炎，主要在顏面、上胸和背部形成丘疹、膿疱或結節，併發多數粉刺。常見於年輕人，多在青春期過後可以自癒。

引起本病的原因主要是由於青春期內分泌的改變（雄性激素比雌性激素分泌量相對增多），皮脂腺分泌功能旺盛，皮脂分泌的過多或排泄不暢，皮脂淤積堵塞毛囊口，使毛囊營養發生障礙，當外界細菌侵入毛囊而發生感染時就形成痤瘡。若皮脂栓在毛囊口經空氣及塵埃污染變色發黑時可形成黑頭痤瘡。若中心化膿，外圍繞以紅暈，高出皮膚表面時就成為小膿疱。本病時輕時重，常在進餐脂肪、高糖膳食，以及便秘、神經功能失調、局部化學性物質（化妝品）等刺激時發作或加重。

痤瘡可分淺深兩種，淺者僅為丘疹或膿疱，能迅速化膿吸收，時間經過短促，殘留多數粉刺，呈密布的小黑點；深者炎症明顯，浸潤劇烈，常呈豆大或更大的暗紅色堅硬的結節，多不化膿，有疼痛，為硬結性。

【分類】　痤瘡屬於中醫學「肺風粉刺」的記載範圍。

【取穴】　大腸、便秘點、三焦、腎上腺、面頰、胃、內分泌、皮質下、肺、蕁麻區、過敏點（見圖279）。

【治法】

　(1)耳穴壓丸法：單耳取穴，隔日一次，兩耳交替進行治療，4次為一療程。

　(2)針刺法：毫針。單耳或雙耳取穴，每日或隔日一次，每次留針10～40分鐘，中、強刺激量。4～7次為一療程，療程間隔3～5天。

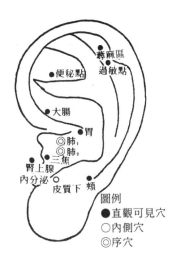

圖279　治療痤瘡的穴位

蕁麻區
過敏點
便秘點
大腸
胃
肺₁
肺₂
三焦
腎上腺
內分泌
皮質下　頰

圖例
●直觀可見穴
○內側穴
◎序穴

【按語】

　(1)治以清熱、散風、利濕、解毒、涼血、消積為主法。

　(2)全方選穴：以大腸、便秘點、內分泌、皮質下、肺、面頰穴為治療痤瘡症的主穴。取肺、胃、三焦、蕁麻區、內分泌、面頰、皮質下穴清熱、解毒、利濕，以治療肺胃內鬱濕熱，使濕利、熱清、毒解，使疹毒消散，使痤瘡清解，用以治療痤瘡鮮紅或暗紅以及伴潮紅與瘙癢、疼痛等症；取大腸、便秘、面頰、三焦、過敏點、胃穴行氣消食、通腑利腸，以化食積之濕熱，可去除因過食肥甘厚味及辛辣等刺激性食物而致的肺胃蘊生之濕熱，以減少因青春期內分泌機能變化而致的皮脂腺分泌機能旺盛，乃致皮脂瀦留，能消除痤瘡之源；取蕁麻區、肺、腎上腺穴發表散邪，以抵禦外感風熱之邪的侵襲，減輕痤瘡的病症；取三焦、過敏點、皮質下、大腸、便秘、內分泌、腎

上腺穴養血通經，化濁散結，以止癢痛，能調節神經和內分泌的功能，改善皮膚的營養狀況，減少皮脂腺的分泌和毛囊口的擴張程度，有助於治療痤瘡病症。

【備考】　①用耳穴治療痤瘡症是具有一定效果的。②患者應避免進食辛辣、酒類等刺激性食物，少食脂類及高糖類膳食，保持消化良好，糾正便秘。③注意保持皮膚的清潔，多用熱肥皂水清洗，以減少皮脂的分泌，避免皮脂的淤積。④發生痤瘡者，可外用複方硫磺洗劑；嚴禁用手擠。有繼發感染者，可以酌情應用抗菌藥物。⑤在患者的面頰區、內分泌、肺等耳穴的區域內，可以見到有光澤的點片狀隆起。用電測的方法可以在其耳穴的區域內獲得陽性的反應。

【病例】　肖××，女，20歲。患痤瘡3年餘。面部可見多數粉刺、丘疹、膿胞、結節，常因便秘、進食油脂類食物後加重，伴有癢痛、心煩、口乾等症。經用耳穴治療1療程後，多數痤瘡已經消退，皮膚基本平坦。

第九節　老　年　病

由於老年人的各系統器官逐漸發生衰老變化，臨床內服用藥又幾乎全經肝臟代謝和腎臟排泄，因此必然會加重肝、腎等重要器官的負擔，有時還會干擾心、腦等組織的正常活動功能，造成對人體的毒害，加之多數老年人又患有不同程度的慢性病。因此，老年人服用藥物防治疾病就很不得利，但用耳穴治療卻顯得比較安全和實惠。

下面介紹幾種常見老年病的耳穴治療。

一、心血管疾病

冠心病

【概述】　　冠心病即「冠狀動脈硬化性心臟病」，有稱「真心痛」、「心絞痛」者。其是由於冠狀動脈粥樣硬化而引起的心臟病。本病屬於最常見的老年病之一，近年來發病率仍有上升的趨勢。

冠心病患者因為冠狀動脈的無氧量在與心肌的耗氧量不能維持相對的平衡時，就可以出現暫時性的、局部性的心肌缺血，而發生心絞痛。其以胸骨後、心前區呈發作性或持續性的疼痛、或憋悶感為主，且疼痛可呈放射性，牽涉頸、肩、臂及上腹部（有時被誤認為胃痛）等為其特點。

冠心病的發生與脂質的代謝紊亂和動脈壁的功能障礙有關。常因緊張的腦力勞動、情緒激動、吸煙、高血壓、血管運動神經活動障礙、高脂肪飲食習慣、缺乏體力活動、甲狀腺機能減退等內分泌功能障礙、糖尿病等代謝疾病以及血內膽固醇含量的增高等因素的影響而發病或加重病情。

【分類】　　冠心病屬中醫學「胸痹」的辨證範圍。

【取穴】　　心、皮質下、神門、交感、腎、肺、肝、脾、小腸、興奮點、內分泌、胸悶、胸、心臟點、前列腺、虛、失眠、降壓溝（見圖 280）。

【治法】

(1)耳穴壓丸法：單耳取穴，隔日一次。兩耳交替進行治

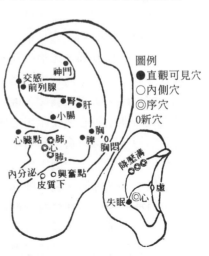

圖例
●直觀可見穴
○內側穴
◎序穴
0新穴

圖 280　治療冠心病的穴位

療，首次先取左耳穴，4 次為一療程。

(2)針刺法：毫針。單耳或雙耳取穴，每日或隔日一次，輕、中刺激量，每次選 1～3 穴，每次留針 30～60 分鐘。3～5 次為一療程，療程間隔 2～4 天。

(3)自我保健法：病員可以根據自己的情況採用揉按法或觸壓法。①手指揉按法：用拇指、食指相交，對壓耳廓上的三角窩、耳甲腔、耳舟下部、對耳屏後溝等處，重點按壓心、神門、胸、胸悶、失眠等穴位，要求：一壓一鬆，用力適中，均勻，每部位揉按 10～30 次，每日 2～4 次，尤以傍晚為重要。4 天為一療程；②小棒觸壓法：病員可以借助鈍頭的小木棒或小塑料棒、小玻璃棒，面對鏡子，按照耳針穴位圖取穴。治療要求基本同手指揉按法，觸壓強度，以能耐受為度。

【按語】

(1)治以通補兼施，調理氣機為主法。

(2)全方選穴：以心、神門、胸、胸悶、心臟點、小腸、肺穴為治療冠心病的主穴。取心臟點、胸、肺、脾、皮質下穴健脾祛濕，化痰升陽，以治療痰濁上逆，痺阻胸陽，胸膺憋悶，偶發胸痛，痰白粘而量多，倦怠乏力，食納不思，氣短少語等症；取交感、小腸、胸悶、前列腺穴行氣活血，宣通心脈，以治療氣滯血瘀，心脈受阻，心胸刺痛，陣陣頻作，掣引肩背，胸悶氣短，噫氣時發，舌質黯滯或有瘀斑等症；取腎、胸悶、興奮點、心臟點、小腸、虛穴濕振心陽，宣通脈絡，以治療胸陽不振，心脈痺阻，胸中隱痛，時作時休，累後加重，痛掣肩背，自汗肢冷，畏寒倦怠，飲食減少，溲清便溏等症；取心、交感、胸、神門、暈點、降壓溝、失眠穴滋陰養血，宣痺通絡，以治療陰血虧虛，心脈澀滯，胸中隱痛，時有發作，尤以下午夜晚為重，伴眩暈、耳鳴、咽乾、心悸、盜汗、夜寐不寧或

腰痠膝軟等症；取心、虛、胸悶、神門、脾、腎、興奮點、內
分泌穴，滋陰助陽，益氣養血，以治療陰陽兩虛，胸痛隱隱，
稍勞即重，心悸氣短，面色蒼白，畏寒肢冷，食少身倦，腰痠
膝軟等症。

　　【備考】　①用耳穴防治冠心病的發作是具有一定效果的
。②本病是老年性的常見病，要樹立「即來之，則安之」和打
持久戰的思想，採取既不害怕又不麻痺大意的態度。③要避免
氣鬱惱怒和精神過度緊張；要戒煙戒酒；避免暴飲暴食，少吃
或不吃動物骨髓、腦、腎、豬油、牛油、肥肉、魚子等含膽固
醇和飽和脂肪酸高的食物，不宜進餐高糖和過鹹的食物；可以
進餐蔬菜，水果和容易消化的豆類製品，宜菜子油、麻油、玉
米油等為食用油，積極治療高血壓、高脂血症、糖尿症等原發
病；要運動適度和適量，避免過勞；要隨身攜帶急救盒，並堅
持自我保健。④在患者的心穴區域可以見到點片狀的充血，或
在耳垂部位出現斜行的耳皺線。用電測的方法可以在其耳穴的
區域內獲得陽性的反應。

　　【病例】　曹××，男，63歲。冠心病8年餘。經常因
為心絞痛發作入院急診治療。現胸中憋悶，或發胸痛，倦怠乏
力，不思飲食，氣短聲低，或時有多量稀白粘痰，心電圖提示
心肌缺血。經用耳穴治療2療程後，症狀消失，復查心電圖大
致正常。病人堅持自我耳穴保健法，病情比較平穩。

高血壓

　　【概述】　高血壓又稱「原發性高血壓」，是一種動脈血
壓增高為主要表現的全身性慢性疾病。

　　老年性高血壓是指肱動脈的收縮壓在21千帕（160毫米
汞柱）或高於21千帕（160毫米汞柱），舒張壓在13千帕

（95毫米汞柱）或高於13千帕（95毫米汞柱）者。屬於常見的老年性心血管疾病之一。

　　本病以有高血壓家族史、或從事高度精神緊張而體力活動又較少的腦力工作、以及肥胖、經常進食高鹽、高脂、高糖飲食、長期嗜煙飲酒者的患病率為最高。

　　高血壓患者常易併發和促進心、腦、腎等重要臟器的損害。本病在老年性病死率中占有重要的位置，因此積極預防和治療老年性高血壓病是具有重要意義的。

　　【分類】　高血壓病屬於中醫學「眩暈」、「頭痛」等證的範圍。

　　【取穴】　高血壓點、降壓點$_1$、降壓點$_2$、肝、心、三焦、腎、神門、交感、枕、降壓溝、失眠、頭痛、虛（見圖281）。

　　【治法】

　　(1)耳穴壓丸法：隔日一次，兩耳交替進行，七次為一療程。

　　(2)針刺法：毫針，單耳或雙耳取穴，每日或隔日一次，輕、中刺激量。每次選1～3穴，每次留針30～60分鐘。5～10次為一療程，療程間隔3～5天。

　　(3)自我保健法：病員可以根據自己的情況採用揉按法或觸壓法。①手指揉按法：用拇指、食指相對，壓迫耳廓上的

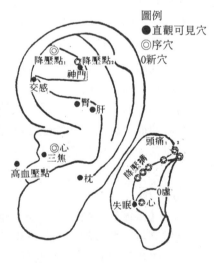

圖例
●直觀可見穴
◎序穴
0新穴

圖281　治療高血壓的穴位

三角窩、對耳輪後溝、對耳屏後溝等處，重點按壓神門、降壓點、降壓溝、失眠等穴位，要求：一壓一鬆，用力適中，均勻，每部位揉按 10～30 次，每日 2～4 次，尤以下午和入睡前為主要。5 天為一療程；②小棒觸壓法；病員可以借助鈍頭的小木棒或小塑料棒、小玻璃棒均可，面對鏡子，按照耳針穴位圖取穴。治療要求基本同手指揉按法，觸壓強度，以能耐受為度。

【按語】

⑴治以標本兼顧，平肝潛陽為主法。或兼以清熱、或兼以和中、或兼以化痰、隨證施之。

⑵全方選穴：以神門、降壓點、降壓溝、頭痛、失眠穴為治療老年性高血壓的主穴。取交感、肝、枕、高血壓點、頭痛穴平肝瀉熱，以治療肝經熱盛，頭痛頭脹、眩暈時作，面紅目赤，煩躁多怒，耳竅轟鳴，口燥咽乾，小便黃少等症；取神門、心、肝、降壓溝穴育陰潛陽，以治療肝腎陰虛，肝陽上亢，眩暈耳鳴，失眠多夢，煩躁易怒，腰痛腿痠，尿赤不暢，心煩口苦，遺精潮熱等症；取降壓溝、神門、心、腎、虛穴滋補腎陰，溫腎助陽，以治療陰陽俱虛，虛陽上逆，眩暈頭重，下肢痠軟，目糊咽乾，耳鳴失聰，面色微紅，手足心熱，虛煩不眠等陰虛之症，或自汗肢冷，大便溏薄，筋惕肉瞤，行動氣急，面色㿠白，氣怯神疲，腰膝痠楚，以及陽萎、滑精、早泄等陽虛之症；取降壓點$_1$、$_2$、腎、交感、虛穴和中滌痰，以治療痰濁中阻，眩暈時作，動則加劇，頭重如蒙，胸悶噁心，食少多寐，身重無力，動作不靈等症。

【備考】　①用耳穴預防和治療老年性高血壓病具有一定的效果。

②高血壓屬於老年性的常見病之一。老年人應定期進行身體檢查，遇有頭暈、頭痛等不適感覺時應及時監測血壓，以做

到早期發現早期治療。

③平時應戒煙戒酒，禁食高鹽和高脂的食物，避免暴飲暴食，要少食葷腥食物，吃蔬菜和水果，要合理安排生活，作息有時，勞逸結合，經常進行有益於身心健康的體育活動，避免氣鬱惱怒和過勞（體勞、房勞）。

④高血壓危象者，要及時進行綜合性的治療。

⑤在患者的降壓溝，頭痛等耳穴的區域內，可以見到點片狀的充血、紅暈。用電測的方法，可以在其耳穴的區域內獲得陽性的反應。

【病例】　焦××，男，61歲。患高血壓病六年餘，經常頭痛、頭暈、心煩、失眠、腰痠膝軟、血壓在 20～24／12～15 千帕（160～180／90～110 毫米汞柱），服用藥物治療後效果不理想。經用耳穴治療一療程後，上述症狀基本消失，血壓在 19～24／11～13 千帕（140～160／80～95 毫米汞柱），病員用耳穴自我保健法繼續鞏固療效，病情比較平穩。

心律失常

【概述】心律失常是指心率過快，過慢或心律不整而言，主要因為心臟內衝動的起源失常或傳導障礙所致，屬於老年性的多發病。

老年人的心律失常大多是病理性和多原性的。心律失常可分為心跳過慢和心跳過快兩類。正常成年人的心率每分鐘在 60～100 次之間，一般為 70 次左右（女性和老年人偏快些）。而心跳過慢的心律失常又稱「緩慢型心律失常」，是指低於正常的心率數，包括：竇性心動過緩（每分鐘心搏率少於 60 次，一般不低於 50 次）、完全性房室傳導阻滯（每分鐘心搏率在 10～50 次，一般在 30～40 次之間）。

心跳過快的心律失常，又稱「快速型心律失常」，是指高於正常的心率數，包括：竇性心動過速（每分鐘心室率在100～140次之間）、陣發性室上性心動過速（每分鐘心率在180～220次之間）、陣發性室性心動過速（每分鐘心率在160～200次之間）、心房撲動（每分鐘心率在140～160次之間）等內容。其原因多由冠心病、風濕性心臟病、高血壓病、慢性肺原性心臟病

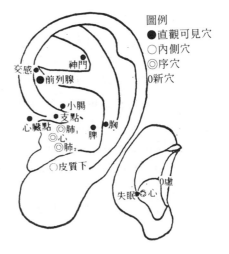

圖 282　治療心律失常的穴位

、病毒感染、各種炎症引起的心臟損害，使心肌缺血以及供給傳導系統營養的血管發生病變，或由心肌本身的退行性變、或由於電解質紊亂、藥物中毒以及植物神經功能紊亂等所致。

【分類】　心律失常屬於中醫學「心悸」、「怔忡」、「胸痹」等的辨證範圍。

【取穴】　心、交感、神門、皮質下、小腸、胸、脾、前列腺、支點、心臟點、肺、失眠、虛（見圖 282）。

【治法】

⑴耳穴壓丸法：單耳取穴，隔日一次，兩耳交替進行治療（應按照先左耳，後右耳的順序取穴），10次為一療程。

⑵激光照射法：每次照射1～3穴，每穴照射3～5分鐘，每日或隔日照射一次，雙耳同時或交替照射，根據病情而定，每5～10次為一個療程，療程間，休息3～5天。

⑶針刺法：毫針。單耳或雙耳取穴，每日或隔日一次，每

次取 2～3 穴，中、弱刺激量，留針 5～20 分鐘。5～7 次為一療程，療程間隔 3～5 天。

(4)自我保健法：病員可以根據自己的情況採用揉按法觸壓法。①手指揉按法：用拇指、食指相對，壓迫耳廓上的耳甲腔、耳輪腳、三角窩、耳甲艇等處，重點按壓心、支點、神門、小腸、交感等穴位，要求：一壓一鬆，用力適中，均勻，每部位揉按 10～30 次，每日 2～4 次，尤在發作和易發作的時間為主要。4 天為一療程。②小棒觸壓法：病員可借助鈍頭的小木棒或小塑料棒、小玻璃棒、面對鏡子，按照耳針穴位圖取穴。治療要求基本同手指揉按法，觸壓強度，以能耐受為度。

【按語】

(1)治以寧心安神為主法，或兼以養血、或兼以益氣、或兼以化瘀、或兼以滋陰、或兼以溫陽，隨證而施之。

(2)全方選穴：以心、支點、神門、心臟點、小腸穴為治療老年人心律失常的主要穴位。取心、心臟點、失眠、虛穴補血養心，鎮靜安神，以治療心血不足，心失所養，心悸不寧，神志不安，面色無華、頭目昏眩、口唇蒼白等症；取交感、神門、心、失眠穴滋陰清熱，寧心安神，以治療腎陰虧損，失濟於心，水火不濟，虛火妄動，心悸不寧，虛煩少寐，眩暈耳鳴，手足心熱、腰膝酸軟等症；取肺、小腸、支點、心、脾、虛穴溫助心陽，益氣利水，以治療心脾陽虛，水邪上逆，心氣衰弱，心陽不振，心中空虛，惕惕而動，面色㿠白，氣促神疲，胸脘痞滿、形寒肢冷等症；取前列腺、胸、支點、心臟點、肺穴活血化瘀，理氣通絡，以治療氣滯寒凝，瘀血阻絡，心陽不振，血流不暢，心悸不安，胸悶不舒，或刺痛陣作，劇則汗出，時作時止，舌質黯紅或有瘀斑，脈細澀或結代等症；取神門、心臟點、皮質下、失眠穴益心養血，寧心安神，以治療心膽氣

虛，心神不寧，心悸膽怯，善驚易恐，甚則坐臥不安，睡眠不實，多夢易醒，伙食乏味等症。

【備考】　①用耳穴治療和預防老年人的心律失常是具有一定效果的。

②出現心慌或脈搏不規律時，需要及時進行檢查，以確定心律失常的性質和嚴重程度。

③平時要避免各種誘發因素，如氣鬱、過勞、飲酒、吸煙、感染等。緩慢型的心律失常，如竇性心動過緩者可以適當地進行體育鍛鍊與家務勞動，隨身攜帶提高心率的藥物；對Ⅲ度房室傳導阻滯或病竇綜合徵伴昏厥反覆發作者，可以考慮安裝人工心臟起搏器。快速型心律失常；如各類型早搏，偶發者，生活要有規律，按時作息，勞逸結合，避免情緒激動，忌煙戒酒，禁食容易產氣的食品等。

④在患者的心、支點、小腸等耳穴的區域內，可以見到有光澤的白色的凹陷或隆起，或見蛛絲狀的充血或丘疹。用電測的方法，在其耳穴的區域內，可以獲得陽性的反應。

【病例】　高×，男，71歲，幹部。感冒發燒以後，心律失常，每分鐘3～5次期前收縮，氣短，乏力，面色不華，食少，便溏，心煩少寐，脈象結代。經用耳穴治療一次後，症狀減輕。五次後，心律正常。

二、消化系統

便　秘

【概述】　便秘是指大腸的傳導功能失常所造成的大便秘結不通，乾燥堅硬，數日不下，或糞便較乾，排解艱澀不暢，或排便的時間延長，雖然糞便並不乾燥，但因無力排解大便等。

　　便秘是老年人的常見病症，常因老年的膈肌、腹肌、提肛肌、腸壁平滑肌的收縮能力下降造成排便力缺乏，或因老年人的胃酸、唾液、消化酶等消化液分泌減少造成小腸的吸收功能障礙，加之老年人體弱活動減少、牙齒不全、咬肌無力、喜愛坐臥和進食低纖維性的飲食等致使腸蠕動減弱，運動減慢，使食物在胃腸的停留時間延長，或因老年人易患腦血管病及腦供血不足等病致使分布在腸壁內的交感神經的作用增強造成排便的反應遲鈍等導致大便秘結。

　　老年人患長期、持續的便秘症對機體的危害是非常大的，由於便秘導致食物殘渣在腸腔內發酵、腐敗，產生大量的有毒氣體物質，對身體的消化、呼吸、循環、神經等各系統都造成毒害，因此要積極治療和預防老年人便秘。

　　【分類】　老年人便秘屬於中醫學「便秘」的辨證範圍。

　　【取穴】　大腸、直腸下段、肛門、內分泌、便秘點、肺、腎、心、脾、健脾胃、腎胞、虛、沉穴（見圖 283）。

　　【治法】

　　(1)耳穴壓丸法：單耳取穴，兩耳交替進行治療，隔日一次，7次為一療程。

　　(2)針刺法：毫針。單耳或雙耳取穴，每日或隔日一次，中、弱刺激量，每次取 1～3 穴，留針 5～25 分鐘。4～7 次為一療程，療程間隔 3～5 天。

　　(3)自我保健法：病員可以

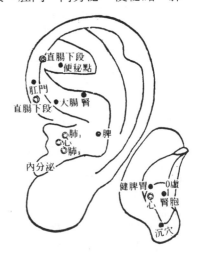

圖 283　治療老年便秘的穴位

根據自己的情況採用揉按法或觸壓法。①手指揉按法：用拇指、食指相對，壓迫耳廓上的三角窩、耳甲艇、屏間切跡等處，重點按壓便秘點、大腸、內分泌等穴位，要求：一壓一鬆，用力適中，均勻，每部位揉按 10～30 次，每日 2～4 次，雙耳交替進行，4～7 天為一療程；②小棒觸壓法：病員可借助鈍頭的小木棒或小塑料棒、小玻璃棒，面對鏡子，按照耳針穴位圖取穴。治療要求基本同手指揉按法，觸壓強度，以能耐受為度。

【按語】

⑴治以行氣、宣通、益氣、養血、潤腸。通腑為主法。

⑵全方選穴：以大腸、便秘點、內分泌、腎、健脾胃、虛、腎胞穴為治療老年人便秘症的主穴。取大腸、便秘點、虛、腎胞、腎穴溫通下氣，以治療老年人的陰寒不運，大便秘結，反覆發作，艱澀難下，腹中攻痛，喜熱畏寒，小便清長等症；取脾、肺、健脾胃、沉穴、虛、便秘點穴補益通便，以治療年老中氣虛餒，傳導無力，糞便雖不甚乾硬，但無力排泄大便或便後喘吁疲乏，神倦面白，氣短乏力，自汗喘息，納差食少，飲食無味等症；取內分泌、直腸下段、便秘點、心、脾、虛穴養血益陰，潤腸通便，以治療年老血虛，陰液虧乏，大腸乾燥，大便乾結，面色㿠白，唇甲色淡，眩暈，心悸，口燥咽乾，時有盜汗，五心煩熱，腹無脹痛，或臨廁努掙難下等症。

【備考】　①用耳針治療和預防老年人便秘症是具有一定效果的，敏感者在大便前用手指觸壓耳穴即可產生通下大便的效果。

②為防止便秘，要注意在進餐時多吃含纖維素多的蔬菜類食物，適量多飲水，參加適當的體育活動，要養成定時和及時排解大便的習慣。

③在患者的大腸、便秘點、內分泌等耳穴的區域內，可以

見到白色的點片狀的隆起或糠皮樣的脫屑。用電測的方法，可以在其耳穴的區域內獲得陽性的反應。

【病例】 黃××，女，71歲，離休幹部。大便秘結數十年，經常便秘，乏力、面白、眩暈、心悸、雖無腹脹、腹痛、常常臨廁大便難解難排，甚或缺乏便意。經用耳穴治療一療程後，能夠自然排解大便。

三、神經系統

失眠症

【概述】 失眠又稱「不寐」，是指大腦皮層的興奮和抑制過程因為身體情況、精神情緒、環境影響、藥物作用等造成皮層中樞的功能紊亂，使興奮和抑制的平衡失調所致。

失眠是以臥床後主觀想睡而不能自然入睡或睡眠時間不足或睡眠不深沉為其特徵，屬於老年人的常見病症。

長時期的失眠症如果得不到糾正，必然會影響身體的健康，尤其對老年人更有危害，可以造成神經、心血管、消化、泌尿等系統的疾病。因此要積極治療和預防老年人患失眠症。

【分類】 老年人的失眠症屬於中醫學「不寐」的辨證範圍。

【取穴】神門、心、腦點、暈點、失眠、鎮靜、虛、煩、脾、胃、大腸、腎、支點、神經官能症、百靈$_1$、$_2$（見圖284）。

【治法】

⑴耳穴壓丸法：單耳取穴，兩耳交替進行治療，隔日一次，7次為一療程。

⑵自我保健法：病員可以根據自己的情況採用揉按法或觸壓法。①手指揉按法：用拇指、食指相對，壓迫耳廓上的三角

窩、對耳屏、對耳屏後溝等處，重點按壓神門、暈點、腦點、失眠等穴位，要求：一壓一鬆，用力適中，均勻。每部位揉按 10～35 次，每日 2～4 次，尤以入睡前為主要，雙耳交替進行，4～7 天為一療程；

　　②小棒觸壓法：病員可借助鈍頭的小木棒或小塑料棒、小玻璃棒均可，面對鏡子，按照耳針穴位圖取穴，治療要求基本同手指揉按法，觸壓強度，以能耐受為度。

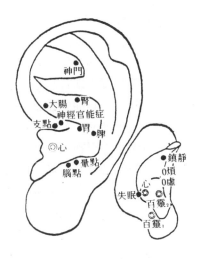

圖 284　治療老年失眠的穴位

　　【按語】

　　⑴治以養血安神為主法。

　　⑵全方選穴：以神門、失眠、暈點、心、腦點穴為治療老年人失眠症的主穴。取神門、心、脾、失眠、腦點、虛、神經官能症穴補益氣血，養心安神，以治療氣血不足，心脾兩虛，心神不寧，失眠多夢，少寐易醒，心悸健忘，食少體倦，神疲乏力，面白無華症；取心、腎、支點、煩、神門、暈點、失眠穴滋陰清熱，交通心腎，以治療陰虛火旺、心腎不交，心煩不寐，頭暈耳鳴、口乾舌瘡、心悸健忘，腰痠夢遺，夜尿頻頻等症；取脾、暈點、百靈₁、₂、失眠、虛、大腸、神門穴健脾除濕，化痰安神，以治療痰濕內蘊，心神失養，胸悶不寐，眩暈痰多，不思飲食，二便不暢等症；取胃、大腸、煩、鎮靜、失眠、神經官能症、神門、腦點穴消食導滯，和胃安眠，以治療食滯中阻，胃失和降，脘脹而滿，不得臥寐，噯氣吞酸，時泛

噁心，或見腹痛嘔吐，大便不調等症。

　　【備考】　①用耳穴治療和預防老年性失眠症是具有一定效果的，病員用觸壓揉按法進行自我保健也具有較好的效果。敏感者，手觸耳穴即有睡意。

　　②老年人入睡前要注意：晚飯時，宜進食清淡而容易消化的飲食；避免煙酒、咖啡的刺激；不過久的讀書看報；睡前一小時不再喝水；可在入睡前用溫水洗腳或擦個熱水澡，喝杯熱牛奶，以及精神意念入靜，以利誘導入睡。

　　③在患者的神門、失眠、暈點、心等耳穴的區域內可以見到點片狀或不規則的隆起，或見點片狀、絲線狀的充血。用電測的方法，可以在其耳穴的區域內獲得陽性的反應。

　　【病例】　孫××，女，72歲。患失眠症30餘年，入睡困難，依賴安眠藥睡眠，飽受失眠之苦。經用耳穴治療1次後，有效。1療程後，能夠自然入睡，且一覺睡到天明。

耳穴、病名索引

五　畫

六　畫

九　畫

十二畫

十三畫

十四畫

十五畫以上

・熱 門 新 知・品冠編號 67

1.	圖解基因與 DNA	（精）	中原英臣主編	230 元
2.	圖解人體的神奇	（精）	米山公啟主編	230 元
3.	圖解腦與心的構造	（精）	永田和哉主編	230 元
4.	圖解科學的神奇	（精）	鳥海光弘主編	230 元
5.	圖解數學的神奇	（精）	柳 谷 晃著	250 元
6.	圖解基因操作	（精）	海老原充主編	230 元
7.	圖解後基因組	（精）	才園哲人著	230 元
8.	圖解再生醫療的構造與未來		才園哲人著	230 元
9.	保護身體的免疫構造		才園哲人著	230 元

・生 活 廣 場・品冠編號 61

1.	366 天誕生星	李芳黛譯	280 元
2.	366 天誕生花與誕生石	李芳黛譯	280 元
3.	科學命相	淺野八郎著	220 元
4.	已知的他界科學	陳蒼杰譯	220 元
5.	開拓未來的他界科學	陳蒼杰譯	220 元
6.	世紀末變態心理犯罪檔案	沈永嘉譯	240 元
7.	366 天開運年鑑	林廷宇編著	230 元
8.	色彩學與你	野村順一著	230 元
9.	科學手相	淺野八郎著	230 元
10.	你也能成為戀愛高手	柯富陽編著	220 元
11.	血型與十二星座	許淑瑛編著	230 元
12.	動物測驗－人性現形	淺野八郎著	200 元
13.	愛情、幸福完全自測	淺野八郎著	200 元
14.	輕鬆攻佔女性	趙奕世編著	230 元
15.	解讀命運密碼	郭宗德著	200 元
16.	由客家了解亞洲	高木桂藏著	220 元

・女 醫 師 系 列・品冠編號 62

1.	子宮內膜症	國府田清子著	200 元
2.	子宮肌瘤	黑島淳子著	200 元

4. 腰、膝、腳的疼痛		主婦之友社	300 元
5. 壓力、精神疲勞		主婦之友社	300 元
6. 眼睛疲勞、視力減退		主婦之友社	300 元

·心 想 事 成· 品冠編號 65

1. 魔法愛情點心		結城莫拉著	120 元
2. 可愛手工飾品		結城莫拉著	120 元
3. 可愛打扮 & 髮型		結城莫拉著	120 元
4. 撲克牌算命		結城莫拉著	120 元

·少 年 偵 探· 品冠編號 66

1. 怪盜二十面相	（精）	江戶川亂步著	特價 189 元
2. 少年偵探團	（精）	江戶川亂步著	特價 189 元
3. 妖怪博士	（精）	江戶川亂步著	特價 189 元
4. 大金塊	（精）	江戶川亂步著	特價 230 元
5. 青銅魔人	（精）	江戶川亂步著	特價 230 元
6. 地底魔術王	（精）	江戶川亂步著	特價 230 元
7. 透明怪人	（精）	江戶川亂步著	特價 230 元
8. 怪人四十面相	（精）	江戶川亂步著	特價 230 元
9. 宇宙怪人	（精）	江戶川亂步著	特價 230 元
10. 恐怖的鐵塔王國	（精）	江戶川亂步著	特價 230 元
11. 灰色巨人	（精）	江戶川亂步著	特價 230 元
12. 海底魔術師	（精）	江戶川亂步著	特價 230 元
13. 黃金豹	（精）	江戶川亂步著	特價 230 元
14. 魔法博士	（精）	江戶川亂步著	特價 230 元
15. 馬戲怪人	（精）	江戶川亂步著	特價 230 元
16. 魔人銅鑼	（精）	江戶川亂步著	特價 230 元
17. 魔法人偶	（精）	江戶川亂步著	特價 230 元
18. 奇面城的秘密	（精）	江戶川亂步著	特價 230 元
19. 夜光人	（精）	江戶川亂步著	特價 230 元
20. 塔上的魔術師	（精）	江戶川亂步著	特價 230 元
21. 鐵人 Q	（精）	江戶川亂步著	特價 230 元
22. 假面恐怖王	（精）	江戶川亂步著	特價 230 元
23. 電人 M	（精）	江戶川亂步著	特價 230 元
24. 二十面相的詛咒	（精）	江戶川亂步著	特價 230 元
25. 飛天二十面相	（精）	江戶川亂步著	特價 230 元
26. 黃金怪獸	（精）	江戶川亂步著	特價 230 元

·武 術 特 輯· 大展編號 10

1. 陳式太極拳入門		馮志強編著	180 元
2. 武式太極拳		郝少如編著	200 元

4

・彩色圖解太極武術・ 大展編號 102

·國際武術競賽套路· 大展編號 103

1.	長拳	李巧玲執筆	220 元
2.	劍術	程慧琨執筆	220 元
3.	刀術	劉同為執筆	220 元
4.	槍術	張躍寧執筆	220 元
5.	棍術	殷玉柱執筆	220 元

·簡化太極拳· 大展編號 104

1.	陳式太極拳十三式	陳正雷編著	200 元
2.	楊式太極拳十三式	楊振鐸編著	200 元
3.	吳式太極拳十三式	李秉慈編著	200 元
4.	武式太極拳十三式	喬松茂編著	200 元
5.	孫式太極拳十三式	孫劍雲編著	200 元
6.	趙堡太極拳十三式	王海洲編著	200 元

·導引養生功· 大展編號 105

1.	疏筋壯骨功＋VCD	張廣德著	350 元
2.	導引保建功＋VCD	張廣德著	350 元
3.	頤身九段錦＋VCD	張廣德著	350 元
4.	九九還童功＋VCD	張廣德著	350 元
5.	舒心平血功＋VCD	張廣德著	350 元
6.	益氣養肺功＋VCD	張廣德著	350 元
7.	養生太極扇＋VCD	張廣德著	350 元
8.	養生太極棒＋VCD	張廣德著	350 元
9.	導引養生形體詩韻＋VCD	張廣德著	350 元
10.	四十九式經絡動功＋VCD	張廣德著	350 元

·中國當代太極拳名家名著· 大展編號 106

1.	李德印太極拳規範教程	李德印著	550 元
2.	王培生吳式太極拳詮真	王培生著	500 元
3.	喬松茂武式太極拳詮真	喬松茂著	450 元
4.	孫劍雲孫式太極拳詮真	孫劍雲著	350 元
5.	王海洲趙堡太極拳詮真	王海洲著	500 元
6.	鄭琛太極拳道詮真	鄭琛著	450 元

·古代健身功法· 大展編號 107

| 1. | 練功十八法 | 蕭凌編著 | 200 元 |
| 2. | 十段錦運動 | 劉時榮編著 | 180 元 |

·少林功夫· 大展編號 115

1. 少林打擂秘訣　　　　　　　德虔、素法編著　300 元
2. 少林三大名拳 炮拳、大洪拳、六合拳　門惠豐等著　200 元
3. 少林三絕 氣功、點穴、擒拿　　德虔編著　300 元
4. 少林怪兵器秘傳　　　　　　　素法等著　250 元
5. 少林護身暗器秘傳　　　　　　素法等著　220 元
6. 少林金剛硬氣功　　　　　　　楊維編著　250 元
7. 少林棍法大全　　　　　　德虔、素法編著　250 元
8. 少林看家拳　　　　　　　德虔、素法編著　250 元
9. 少林正宗七十二藝　　　　德虔、素法編著　280 元
10. 少林瘋魔棍闡宗　　　　　　　馬德著　250 元
11. 少林正宗太祖拳法　　　　　　高翔著　280 元
12. 少林拳技擊入門　　　　　　劉世君編著　220 元
13. 少林十路鎮山拳　　　　　　吳景川主編　300 元
14. 少林氣功秘集　　　　　　　釋德虔編著　220 元
15. 少林十大武藝　　　　　　　吳景川主編　450 元

·迷蹤拳系列· 大展編號 116

1. 迷蹤拳（一）+VCD　　　　李玉川編著　350 元
2. 迷蹤拳（二）+VCD　　　　李玉川編著　350 元
3. 迷蹤拳（三）　　　　　　李玉川編著　250 元
4. 迷蹤拳（四）+VCD　　　　李玉川編著　580 元
5. 迷蹤拳（五）　　　　　　李玉川編著　250 元

·原地太極拳系列· 大展編號 11

1. 原地綜合太極拳 24 式　　　胡啟賢創編　220 元
2. 原地活步太極拳 42 式　　　胡啟賢創編　200 元
3. 原地簡化太極拳 24 式　　　胡啟賢創編　200 元
4. 原地太極拳 12 式　　　　　胡啟賢創編　200 元
5. 原地青少年太極拳 22 式　　胡啟賢創編　220 元

·道學文化· 大展編號 12

1. 道在養生：道教長壽術　　　　郝勤等著　250 元
2. 龍虎丹道：道教內丹術　　　　　郝勤著　300 元
3. 天上人間：道教神仙譜系　　　黃德海著　250 元
4. 步罡踏斗：道教祭禮儀典　　　張澤洪著　250 元
5. 道醫窺秘：道教醫學康復術　　王慶餘等著　250 元
6. 勸善成仙：道教生命倫理　　　　李剛著　250 元
7. 洞天福地：道教宮觀勝境　　　沙銘壽著　250 元
8. 青詞碧簫：道教文學藝術　　　楊光文等著　250 元

9. 沈博絕麗：道教格言精粹　　　　朱耕發等著　250 元

・易 學 智 慧・大展編號 122

1. 易學與管理	余敦康主編	250 元
2. 易學與養生	劉長林等著	300 元
3. 易學與美學	劉綱紀等著	300 元
4. 易學與科技	董光壁著	280 元
5. 易學與建築	韓增祿著	280 元
6. 易學源流	鄭萬耕著	280 元
7. 易學的思維	傅雲龍等著	250 元
8. 周易與易圖	李申著	250 元
9. 中國佛教與周易	王仲堯著	350 元
10. 易學與儒學	任俊華著	350 元
11. 易學與道教符號揭秘	詹石窗著	350 元
12. 易傳通論	王博著	250 元
13. 談古論今說周易	龐鈺龍著	280 元
14. 易學與史學	吳懷祺著	230 元
15. 易學與天文	盧央著	230 元
16. 易學與生態環境	楊文衡著	230 元
17. 易學與中國傳統醫學	蕭漢民著	280 元

・神 算 大 師・大展編號 123

1. 劉伯溫神算兵法	應涵編著	280 元
2. 姜太公神算兵法	應涵編著	280 元
3. 鬼谷子神算兵法	應涵編著	280 元
4. 諸葛亮神算兵法	應涵編著	280 元

・鑑 往 知 來・大展編號 124

1. 《三國志》給現代人的啟示	陳羲主編	220 元
2. 《史記》給現代人的啟示	陳羲主編	220 元
3. 《論語》給現代人的啟示	陳羲主編	220 元

・秘傳占卜系列・大展編號 14

1. 手相術	淺野八郎著	180 元
2. 人相術	淺野八郎著	180 元
3. 西洋占星術	淺野八郎著	180 元
4. 中國神奇占卜	淺野八郎著	150 元
5. 夢判斷	淺野八郎著	150 元
7. 法國式血型學	淺野八郎著	150 元
8. 靈感、符咒學	淺野八郎著	150 元

9. 紙牌占卜術　　　　　　　　　　淺野八郎著　150元
10. ESP 超能力占卜　　　　　　　　淺野八郎著　150元
11. 猶太數的秘術　　　　　　　　　淺野八郎著　150元
13. 塔羅牌預言秘法　　　　　　　　淺野八郎著　200元

・趣味心理講座・大展編號 15

1. 性格測驗（1）探索男與女　　　淺野八郎著　140元
2. 性格測驗（2）透視人心奧秘　　淺野八郎著　140元
3. 性格測驗（3）發現陌生的自己　淺野八郎著　140元
4. 性格測驗（4）發現你的真面目　淺野八郎著　140元
5. 性格測驗（5）讓你們吃驚　　　淺野八郎著　140元
6. 性格測驗（6）洞穿心理盲點　　淺野八郎著　140元
7. 性格測驗（7）探索對方心理　　淺野八郎著　140元
8. 性格測驗（8）由吃認識自己　　淺野八郎著　160元
9. 性格測驗（9）戀愛知多少　　　淺野八郎著　160元
10. 性格測驗（10）由裝扮瞭解人心　淺野八郎著　160元
11. 性格測驗（11）敲開內心玄機　　淺野八郎著　140元
12. 性格測驗（12）透視你的未來　　淺野八郎著　160元
13. 血型與你的一生　　　　　　　　淺野八郎著　160元
14. 趣味推理遊戲　　　　　　　　　淺野八郎著　160元
15. 行為語言解析　　　　　　　　　淺野八郎著　160元

・婦 幼 天 地・大展編號 16

1. 八萬人減肥成果　　　　　　　　黃靜香譯　180元
2. 三分鐘減肥體操　　　　　　　　楊鴻儒譯　150元
3. 窈窕淑女美髮秘訣　　　　　　　柯素娥譯　130元
4. 使妳更迷人　　　　　　　　　　成　玉譯　130元
5. 女性的更年期　　　　　　　　　官舒妍編譯　160元
6. 胎內育兒法　　　　　　　　　　李玉瓊編譯　150元
7. 早產兒袋鼠式護理　　　　　　　唐岱蘭譯　200元
9. 初次育兒 12 個月　　　　　　　婦幼天地編譯組　180元
10. 斷乳食與幼兒食　　　　　　　　婦幼天地編譯組　180元
11. 培養幼兒能力與性向　　　　　　婦幼天地編譯組　180元
12. 培養幼兒創造力的玩具與遊戲　婦幼天地編譯組　180元
13. 幼兒的症狀與疾病　　　　　　　婦幼天地編譯組　180元
14. 腿部苗條健美法　　　　　　　　婦幼天地編譯組　180元
15. 女性腰痛別忽視　　　　　　　　婦幼天地編譯組　150元
16. 舒展身心體操術　　　　　　　　李玉瓊編譯　130元
17. 三分鐘臉部體操　　　　　　　　趙薇妮著　160元
18. 生動的笑容表情術　　　　　　　趙薇妮著　160元
19. 心曠神怡減肥法　　　　　　　　川津祐介著　130元
20. 內衣使妳更美麗　　　　　　　　陳玄茹譯　130元

・青 春 天 地・大展編號 17

・健 康 天 地・大展編號18

62. 認識食物掌握健康	廖梅珠編著	170 元
64. 酸莖菌驚人療效	上田明彥著	180 元
65. 大豆卵磷脂治現代病	神津健一著	200 元
66. 時辰療法—危險時刻凌晨 4 時	呂建強等著	180 元
67. 自然治癒力提升法	帶津良一著	180 元
68. 巧妙的氣保健法	藤平墨子著	180 元
69. 治癒 C 型肝炎	熊田博光著	180 元
70. 肝臟病預防與治療	劉名揚編著	180 元
71. 腰痛平衡療法	荒井政信著	180 元
72. 根治多汗症、狐臭	稻葉益巳著	220 元
73. 40 歲以後的骨質疏鬆症	沈永嘉譯	180 元
74. 認識中藥	松下一成著	180 元
75. 認識氣的科學	佐佐木茂美著	180 元
76. 我戰勝了癌症	安田伸著	180 元
77. 斑點是身心的危險信號	中野進著	180 元
78. 艾波拉病毒大震撼	玉川重德著	180 元
79. 重新還我黑髮	桑名隆一郎著	180 元
80. 身體節律與健康	林博史著	180 元
81. 生薑治萬病	石原結實著	180 元
83. 木炭驚人的威力	大槻彰著	200 元
84. 認識活性氧	井土貴司著	180 元
85. 深海鮫治百病	廖玉山編著	180 元
86. 神奇的蜂王乳	井上丹治著	180 元
87. 卡拉 OK 健腦法	東潔著	180 元
88. 卡拉 OK 健康法	福田伴男著	180 元
89. 醫藥與生活（二）	鄭炳全著	200 元
91. 年輕 10 歲快步健康法	石塚忠雄著	180 元
92. 石榴的驚人神效	岡本順子著	180 元
93. 飲料健康法	白鳥早奈英著	180 元
94. 健康棒體操	劉名揚編譯	180 元
95. 催眠健康法	蕭京凌編著	180 元
96. 鬱金（美王）治百病	水野修一著	180 元
97. 醫藥與生活（三）	鄭炳全著	200 元

・實用女性學講座・ 大展編號 19

1. 解讀女性內心世界	島田一男著	150 元
2. 塑造成熟的女性	島田一男著	150 元
3. 女性整體裝扮學	黃靜香編著	180 元
4. 女性應對禮儀	黃靜香編著	180 元
5. 女性婚前必修	小野十傳著	200 元
6. 徹底瞭解女人	田口二州著	180 元
7. 拆穿女性謊言 88 招	島田一男著	200 元
8. 解讀女人心	島田一男著	200 元

14

9.	俘獲女性絕招	志賀貢著	200 元
10.	愛情的壓力解套	中村理英子著	200 元
11.	妳是人見人愛的女孩	廖松濤編著	200 元

・校 園 系 列・ 大展編號 20

1.	讀書集中術	多湖輝著	180 元
2.	應考的訣竅	多湖輝著	150 元
3.	輕鬆讀書贏得聯考	多湖輝著	180 元
4.	讀書記憶秘訣	多湖輝著	180 元
5.	視力恢復！超速讀術	江錦雲譯	180 元
6.	讀書 36 計	黃柏松編著	180 元
7.	驚人的速讀術	鐘文訓編著	170 元
8.	學生課業輔導良方	多湖輝著	180 元
9.	超速讀超記憶法	廖松濤編著	180 元
10.	速算解題技巧	宋釗宜編著	200 元
11.	看圖學英文	陳炳崑編著	200 元
12.	讓孩子最喜歡數學	沈永嘉譯	180 元
13.	催眠記憶術	林碧清譯	180 元
14.	催眠速讀術	林碧清譯	180 元
15.	數學式思考學習法	劉淑錦譯	200 元
16.	考試憑要領	劉孝暉著	180 元
17.	事半功倍讀書法	王毅希著	200 元
18.	超金榜題名術	陳蒼杰譯	200 元
19.	靈活記憶術	林耀慶編著	180 元
20.	數學增強要領	江修楨編著	180 元
21.	使頭腦靈活的數學	逢澤明著	200 元
22.	難解數學破題	宋釗宜著	200 元

・實用心理學講座・ 大展編號 21

1.	拆穿欺騙伎倆	多湖輝著	140 元
2.	創造好構想	多湖輝著	140 元
3.	面對面心理術	多湖輝著	160 元
4.	偽裝心理術	多湖輝著	140 元
5.	透視人性弱點	多湖輝著	180 元
6.	自我表現術	多湖輝著	180 元
7.	不可思議的人性心理	多湖輝著	180 元
8.	催眠術入門	多湖輝著	180 元
9.	責罵部屬的藝術	多湖輝著	150 元
10.	精神力	多湖輝著	150 元
11.	厚黑說服術	多湖輝著	150 元
12.	集中力	多湖輝著	150 元
13.	構想力	多湖輝著	150 元

國家圖書館出版品預行編目資料

耳穴治百病／陳抗美、高曉蘭著；
——初版——臺北市，大展，民87
面；21公分——1 版（家庭醫學保健；24）
2 版（中醫保健站；5）
ISBN 957-557-793-0（平裝）

1.經穴 2.針灸

413.912　　　　　　　　　　　87000523

行政院新聞局局版臺陸字第100927號核准
北京人民軍醫出版社授權中文繁體字版

耳穴治百病

ISBN 957-557-793-0

著　　者／陳　抗　美
　　　　／高　曉　蘭
發 行 人／蔡　森　明
出 版 者／大展出版社有限公司
社　　址／台北市北投區（石牌）致遠一路2段12巷1號
電　　話／(02) 28236031·28236033·28233123
傳　　真／(02) 28272069
郵政劃撥／01669551
網　　址／www.dah-jaan.com.tw
E-mail／service@dah-jaan.com.tw
登 記 證／局版臺業字第2171號
承 印 者／國順文具印刷行
裝　　訂／建鑫印刷裝訂有限公司
排 版 者／千兵企業有限公司
初版1刷／1998年（民87年）3月
2版1刷／2005年（民94年）11月　　　定　　價／250元

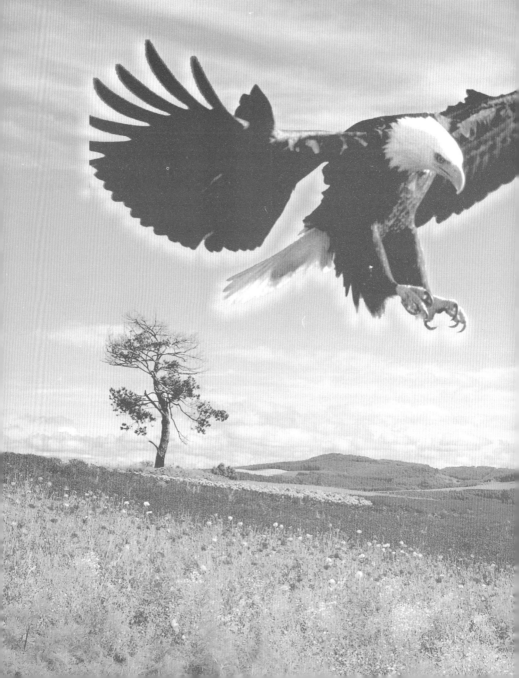

大展好書　好書大展
品嘗好書　冠群可期

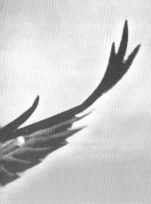

大展好書　好書大展
品嘗好書　冠群可期